技能型紧缺人才培养培训教材

全国卫生职业院校规划教材

供中职护理、助产等相关专业使用

五官科护理

主　编　郭金兰

副主编　卢佩玲

编　者　（按姓氏汉语拼音排序）

郭金兰　（长治卫生学校）

黄沁园　（广西医科大学附设护士学校）

刘育青　（长治卫生学校）

卢佩玲　（梧州市卫生学校）

莫正学　（南宁市卫生学校）

夏　菁　（长沙卫生职业学院）

科 学 出 版 社

北 京

内 容 简 介

本教材主要介绍眼科、耳鼻咽喉科、口腔科疾病的概要、护理评估、护理问题、护理措施和相关疾病的健康指导。在五官科疾病护理内容中,突出常见病和多发病,注意疾病与护理紧密结合以及从医学模式向护理模式的转变。本教材内容精练,重点突出、编排新颖、图文并茂,更符合中职学生的知识水平和心理、生理特点。为了便于学生通过执业护士资格考试,实现"零距离"就业,除突出重点外,在每章设有引言、案例、链接,章后设有小结、自测题,书末还设置了实训指导、教学基本要求等。

本教材可作为中职、中专护理专业的教材,同时也可供各级护理人员参考。

图书在版编目(CIP)数据

五官科护理 / 郭金兰主编 .—北京:科学出版社,2012.6
技能型紧缺人才培养培训教材·全国卫生职业院校规划教材
ISBN 978-7-03-034163-1

Ⅰ. 五… Ⅱ. 郭… Ⅲ. 五官科学-护理学-中等专业学校-教材 Ⅳ. R473.76

中国版本图书馆 CIP 数据核字(2012)第 110012 号

责任编辑:张　茵/责任校对:包志虹
责任印制:赵　博/封面设计:范璧合

科 学 出 版 社 出版
北京东黄城根北街 16 号
邮政编码: 100717
http://www.sciencep.com

新科印刷有限公司 印刷
科学出版社发行　各地新华书店经销

*

2012年6月第 一 版　　开本: 787×1092 1/16
2016年6月第九次印刷　　印张: 12
字数:278 000

定价:29.80 元

(如有印装质量问题,我社负责调换)

前　言

　　为适应卫生职业学校专业教学和五官科护理事业发展的需要，充分体现以教师为主导、以学生为主体的理念，推行"课岗融合，教、学、做合一"的人才培养模式，构建以职业岗位能力为核心的课程建设体系，实现学生素质的全面发展，与职业教育考试、国家执业护士资格考试接轨，保持教学与临床"零距离接触"，本教材结合中等职业技术学校学生的学习特点，在编写过程中强调理论知识以"必需、够用"为度，护理知识以"必知、应用"为主旨；遵循专业目标，强调基本理论、基本知识、基本技能；坚持教材的思想性、科学性、先进性、启发性和实用性，注重培养学生的技术应用能力和实际操作能力。

　　本教材第1、2、3、4章为眼科护理内容，第5、6、7章为耳鼻咽喉科护理内容，第8、9、10章为口腔科护理内容。由于五官科的特殊性，首先介绍了五官的解剖生理、五官各科护理管理、常用诊疗技术、常见护理问题，而后着重介绍了五官科常见病、多发病的病因、发病机制、护理评估、护理问题、护理措施及健康教育等。

　　本教材为充分体现服务于学习与教学的原则，每章均设有课后小结、目标检测，书末还设置了实训指导、教学大纲等，以利于学生更好地掌握本书知识点和五官科基本技能，使学生在就职理念上、行为上真正实现"零距离"就业。

　　本教材在编写过程中由于编者在能力和认识上的局限性，难免会有不足之处，恳请广大师生不吝赐教。

编　者

2012 年 2 月

目　录

第1篇 眼科护理

第1章

眼的应用解剖生理

眼睛是心灵的窗户,是人体重要的感觉器官,人能从外界环境接受到各种信息,其中70%～80%由眼获得。你想知道眼睛是如何来实现这一神奇功能的吗? 好吧,请从下面的学习内容中寻找答案。

眼为视觉器官,包括眼球、视路和眼附属器三部分。眼球接受外界光线成像于视网膜,经视路传导至视皮质中枢产生视觉。眼附属器的作用是对眼球起保护和支配运动作用。

第1节 眼球的应用解剖和生理

眼球近似球形,正常眼球的前后径出生时约 16mm,3 岁时达 23mm,成年时平均为 24mm,垂直径和水平径比前后径略小。

眼球位于眼眶前部,借眶筋膜、韧带与眶壁相连,周围有眶脂肪垫衬,前面有眼睑保护,后部受眶骨壁保护。眼球向前方平视时,一般突出于外侧眶缘 12～14mm,两眼间相差通常不超过 2mm。眼球由眼球壁及眼球内容物组成(图 1-1-1)

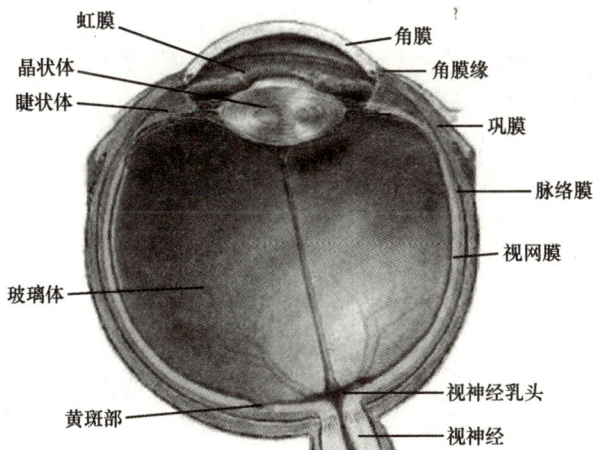

图 1-1-1 眼球水平切面

一、眼 球 壁

眼球壁分为三层,外层为纤维膜,中层为色素膜,内层为视网膜。

(一)外层

外层前1/6为透明的角膜,后5/6为瓷白色的巩膜,由坚韧的纤维组织构成,主要起保护眼内组织、维持眼球形状的作用。

1. **角膜** 位于眼球前部,略呈横椭圆形,水平径11.5~12mm,垂直径10.5~11mm。角膜厚度中央部约0.5mm,周边部0.8~1mm。角膜前表面曲率半径约为7.8mm,后表面约为6.8mm,相当于48D的凸透镜,是构成眼的屈光系统的重要组成部分。

组织学上角膜由外向内分为五层:①上皮细胞层:由5~6层上皮细胞组成,无角化,再生能力强,损伤后修复快且不留瘢痕,易与其内面的前弹力层分离。②前弹力层:为一层均质无细胞成分的透明膜,损伤后不能再生。③基质层:约占角膜厚度的90%,由近200层排列规则的胶原纤维束薄板组成,其间有角膜细胞和少数游走细胞,损伤后不能再生,形成瘢痕。④后弹力层:为较坚韧的透明均质膜,对化学物质和细菌毒素的抵抗力强,损伤后可再生。⑤内皮细胞层:为单层六角形扁平细胞构成,具有角膜-房水屏障功能,损伤后不能再生,依靠邻近细胞扩张和移行来覆盖。

角膜特点:①无色透明,表层无角化,含水量和屈折率恒定,是重要屈光介质,其屈光力占眼球总屈光力的3/4。②无血管、代谢缓慢,其营养主要来自角膜缘血管网和房水,代谢所需的氧主要来自空气,故在病理情况下修复缓慢。③感觉敏锐,含丰富三叉神经末梢,对微小刺激即产生显著反应。

2. **巩膜** 呈瓷白色,质地坚韧,主要由致密且相互交错的胶原纤维组成。前接角膜,后部视神经纤维束穿出眼球处呈网眼状称巩膜筛板。巩膜厚度各处不同,眼外肌附着处最薄(0.3mm),视神经周围最厚(1.0mm)。

3. **角巩膜缘** 是角膜和巩膜的移行区,宽1~2mm,呈灰白色半透明。角膜缘内面为巩膜内沟,内有环绕前房角(虹膜角膜角)的小梁网及Schlemm管等组织结构,是前房角及房水引流系统的所在部位,临床上又是许多内眼手术切口的标志部位。另外,角巩膜缘比较薄弱,也是眼球钝挫伤时眼球破裂的常见部位。

(二)中层

中层为葡萄膜又称血管膜、色素膜,富含色素和血管,包括三部分,由前到后依次为虹膜、睫状体和脉络膜,主要功能为营养和遮光作用。

1. **虹膜** 为一圆盘状膜,中央有一圆孔即瞳孔,直径2.5~4mm。虹膜颜色因种族而异,我国人多呈棕褐色。虹膜表面有辐射状凹凸不平的皱褶,称虹膜纹理和隐窝。虹膜组织内有两种肌肉:瞳孔开大肌和瞳孔括约肌,瞳孔开大肌向虹膜周边部呈放射状排列,由交感神经支配,司散瞳作用,瞳孔括约肌环绕瞳孔周围,由副交感神经支配,司缩瞳作用。瞳孔随光线的强弱而缩小或扩大,称为瞳孔的对光反应。由于虹膜位于晶状体的前面,当晶状体脱位或手术摘除后,虹膜失去依托,在眼球转动时可发生虹膜震颤。

2. **睫状体** 是位于虹膜根部与脉络膜之间、宽6~7mm的环状组织,其矢状面略呈三角形。睫状体前1/3较肥厚,称睫状冠,宽约2mm,富含血管,内表面有70~80个纵行放射状突起,称睫状突,其上皮细胞可分泌房水;后2/3薄而平坦,称睫状体扁平部。睫状体有丰富的肌纤维,称睫状肌;该肌由外侧的纵行、中间的放射状和内侧的环形三组肌纤维构成,受副交感神经支配,该肌收缩与舒张,调节晶状体屈光度。当视近时,睫状肌收缩,晶状体悬韧带松弛,晶状体靠其自身弹性变厚,屈光力增强,从而看清近物,这种作用称调节。睫状体内富含血管和三叉神经末梢,因此炎症时可产生渗出物并引起显著疼痛。

3. 脉络膜 前起锯齿缘,后止于视神经乳头周围,介于巩膜与视网膜之间,有丰富的血管和色素细胞。脉络膜主要营养视网膜外层,并有遮光作用。

(三)内层

内层为视网膜,是眼的感光部分,为一层透明的膜,前起锯齿缘,后止于视神经乳头周围,位于脉络膜的内侧。按胚胎发育来源,可分为两层,外层为色素上皮层,内层为视网膜神经感觉层。两层间有潜在间隙,临床上视网膜脱离即由此处分离。

视网膜后极部有一中央无血管的凹陷区,称为黄斑,是由于该区富含叶黄素而得名。其中央有一小凹,称为黄斑中心凹,是视网膜上视觉最敏锐的部位。中心凹处可见反光点,称中心凹反射。

视网膜神经感觉层主要由三级神经元构成。第一级神经元为感光细胞,分视锥细胞和视杆细胞两种。视锥细胞主要分布在黄斑部,感强光和色觉;视杆细胞分布在黄斑以外的视网膜周边部,感弱光和暗光,如果视杆细胞功能障碍,则产生夜盲。第二级神经元为双极细胞,起连接作用。第三级神经元为神经节细胞,起传导作用。黄斑中心凹只有视锥细胞,而且三级神经元在此处为单线连接,故黄斑视觉最敏锐和精确。

距黄斑鼻侧约 3mm 处,有一直径约 1.5mm 边界清楚的、橙红色的圆形盘状结构,称为视盘,又称为视神经乳头,是视网膜上视觉神经纤维汇集组成视神经向视中枢传递穿出眼球的部位。神经乳头中央有一小凹陷区,称视盘生理凹陷。青光眼患者可见生理凹陷扩大。

二、眼内容物

眼内容物包括房水、晶状体和玻璃体,为无血管和神经的透明组织,和角膜共同构成眼的屈光系统。

(一)房水

房水为透明液体,含量为 0.25～0.3ml,由睫状体的睫状突上皮细胞产生,充满后房与前房。其主要成分是水,尚含有少量的氯化物、蛋白质、维生素 C、尿素及无机盐等。房水具有营养角膜、晶状体、玻璃体和维持正常眼压的功能。

房水的循环途径:由睫状突上皮细胞产生后→后房→瞳孔→前房→前房角→小梁网及 Schlemm 管→睫状前静脉而进入血液循环(图 1-1-2)。如果房水循环发生障碍,可致眼压升高而发生青光眼。

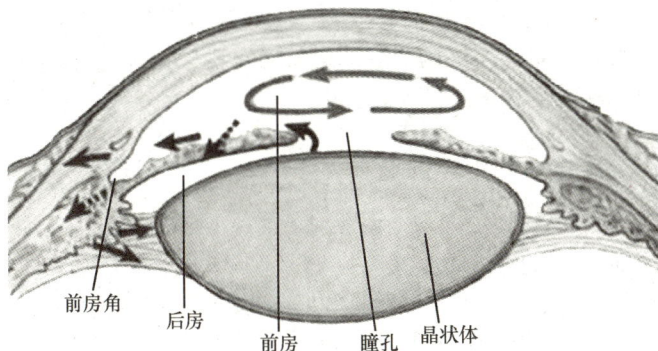

前房角　　后房　　　前房　　瞳孔　　晶状体

图 1-1-2　房水的循环示意图

（二）晶状体

晶状体形如双凸透镜,位于虹膜之后玻璃体之前,通过晶状体悬韧带与睫状体联系固定。晶状体直径9～10mm,厚4～5mm。晶状体屈光指数约为1.44,其前表面中央称前极,后表面中央称后极,前后表面相结合处称赤道部。晶状体主要作用是与睫状肌一起共同完成调节作用,晶状体由晶状体囊和晶状体纤维组成。一生中晶状体纤维不断生成,并将旧的纤维挤向中心,逐渐硬化而形成晶状体核。晶状体核外较新的纤维称为晶状体皮质。晶状体富有弹性,随年龄增长晶状体核逐渐浓缩、增大,弹性逐渐下降,表现为老视。晶状体无血管,其营养由房水提供。当晶状体囊受损或房水代谢发生变化时,可发生混浊形成白内障。

考点: 眼球从前至后的解剖名称

（三）玻璃体

玻璃体为透明的胶质体,主要成分是水,占98.5%～99.7%,充满整个玻璃体腔内,占眼球内容积的4/5,玻璃体无血管,其营养来自脉络膜和房水,无再生能力,除有屈光作用外,主要是对视网膜和眼球壁起支撑作用。随年龄增加,玻璃体内糖胺聚糖解聚,可呈凝缩和液化状态,表现为可见漂浮物,临床上称为飞蚊症。

第2节 视 路

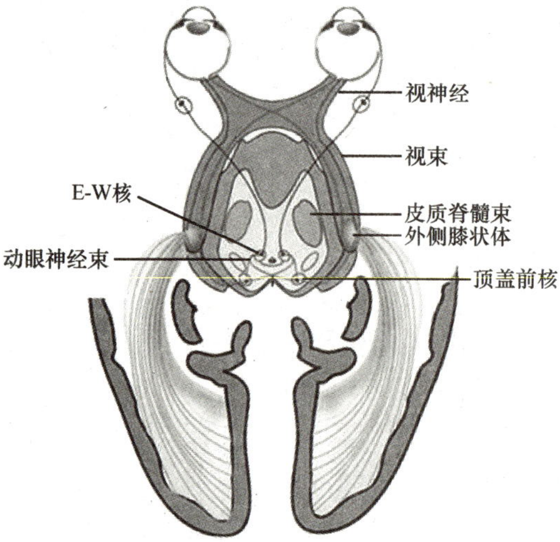

图 1-1-3 视路

视路是视觉传导的神经通路。信息从视网膜感光细胞开始,到达大脑枕叶视中枢(图1-1-3)。视网膜神经纤维汇集形成视神经,其纤维通过巩膜筛板穿出眼球。向后通过视神经孔、视神经管进入颅内。两侧视神经来自视网膜鼻侧的纤维在蝶鞍处交叉到对侧,与同侧的视网膜颞侧纤维合成左右视束,视束绕过大脑脚外侧,终止于外侧膝状体更换神经元,新的视纤维经过内囊至颞叶形成视放射,终止于枕叶皮质纹状区的视中枢。

视路各部的神经纤维排列很有规律,因此,当视路不同部位受损则出现特定的视野改变,这种变化对眼底病及颅内占位性病变的定位诊断有很大意义。视神经外由视神经鞘膜包裹,此鞘膜是三层脑膜的延续。鞘膜间隙与颅内同名间隙连通,有脑脊液填充。当颅内压升高时,多发生视神经盘水肿。

链接

视觉的发育

新生儿眼球在大体解剖结构上已接近发育完全,但黄斑中心凹尚未发育良好,出生后5个月在形态上才发育成熟。人类视觉的能力在很大程度上是通过后天的经验获得的,新生儿的视觉只能追随着较大的物体,较大的婴儿才能区别到小物体和大物体的特征。新生儿至婴儿期视觉功能十分脆弱,很容易受到异常视觉条件的影响。双眼视觉的关键期从出生后至12岁左右,而可塑性高峰期在2岁左右。

第3节　眼附属器的应用解剖和生理

眼附属器包括眼睑、结膜、泪器、眼外肌和眼眶。

一、眼　　睑

眼睑覆盖于眼球表面,分上睑和下睑,眼睑游离缘称睑缘,上、下睑缘间的裂隙称睑裂,其内外连接处分别称内眦和外眦。睑缘分前唇和后唇。前唇钝圆,有 2～3 行排列整齐的睫毛,毛囊周围有皮脂腺(Zeis 腺)及变态汗腺(Moll 腺)开口于毛囊。后唇呈直角,与眼球表面紧密接触。两唇间有一条灰色线,为皮肤与结膜的交界处。灰线与后唇之间有一排细孔,为睑板腺的开口。上下睑缘的内侧端各有一乳头状突起,其上有一小孔称泪点。眼睑的主要功能是保护眼球免受外伤,眼睑的瞬目运动可使泪液润湿眼球表面,保持角膜光泽(图 1-1-4)。

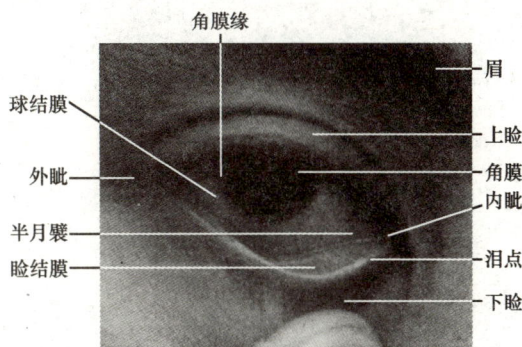

图 1-1-4　眼睑正面观

眼睑组织学上从外向内分五层:

1. **皮肤层**　是人体最薄的皮肤之一,易形成皱褶,有利于眼睑的开闭运动。

2. **皮下组织层**　为疏松结缔组织和少量脂肪。局部炎症或肾病时容易出现水肿,外伤时易淤血。

3. **肌层**　包括眼轮匝肌、提上睑肌和睑板肌（Müller 肌）。眼轮匝肌由面神经支配,司闭睑作用。当面神经麻痹时,会发生睑裂闭合不全和泪溢。提上睑肌由动眼神经支配,司开睑作用。动眼神经麻痹时会出现上睑下垂。睑板肌受交感神经支配,收缩时使睑裂增大。

4. **睑板**　由致密结缔组织形成的半月状结构,睑板内有若干与睑缘呈垂直方向排列的睑板腺,是全身最大的皮脂腺,开口于睑缘,分泌类脂质,对眼球表面起润滑作用。

5. **睑结膜**　为眼睑的内表面,紧贴睑板,透明光滑。

二、结　　膜

结膜是一层薄的半透明黏膜,覆盖于眼睑内面和眼球前部巩膜表面,按解剖部位不同分为睑结膜、球结膜和穹隆结膜,这三部分结膜形成一个以睑裂为开口的囊状间隙,称结膜囊(图 1-1-5)。

1. **睑结膜**　与睑板牢固黏附不能被推动,正常情况下可见纵行走行的小血管和部分睑板腺管。上睑结膜距睑缘后唇约 2mm 处,有一与睑缘平行的浅沟,称上

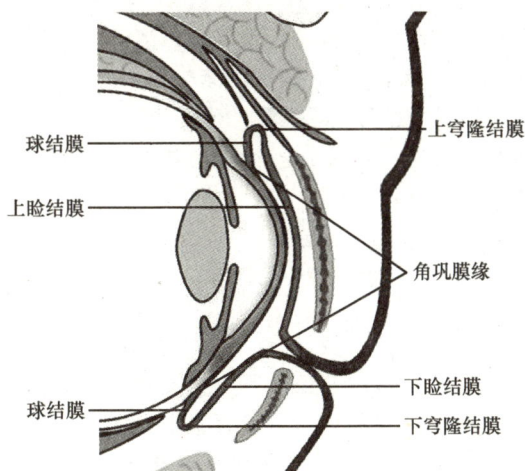

图 1-1-5　结膜示意图

睑下沟,较易存留异物。

2. **球结膜** 覆盖于眼球前部巩膜表面,止于角巩膜缘,是结膜的最透明部分,可被推动。

3. **穹隆结膜** 是睑结膜和球结膜两者的移行部分。此部结膜组织疏松,多皱褶,便于眼球的活动。

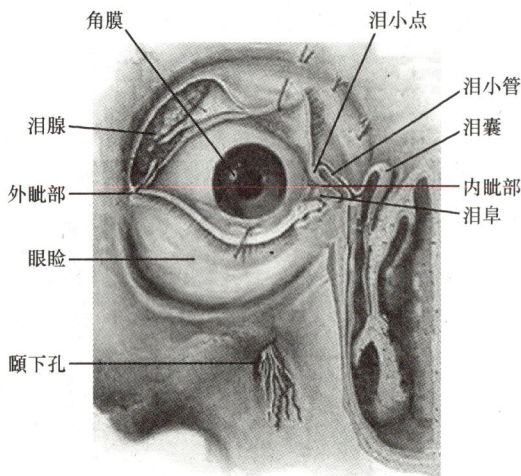

图 1-1-6 泪器模式图

结膜组织内分布有杯状细胞和副泪腺,分泌黏液和泪液以湿润眼球表面。结膜的感觉受三叉神经支配。

三、泪 器

泪器包括泪腺和泪道两部分(图 1-1-6)。

(一)泪腺

泪腺位于眼眶外上方的泪腺窝内,正常时不能触及。泪腺的排出管 10～12 根,开口于外侧上穹隆结膜。副泪腺位于穹隆结膜下,分泌泪液润湿结膜囊。泪液为弱碱性透明液体,含有溶菌酶、免疫球蛋白等,泪液除具有润滑眼表作用外,还具有杀菌、预防感染的作用。

链接

长时间近距离用眼为何对眼睛有损害?

正常情况下,人们平均 1 分钟眨眼 15 次,而长时间近距离用眼,如上网、玩游戏平均 1 分钟眨眼仅为 3～5 次。眨眼频次减少,导致眼睛泪腺分泌泪液功能低下,引发眼结膜"泪液润滑剂"减少,极易出现眼睛干涩、发痒、灼痛、畏光流泪等症状。你知道吗?美国眼科专家将眼泪誉为"眼球表面的血液替代品",并指出"眼泪不足时,可导致眼球表面发生鳞状变化,严重缺泪水可致角膜炎角膜溃疡。因此,经常上网、玩游戏者应注意用眼卫生。

(二)泪道

泪道是泪液的排出通道,总长约为 40mm,包括泪小点、泪小管、泪囊和鼻泪管。

1. **泪小点** 是泪道的起始部,位于上下睑缘内眦端,紧贴于眼球表面。

2. **泪小管** 为连接泪小点与泪囊的小管。从泪小点开始后的 1～2mm,泪小管与睑缘垂直,然后以直角转为水平位,长约 8mm。到达泪囊前,上、下泪小管多先汇合成泪总管达泪囊部,亦有直接进入泪囊的。

3. **泪囊** 位于泪囊窝内。其上方为盲端,下方与鼻泪管相连接,上方外侧连接泪小管。

4. **鼻泪管** 位于骨性鼻泪管内,上接泪囊,下端开口于鼻腔下鼻道。

四、眼 外 肌

眼外肌是司眼球运动的肌肉。每侧眼有 6 条眼外肌,即 4 条直肌和 2 条斜肌。4 条直肌为内直肌、下直肌、外直肌和上直肌,它们均起自眶尖部视神经孔周围的总腱环,向前展开越过眼球赤道部,分别附着于眼球前部的巩膜上。内、外直肌的主要功能是使眼球向同名肌的方向转动。由于上、下直肌走向与视轴呈 23°,收缩时除使眼球上、下转动的主要功能外,同时还有内转内旋、内转外旋的作用。2 条斜肌是上斜肌和下斜肌,上斜肌起自眶尖总腱环,沿眶上壁向前至眶内上缘,穿过滑车向后转折,附着于眼球赤道后外上巩膜处。下斜肌起自眼眶下壁前内侧上颌骨眶板近泪窝处,经下直肌与眶下壁之间,向后外上伸展,附着于赤道部后外侧的巩膜上。上、下斜肌的作用方向与视轴呈 51°,收缩时主要功能是分别使眼球外旋和内旋,次要功能:上斜肌为下转、外转,下斜肌为上转、外转(图 1-1-7)。

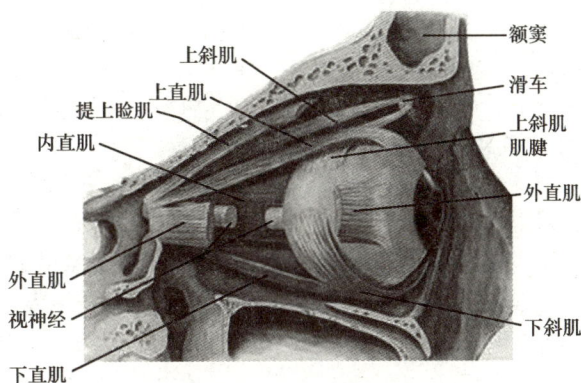

图 1-1-7　眼外肌模式图

五、眼　眶

　　眼眶为四棱锥体形的骨窝,其开口向前,尖朝向后略偏内侧,成人眶深为 40~50mm,容积为 25~28ml。眼眶有 4 个壁,即上壁、下壁、内侧壁和外侧壁。眼眶外侧壁较厚,其前缘稍偏后,眼球暴露较多,有利外侧视野开阔,但也增加了外伤机会。其他三壁骨质较薄,较易受外力作用而发生骨折,且与上颌窦、额窦、筛窦毗邻。由于眼眶与鼻窦关系密切,鼻窦的炎症和肿瘤常累及到眼眶内。

　　眼眶内容纳了眼球、泪腺、眼外肌、血管、神经和筋膜等,其间有脂肪填充,脂肪起软垫作用。眶内无淋巴管和淋巴结。眶外上角有泪腺窝、内上角有滑车窝,内侧壁前下方有泪囊窝。泪囊窝前缘为泪前嵴,为泪囊手术的重要解剖标志。

小结

　　眼为视觉器官,包括眼球、视路和眼附属器三部分。眼球近似球形,由眼球壁和眼球内容物构成。眼球壁分为三层,外层为纤维膜,中层为葡萄膜,内层为视网膜。眼球内容物包括房水、晶状体和玻璃体,为无血管和神经的透明物质,和角膜共同构成眼的屈光系统。眼附属器包括眼睑、结膜、泪器、眼外肌和眼眶。

考点:眼附属器名称和主要作用

自测题

一、填空题

1. 眼是视觉器官,包括 _____、_____ 和 _____ 三部分。眼球近似球形,由 _____ 和 _____ 构成。眼球壁分 _____、_____、_____ 三层。

2. 房水具有维持 _____,营养 _____、_____ 及 _____ 的功能。

二、单选题

1. 睫状体的功能有(　　)
　　A. 屈光和分泌房水

B. 调节角膜的屈光度和分泌房水

C. 调节瞳孔及分泌房水

D. 调节晶状体的屈光度和分泌房水

E. 调节玻璃体的屈光度和分泌房水

2. 视力最敏锐的部位是（　　）

    A. 锯齿缘　　　B. 视盘　　　　C. 黄斑

    D. 睫状体　　　E. 脉络膜

3. 角膜外伤至哪层组织,愈后不留瘢痕?（　　）

    A. 内皮细胞层　B. 前界层　　　C. 基质层

    D. 后界层　　　E. 上皮细胞层

4. 对晶状体的描述哪项正确?（　　）

    A. 位于角膜和虹膜之间　B. 为胶状物质

    C. 具有弹性　　　　　　D. 富有血管、神经

    E. 无调节能力

5. 眼的屈光间质不包括（　　）

    A. 角膜　　　B. 瞳孔　　　C. 房水

    D. 晶体　　　E. 玻璃体

6. 眼的附属器一般不包括（　　）

    A. 眼睑　　　B. 泪器　　　C. 眼外肌

    D. 晶状体　　E. 眼眶

7. 对眼球壁外层的描述,哪项错误?（　　）

    A. 由坚韧的纤维组织组成

    B. 有保护作用

    C. 透明部分是角膜

    D. 乳白色部分是巩膜

    E. 角膜和巩膜交界处是赤道部

8. 以下哪项不属于泪道的组成部分?（　　）

    A. 泪囊　　　B. 鼻泪管　　　C. 泪小管

    D. 泪阜　　　E. 泪点

三、简答题

1. 眼球壁各层的解剖生理特征是什么?

2. 眼球内容物包括哪些? 它们的生理功能是什么?

3. 描述房水的循环途径。

（莫正学）

第2章

眼科患者的护理概述

你知道吗？很多盲人是因眼病或损伤没有及时治疗护理或护理不当导致的。即使眼病很轻微，也可能引起视觉功能减退，甚至丧失。没有了光明，生活在黑暗中会多么无助与悲伤，会给个人、家庭和社会造成难以估量的损失。因此，眼科患者的护理是何等重要啊！

第1节　眼科患者的护理内容

眼科护理工作的主要对象是眼科患者，以人的健康为中心的现代护理观要求我们，护理的着眼点不仅仅在患者患的"疾病"，而应当强调患者的"整体"，从人的身心、社会、文化的需要出发去考虑患者的健康和护理问题。眼科患者的护理评估是有计划地、系统地搜集资料的过程，是整个护理程序的基础。

一、健　康　史

（一）患病经过
了解患病的诱因、起始情况和时间、主要症状和特点，包括部位、性质、程度、症状出现和缓解的规律等。

（二）检查及治疗经过
以往检查的结果、用药情况和疗效，目前治疗情况，包括正在使用药物的种类、剂量和用法，以及特殊的治疗饮食等。还要注意许多药物可引起药物性眼病，如长期滴用皮质类固醇眼液可导致眼压升高，引起皮质类固醇性青光眼，亦可诱发局部的真菌感染；毛果芸香碱眼药水长期应用，可引起变态反应性结膜炎等。

（三）生活习惯
1. 个人史　出生地、生活地、年龄、职业等情况。了解有无去过疫源地、传染病接触史、工作环境等。如过度接触紫外线者可发生电光性眼炎。

2. 生活方式　日常生活的规律性，包括学习或工作、情绪、活动、休息、睡眠、进食和排便等。如急性闭角型青光眼常因过度兴奋或悲哀导致眼压升高而诱发。

3. 饮食习惯　平时饮食的种类、数量，有无特殊嗜好，尤其是糖尿病眼病患者。

二、身　心　状　况

（一）身体状况
1. 全身状况　包括血压、心率、呼吸、营养、皮肤、体位等。
2. 眼部评估　系统地按解剖部位的顺序进行，一般是先右后左、先健眼后患眼，从外向内和由前向后，以免遗漏或记录时混淆。

（二）心理状况

患者因视功能障碍、影响工作和生活，当视力下降或失明时，患者不能正常工作，甚至失去生活自理能力，因此容易表现出焦虑、失眠、悲观、情绪低落、孤独等心理失衡症状。

三、辅 助 检 查

结膜分泌物，角膜溃疡刮片检验有无脓细胞。细菌培养有无细菌生长，细菌的种类及药敏试验结果怎样。此外，X线、CT、B超、心电图、血液实验室检查。肝功能检查、生命体征检查等。

四、治疗要点与反应

针对导致眼病的原因和在不同程度的发展阶段及特点而采用相应的治疗措施。如急性流行性结膜炎阶段要做好隔离、抗炎、结膜囊冲洗。角膜软化症在补充维生素A的同时要注意保护角膜，防止感染和穿孔。急性闭角性青光眼急性发作期要立即缩瞳、降低眼压后，手术治疗。

第2节　眼科患者常见的护理问题

一、基 本 特 征

（一）症状体征突出

由于眼的结构精细与功能特殊，眼部发生病变时的症状、体征都很突出，如视功能障碍、眼痛、流泪、角膜水肿等。

（二）心理变化明显

由于眼是人体最重要的感觉器官，患眼病时的痛苦感受尤为显著，容易产生紧张、焦虑和恐惧心理。例如，突然的视力障碍可使患者产生焦虑、恐惧心理。

（三）全身相关病症

有些眼病是全身性疾病的眼部表现或并发症，如糖尿病可引起白内障和视网膜病变（微动脉瘤和出血）；高血压动脉硬化可引起眼底出血等。还有不少眼病可引起全身性反应，如急性闭角型青光眼可引起恶心、呕吐等消化道反应；眶蜂窝织炎可引起头痛、高热等全身症状。

二、护 理 问 题

1. 视觉障碍　视觉障碍，与屈光介质混浊、眼底病变、屈光不正、弱视及双眼包盖等有关。
2. 舒适改变　异物感、眼痒、泪溢等，与眼部炎症有关。
3. 急性疼痛　与急性炎症反应、眼压升高有关。
4. 慢性疼痛　与慢性炎症反应、睫毛或缝线刺激有关。
5. 有感染的危险　与不良卫生习惯、机体抵抗力下降、局部创口预防感染措施不当有关。
6. 自理缺陷　与视力障碍有关。
7. 焦虑　与视力障碍、担心预后不良等有关。
8. 知识缺乏　缺乏眼病的相关知识。
9. 组织完整性受损　与眼外伤有关。

10. 潜在并发症　创口裂开、出血等。

第3节　眼科常用护理检查

视功能检查包括视力、视野、色觉、暗适应等方面,这些检查大部分属于主观检查。因此,检查者要态度和蔼,动作轻巧,以取得受检者的理解和配合,从而获得准确的结果,作为眼病诊断的依据。

链·接

眼科护士的素质要求

一名合格的眼科护士,除了要具备高尚的职业道德、扎实的专业知识和整体护理观、敏锐的观察力外,还应有健康稳定的情绪和良好的沟通技巧。眼是心灵的窗户,眼科患者较其他科患者更容易产生自卑、消极情绪,因此,眼科护士应以亲切和蔼的语音、语调,耐心地解答患者的提问,以乐观、和善、友爱的态度影响患者,以积极的言行感染患者,向患者传递关心和爱心,消除患者的负性心理因素,使患者保持心情舒畅、乐观向上的最佳心理状态。

一、眼部检查

眼部检查应在良好照明下系统地进行。检查前应该详细地询问患者病史,检查时动作应轻柔,态度应和蔼,按先右眼后左眼,由外向内顺序进行。检查传染性眼病时,应先检查健眼,后检查患眼,以免交叉感染。检查儿童时,可嘱家长将小儿手足及头部固定后,再进行检查。

（一）眼附属器检查

1. **眼睑**　观察睫毛有无倒睫,睫毛根部有无鳞屑、脓痂和溃疡;两侧睑裂是否对称,闭合功能是否正常;眼睑皮肤有无红肿、淤血、瘢痕或肿物、内翻、外翻等。

2. **泪器**　观察泪腺部位有无红肿、压痛;注意泪点有无外翻或闭塞;泪囊区有无红肿或瘘管,无红肿时,用手指挤压泪囊部有无分泌物自泪点溢出;必要时可进行泪道冲洗以观察是否通畅。

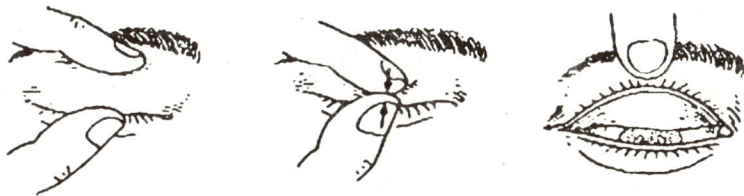

图 1-2-1　眼睑翻转法

3. **结膜**　检查上睑结膜和穹隆部结膜时,嘱患者双眼放松,向下注视,检查者用左手示、拇二指轻提近睑缘皮肤,示指下压,拇指上滑动,即可顺利翻上睑;将上睑固定于眶上缘,另一手向上推压眼球,上穹隆结膜即可暴露(图1-2-1)。检查下睑及下穹隆结膜时,只需用左手拇指或示指将下睑向下牵拉,同时嘱患者向上注视,即可完全暴露。检查时注意有无充血、乳头、滤泡、结石、异物或瘢痕。检查球结膜时,观察有无充血、出血、水肿、异物、色素沉着及新生物等,应特别注意区分结膜充血与睫状充血(表1-2-1)。

表 1-2-1　结膜充血与睫状充血的鉴别

	结膜充血	睫状充血
血管来源	结膜后动静脉	睫状前动静脉
充血原因	结膜炎	角膜炎、虹膜睫状体炎、青光眼
部位	浅	深
颜色	鲜红色	暗红色
形态	血管呈网状、树枝状	血管呈放射状,轮廓不清
移动性	推动球结膜时,血管随之移动	推动球结膜时,血管不随之移动

4. 眼球位置及运动　观察两眼位置是否相同;眼球大小有无异常,有无突出、内陷;观察眼球的运动是否正常等。

5. 眼眶　观察眼眶是否对称;眶缘触诊有无缺损,眶内有无肿块。

(二)眼前段检查

检查眼前段常用两种方法:一种是利用聚光手电筒配合放大镜进行检查;另一种是采用裂隙灯显微镜及一些附件进行检查。

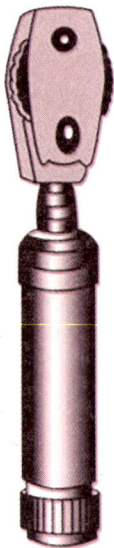

1. 角膜　观察角膜大小、形状、曲率度、透明度等,注意有无异物、浸润、水肿、溃疡、瘢痕、血管翳等病变;角膜感觉是否正常;角膜后有无沉着物(KP)。

2. 巩膜　观察巩膜有无黄染、结节、充血、出血,有无压痛。

3. 前房　观察前房的深浅、房水有无混浊、积血、积脓。

4. 虹膜　观察虹膜颜色、纹理,注意有无新生血管、结节、萎缩,有无前后粘连,有无震颤。

5. 瞳孔　观察瞳孔大小,两侧瞳孔是否等大、等圆,正常瞳孔直径2.5~4mm;瞳孔的位置及对光反射状态;注意有无前后粘连。

6. 晶状体　观察晶状体有无混浊和位置改变,必要时应进行散瞳检查。

(三)眼后段检查

眼后段检查常用检眼镜(图 1-2-2)在暗室里进行检查。

1. 玻璃体　检查前应进行散瞳,散瞳后用检眼镜+8~+10D,距被检眼 10~20cm,观察玻璃体内有无出血及黑影漂动。

图 1-2-2　检眼镜

2. 眼底　正常眼底呈橘红色,在视网膜中央偏鼻侧,可见一淡红色略呈椭圆形的视神经盘,其中央色泽稍淡为生理凹陷。视网膜中央动脉及静脉由此分出颞上、颞下、鼻上及鼻下支,分布于视网膜上,动脉及静脉相伴行,动脉较细呈鲜红色,静脉较粗呈暗红色,动静脉比例正常为 2:3。视神经乳头颞侧约 2 个视神经盘直径(PD)处有一颜色稍暗的无血管区,称为黄斑,其中央有一明亮的反光点,称为黄斑部中心凹反射。

眼底检查为眼科常用而重要的检查方法,通常在暗室内自然瞳孔下进行(必要时需散瞳),注意观察视网膜、脉络膜有无出血、水肿、脱离等,视神经盘有无水肿、萎缩等。

二、视功能检查

(一)视力

视力即视敏度,反映视网膜黄斑中心凹处的视觉敏锐度,故称中心视力,是最主要的视功能,可分为远视力及近视力。

1. 远视力检查

(1) 检查条件:常用"E"字形国际远视力表和对数远视力表检查远视力。远视力表悬挂处光线要充足,最好用人工照明(图 1-2-3),悬挂高度以 1.0 行与被检眼等高为宜。检查距离为 5m 远,若置反光镜,视力表距镜面为 2.5m。

(2) 检查方法:检查时两眼分别进行,一般先右后左,自上而下,逐行辨认,能全部看清最小视标的那一行,其旁的数字即表示该眼的视力。

(3) 记录法:正常视力为 1.0 及 1.0 以上者。若看不到 1.0 行,则以看清最小视标行的小数记录之。如能看清 1.0 行,则视力记为 1.0,其余依此类推。若在 5m 远看不清 0.1 行,则令患者前移至看清时为止,依如下公式记录之:视力=0.1×距离(m)÷5(m)。如 2m 看清 0.1 行,则视力=0.1×2÷5=0.04。

2. 近视力检查

(1) 检查条件:多采用标准近视力表检查。检查距离为 30cm,照明充足,避免反光。

(2) 检查方法:与远视力检查基本相同。但可以调整距离以获最佳视力。

(3) 记录法:应同时记录视力和距离,正常近视力为 1.0/30cm;若近视力不良,则以最佳视力和距离记录之,如"1.0/15cm"或"1.0/40cm"等。

3. 眼前指数、眼前手动和光感

(1) 眼前指数:对在 1m 处仍不能辨认第一行视标 0.1 者,应检查其眼前分辨指数的能力,记录其最远距离,如距离 30cm 能辨认指数者,则记为"指数/30cm"。

(2) 眼前手动:如患者在眼前不能分辨指数,则将手掌放在被检者眼前摆动,能辨认,则记下最远距离,如"手动/30cm"。

(3) 光感:若患者在眼前不能辨出手动,可在暗室测光感。用小灯光或手电光,测试被检者能否正确判断眼前有无亮光,能正确判断者则记为"光感",并记录其最远的光感距离,如在 3m 处能辨出光亮,则记录为"光感/3m"。

4. 注意事项　①视力表挂的高度与照明要符合要求。②检查要时充分遮盖未检查眼,但勿压迫眼球。③被检查者要保持正直姿势,勿前倾或歪头看视标。④如患者有屈光不正,可先查裸眼视力,再查纠正视力。⑤对儿童和老年患者要耐心讲解,取得他们的合作。

(二)视野

视野是当眼向前方注视时所见的空间范围,反映视网膜周边部的功能,故又称为周边视力。距注视点 30° 以内的范围称为中心视野,30° 以外称为周边视野。视野检查对眼底病、视路疾病及青光眼的诊断有重要参考价值。

1. 对比法　这是一种简单易行不需要任何设备的动态视野检查法,但要求检查者的视野必须正常。检查者与被检者相距 0.5m,对视而坐。检查右眼时,检查者以左眼与被检者右眼彼此注视各遮盖另眼,检查左眼则相反。检查者以手指或视标置于二人等距之间,从周边向中心移动,如被检者能在各方向与检查者同时看到视标,其视野大致正常。

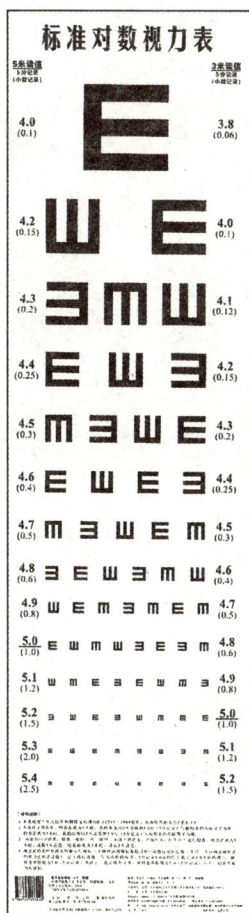

图 1-2-3　视力表

考点: 视力的检查法和记录法

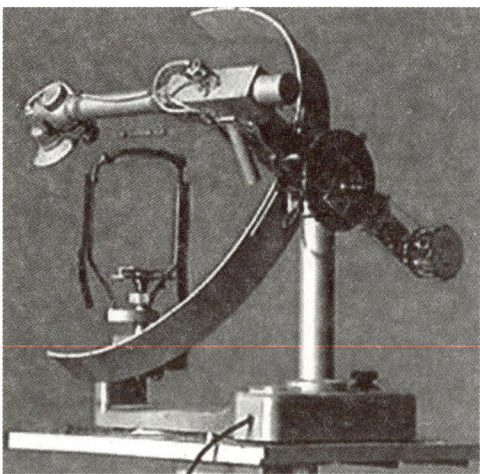

图 1-2-4　弧形视野计

2. 弧形视野计　为半径 33cm 的半环弧形板，用以动态检查周边视野（图 1-2-4）。受检者颏部固定于颏架上，受检眼要注视目标的注视点，遮盖另一眼。检查者将光标缓慢沿弧的内侧面由周边向中心移动，直到受检眼刚能看到光标为止，将此处弧弓所标刻度，打印在记录图卡上。再转动弧弓 30°，依次检查 12 个径线，将各径线打印在记录图卡上的标记点连接起来，即为受检眼的视野范围。正常视野大小为上方 55°、鼻侧 60°、下方 70°、颞侧 90°。

3. 平面视野计　为一黑色绒布制成的无反光布屏，布屏的大小为 1m 或 2m，中心为注视点，屏两侧水平径线 15°～20°，用黑线各缝一竖椭圆形示生理盲点，为视盘在视野屏上的投影。检查时让被检者坐在黑色屏前 1m 处，遮盖一眼，受检眼注视屏中心的注视点。先测出生理盲点的位置和大小，再沿各径线检查视野中有无暗点或视野缺损，如有，则以大头针加以标记，最后转录在中心视野记录卡上。生理盲点正常大小为垂直径 7.5°，横径 5.5°，位于注视点外 15.5°水平线下 1.5°处。

4. 注意事项　①照明光线应柔和均匀，保持稳定，最好采用人工照明。②应耐心地向受检查者讲清视野检查的目的及方法，以取得合作。③检查过程中，受检查者被检查眼要始终注视视野计中心目标注视点，保持眼球不动。④视标移动匀速运行，自外向内，遇有可疑之处，应反复仔细检查。

（三）色觉

色觉是人眼的辨色能力，反映了视锥细胞的功能。色觉异常可分为先天性和后天性，先天性色觉异常属于性连锁隐性遗传病，其发病率男性约为 5%，女性约为 0.3%；后天性色觉异常为某些视神经病、视网膜病、颅脑病变、全身疾病及中毒所致。

色觉检查法：在室内良好的自然光线下，被检者双眼同时观看色盲检查图，距离约 0.5m，让其在 5 秒钟内读出图中数字或图形，然后按所附说明书判断其色觉为正常、色盲或色弱。检查时应避免在强光、灯光或有红绿色背景的环境中进行，色盲图要保持图面整洁，禁止用手擦摸，以防弄脏和变色，用毕应妥善保存。

（四）其他视功能检查

1. 暗适应　当人从明处进入暗处时，起初一无所见，以后逐渐能看清暗处的物体，这种对光敏感度逐渐增进，最终达到最佳状态的过程称为暗适应。它反映了视杆细胞内视紫红质复原的过程。暗适应检查常采用对比法，即被检查者与暗适应正常的检查者同时进入暗室，比较两人辨认周围物体的时间，如被检查者所需时间明显延长，则表明其暗适应能力差。视网膜色素变性、维生素 A 缺乏症等可导致暗适应时间延长，甚至夜盲。

2. 立体视觉　又称深度觉，是三维视觉空间基于双眼视网膜的相关信息去感知深度的能力。它是双眼视觉的最高层次，对周围物体的远近、深浅、凹凸和高低有精细的分辨能力。检查的基本内容包括同时知觉、融合和立体视觉。许多职业要求有良好的立体视觉，如驾驶员、绘画雕塑、精细零件加工等。常用同视机、立体视觉检查图片和与计算机相连的立体视觉检测系统检查。

3. 视觉电生理检查　包括眼电图(EOG)、视网膜电图(ERG)及视觉诱发电位(VEP),是应用视觉电生理仪测定视网膜受光照射或图形刺激时,在视觉过程中发生的生物电活动,以了解视觉功能和相关眼部疾病。

三、其 他 检 查

(一)裂隙灯显微镜检查

裂隙灯显微镜　在眼科临床上应用非常广泛,是眼科最常用的检查工具之一,可放大 10～16 倍,提高临床医师对眼病的诊断和治疗。通过调节焦点和光源宽窄,可将透明的眼组织切成一个光学切面,经显微镜放大后,详细观察结膜、角膜、前房、虹膜及晶状体等组织的细微变化(图 1-2-5)。

(二)眼压测量

眼内压　简称眼压,是眼球内容物作用于眼球壁的压力。测量眼压对青光眼的诊断及治疗具有重要意义,正常眼压范围为 10～21mmHg。

1. 指测法　测量时,嘱被检者两眼向下注视,检查者将两手示指尖放在上睑板上缘的皮肤面,两指交替轻压眼球,检查波动感,借指尖触知的硬度来判断眼压增高、正常、降低。记录方法:眼压正常记为 Tn;眼压轻度增高记为 T+1、中度增高记为 T+2、高度增高记为 T+3;眼压轻度、中度和重度降低分别记为 T-1、T-2、T-3。

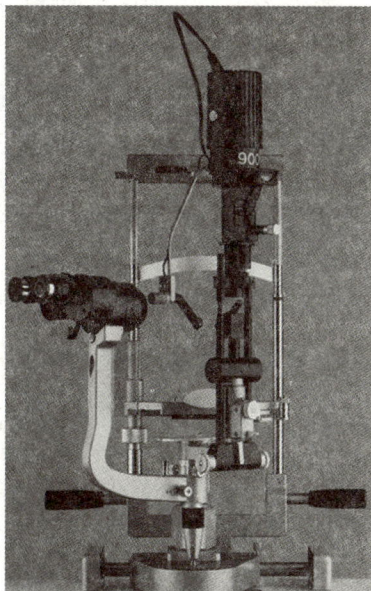

图 1-2-5　裂隙灯显微镜

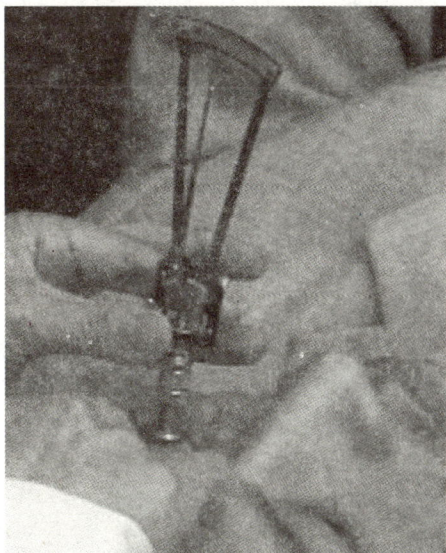

图 1-2-6　眼压计测量法

2. 眼压计测量法　国内常用 Schitz 眼压计(压陷眼压计)和非接触式测量。

(1) Schitz 眼压计:受检者低枕仰卧,滴 0.5% 丁卡因溶液 2～3 次。在等待麻醉期间,应检查眼压计,先在试板上试测指针是否对零,再用 75% 酒精棉球擦拭底板待干。测量时嘱被检者两眼直视眼前一目标或自己手指,使两眼角膜保持水平正中位置,检查者右手持眼压计,左手分开上下眼睑,并固定于眶缘上,不可压迫眼球。将眼压计底板垂直放在角膜中央,观察指针刻度,如读数小于3,应更换更重的砝码再进行检测(图 1-2-6)。测量完毕,结膜囊内滴抗生素眼药水,并嘱闭目休息片刻。记录方法:如砝码重量为 5.5g,刻度读数为4,则记录为 5.5/4=20.55mmHg。

(2) 非接触式眼压计:是一种不接触眼球的测量方法,不用麻醉和消毒,其优点是避免了眼压计接触角膜所致的交叉感染,可用于对表面麻醉剂过敏的患者。

（三）眼底荧光血管造影

眼底荧光血管造影是将造影剂从肘静脉快速注入,注射后5～8秒开始拍摄,根据疾病的不同确定拍摄的时间。荧光素血管造影以荧光素钠为造影剂,主要反映视网膜血管的情况,协助临床医师对眼病的诊断和治疗。

（四）眼部超声波检查

超声探查是利用声能反射特性构成波形或图像来观察人体解剖结构和病理变化。检查方法包括A型超声、B型超声和彩色多普勒成像。用于眼球生物测量,了解眼内及眶内病变性质,协助临床医师对眼部疾病的诊断和治疗。

小结

眼科检查包括视功能检查、眼部检查和眼科特殊检查。视功能检查包括视力检查、视野检查、色觉检查等。眼部检查包括眼附属器检查、眼前段检查、眼后段检查等。眼科其他检查有裂隙灯显微镜检查、眼压测量检查、眼底荧光血管造影检查、眼部超声波检查等。

自测题

一、填空题

1. 视功能检查包括 _____、_____、_____、_____。

2. 眼压是 _____ 作用于 _____ 的压力,正常眼压值是 _____。

二、单选题

1. 测远视力时,哪项错误?（　　）
   A. 先测右眼再测左眼
   B. 视力表中的4.0行与眼平行
   C. 用对数视力表应采用5分记录法
   D. 视力表挂在光线充足的地方
   E. 自上而下依次辨认视标

2. 进行眼部检查时,哪项不对?（　　）
   A. 检查前后应洗手
   B. 婴儿禁用眼睑拉钩拉开眼睑
   C. 检查小儿应有护理配合
   D. 两眼比较检查
   E. 先查外眼再查内眼

3. 我国正常人眼压范围是（　　）
   A. 14～27mmHg　　　　B. <10mmHg
   C. >21mmHg　　　　　D. 10～21mmHg
   E. <24mmHg

4. 视功能检查不包括（　　）
   A. 远视力检查　　　　B. 近视力检查
   C. 眼底检查　　　　　D. 光感检查
   E. 色觉检查

5. 自然光照下瞳孔直径为（　　）
   A. 1～2mm　　B. 2～3mm　　C. 3～3.5mm
   D. 2.5～4mm　　E. 4～4.5mm

6. 下列眼科护理检查顺序中,哪项不妥?（　　）
   A. 先眼各部后视功能
   B. 有病时,先健眼后患眼
   C. 先外后内
   D. 先右眼后左眼
   E. 先一般检查后特殊检查

7. 查远视力,右眼1.0,左眼在2m处才看清最大字母,其远视力为（　　）
   A. 0.08　　　　B. 0.07　　　　C. 0.06
   D. 0.05　　　　E. 0.04

三、简答题

1. 视功能检查包括哪些项目,其临床意义是什么?
2. 如何进行远视力检查?
3. 简述视野、色觉检查的方法及注意事项。
4. 如何使用眼压计?

（莫正学）

第3章

眼科护理管理及眼科手术患者的常规护理

请注意！大多数眼科患者的视力都不太好,还有很多是岁数较大的老年患者,他们视力不好,行动不便,不易明白医生的检查目的,作为护士我们怎样协助医生帮患者完成各项检查,避免发生意外呢?

第1节　眼科门诊护理管理

一、门诊管理

眼科门诊护理管理的主要任务是做好开诊前准备,组织患者就诊,协助医生检查,做好护理指导及健康教育等。

1. 环境　搞好诊室卫生,做到整洁、明亮、通风,并于每天开诊前备好洗手消毒液及擦手毛巾。

2. 物品　准备好诊疗物品,如放大镜、聚光手电筒、近视力表、消毒玻璃棒、无菌荧光素钠溶液、抗生素眼药水及眼药膏、缩瞳及散瞳眼药水、表面麻醉滴眼液、消毒干棉球及棉签、75%酒精棉球等;准备好文具、处方笺、病历纸、住院证以及各种检查、治疗、化验单等办公用品。启动计算机及联网。

3. 工作内容

(1)就诊秩序:主动接诊并初步问诊,按病情特点和挂号先后进行分诊;急症患者要随到随诊,如眼化学烧伤患者应立即到治疗室进行冲洗处理;老弱残幼患者可安排优先就诊。

(2)协助检查:做好患者的远近视力检查,根据医嘱给患者滴散瞳眼药水、视野检查、眼压测量等。对生活自理缺陷者应给予有效的护理照顾,帮助患者进入诊疗位置,配合医生进行检查。

(3)健康指导:通过板报、电视、网络等多种途径,宣传常见眼病的防治知识。

(4)护理指导:根据患者病情具体情况,运用护理知识,给予生活、用药和预防等方面必要的护理指导。需要时应登记预约复诊时间。

二、暗　室　管　理

暗室是眼科检查常用的特殊环境,眼部许多精细检查要在暗室内进行,室内有许多精密检查仪器,加强暗室的护理管理十分重要。

1. 环境　暗室内地面无反光,不打滑,墙壁呈墨绿色或深灰色,窗户应安装遮光窗帘,确保室内黑暗状态。

2. 物品　暗室内设有裂隙灯显微镜、检眼镜、验光仪、镜片箱、灯光视力表等精密仪器等。应合理安放,以利于检查操作。

3. 工作内容

(1)制订仪器的使用规程:严格按照精密仪器的使用、保养规程操作,如可用擦镜纸或

95％乙醚溶液轻轻擦拭镜头、镜片等光学仪器配件的表面污渍,以免损坏仪器。

(2)护理指导:对暗室环境感觉陌生的患者,应给予积极的护理指导和帮助,协助医生和帮助患者完成各项检查,避免发生意外。

(3)安全检查:每天下班前,应将检查仪器恢复原位,关闭仪器开关,切断电源,关好门窗、水源开关、照明开关等,做好安全检查,消除安全隐患。

三、治疗室管理

治疗室是患者诊疗、检查、换药治疗、观察病情变化的场所。应加强对治疗室的管理,避免交叉感染。

1. 环境 搞好治疗室卫生,做到整洁、明亮、通风,并于每天在换药治疗工作之前做好室内消毒作用。

2. 物品 准备好治疗室所需换药治疗用的物品、用具,如灯光、聚光手电筒、消毒玻璃棒、无菌荧光素钠溶液、抗生素眼药水及眼药膏、缩瞳及散瞳眼药水、表面麻醉滴眼液、消毒干棉球及棉签、眼罩、75％乙醇棉球等。

3. 工作内容

(1)协助患者:根据医嘱给患者滴散瞳剂、缩瞳剂、抗生素眼药水等。对生活自理缺陷者应给予有效的护理照顾,帮助患者进入诊疗位置,配合医生进行换药治疗。

(2)健康指导:通过板报、电视、网络等多种途径,向患者宣传常见眼病的防治知识。

(3)护理指导:根据患者病情具体情况,运用护理知识,给予生活、用药和预防等方面必要的护理指导。

四、激光室管理

激光机的安全使用应引起每位医护人员的注意。一方面激光机属于贵重的精密仪器,使用不当会缩短其使用寿命;另一方面激光能量密度很高,对人体眼睛和皮肤容易造成意外伤害。

1. 激光室的基本要求

(1)激光室应贴出警告标志,无关人员不要随意出入。工作室应关好门窗,安装特殊的玻璃或遮光窗帘,以防激光透出伤人。

(2)激光室墙壁不宜使用反光强的材料,工作区内应避免放置具有镜面反射的物品。激光操作尽量在暗室内进行,一方面以减少激光的反射,另一方面可保持患者瞳孔散大,便于治疗。

2. 激光机的安全使用

(1)激光机应专人负责,防止非工作人员操作。在保证激光机的输出系统正确连接、各种附属设备都正常工作后,才开始使用激光。

(2)激光机内部有很多精密的光学元件,使用时应防潮、防尘。不要在激光机上放置饮料或其他液体。

(3)如使用光纤输出,应注意光纤不要被折断或重压。手术台上要注意无菌操作。激光机使用的间隔中,应将激光机的输出置于备用位置。

3. 工作人员的安全防护

(1)防护用具:使用激光治疗时,工作人员应戴专门针对所使用激光波长的有周边防护的防护眼罩,或在手术显微镜、裂隙灯、间接检眼镜的光路中插入遮挡激光的滤过镜片。对超过安全阈值的激光,要穿上白色工作服,戴手套,以免让激光直射皮肤并防止反射。

(2)加强安全教育:激光对工作人员造成意外伤害最多的是眼睛和皮肤,对眼睛可造成永久性角膜混浊、白内障、视网膜损伤而导致视力严重下降甚至失明;对皮肤则可造成皮肤的红斑、水泡、丘疹、炭化和汽化。医院对工作人员应加强安全教育,护士更应注意自我保护。

4. 防火　激光室必须放置灭火装置。激光治疗过程中,不要将激光对准含酒精的液体、干燥的棉花、敷料等易燃物品照射。

第 2 节　眼科门诊及住院患者手术前后护理

一、外眼术前常规护理

外眼手术通常在门诊手术室进行,在预约手术日时,护士应对患者进行初步护理评估,并进行护理指导。

1. 一般资料　姓名、性别、年龄、体重等。

2. 临床资料　疾病诊断、手术名称、肝功能、药物过敏史、既往史如高血压、糖尿病等。

3. 观察患者　身体状况、体型、心理状况。

4. 心理护理　术前主要的护理诊断是焦虑和恐惧,患者出现这种状况可能与其对手术相关的医学知识缺乏、对手术效果信心不足或对医护人员信任度不够有关,也有因为过去手术的负面影响等。护士应主动与患者沟通,了解患者的心理问题,热情解答和传授相关知识。

5. 术前宣教　①首先要自我介绍。②告知手术时间并记录在手术预约单上。③抗生素眼液滴眼:告知患者术前 3 天滴抗生素眼液,并示范眼液的滴用方法和注意事项。④术晨清洗面部,不化妆和涂口红,不佩戴首饰品等。⑤介绍手术过程和配合方法,同时介绍手术室的环境。⑥手术日护理:再次检查患者有无咳嗽、感冒以及鼻部、眼部炎症等;进行常规洗眼;并嘱患者术前排空大小便。

二、外眼术后常规护理

(1)观察患者有无局部出血或其他不适,嘱患者按医嘱用药和门诊随访。

(2)睑板腺囊肿手术无缝线的患者,术后应覆盖双层眼垫,并嘱其用手掌稍按压手术部位 15 分钟。

(3)泪囊摘除术后应单眼加压包扎止血,并观察 10～30 分钟。

(4)胬肉切除术后,一般 5 天后拆除缝线,嘱患者继续用药,定期复查,观察是否有复发。

(5)新生物切除术后,一般常规送病理检查。如为恶性肿瘤,切勿直接告知患者或嘱其自取报告,以免加重患者的思想负担或引起其他问题。

三、内眼术前常规护理

内眼手术包括角膜、巩膜、晶状体、玻璃体及视网膜等多种手术。内眼手术造成眼内与眼外相通,增加了术后感染的机会,因此护理上必须严格无菌操作,同时防止术后碰撞和震动眼球,以免切口裂开、虹膜脱出、前房积血、玻璃体脱出等意外的发生。

内眼术前护理

(1)心理护理:介绍术前、术中、术后的注意事项和预后的一般情况,以取得患者的信任和对手术的配合,热情回答患者提出的问题。

（2）协助医生观察和掌握患者全身情况，特别是高血压、心脏病及糖尿病患者，应根据病情采取必要的治疗和护理措施。

（3）发现患者有发热、感冒、腹泻、高血压、精神异常、月经来潮、颜面疖疮及全身感染等情况时要及时通知医生，以便进行必要的治疗或考虑延期手术。

（4）术前训练指导：训练患者能按要求向各个方向转动眼球，以利于术中或术后观察和治疗。指导患者如何抑制咳嗽和打喷嚏，如用舌尖顶压上腭或用手指压人中，以免术中及术后因突然震动引起前房积血或切口裂开。

（5）协助患者做好其个人清洁卫生，如洗头，洗澡，换好干净内衣裤、干净的住院服等，患者的长发应梳成辫子。

（6）术前常规用抗生素眼液滴眼3日，以清洁患者结膜囊；术前晚按医嘱给患者镇静安眠药。

（7）全麻患者禁食、禁水要求：成人术前禁食12小时、禁水4～6小时；小儿术前禁食（奶）4～8小时、禁水2～3小时。

（8）术日晨测患者生命体征并记录，如有异常应通知医生处理；协助患者摘取义齿，手表和贵重衣物交其家属保管。

（9）结膜囊和泪道冲洗：选用温度适宜的洗眼溶液冲洗，并酌情剪去患者手术部位眼睫毛，遮盖无菌眼垫。

（10）按医嘱执行术前用药，并嘱患者进手术室前排空大小便。

四、内眼术后常规护理

患者术后能否顺利恢复与护理关系极大，护士应将术后注意事项及时告之患者，如不慎碰撞有可能引起创口裂开、前房积血等并发症。

1. 按医嘱协助患者取卧位 全麻未清醒前取去枕平卧位，头偏一侧，以防窒息；眼科手术按具体要求，取特殊体位。

2. 嘱患者安静休养 术眼加盖保护眼罩，不可用力挤眼，避免咳嗽或大声说话及做剧烈运动，以免影响创口愈合。

3. 观察病情 注意询问和观察患者眼部及全身情况，术后感染通常发生于48小时内，如能及早发现，紧急处理常可挽救患者；如患者术眼剧痛并伴有头痛、恶心、呕吐等情况，应及时报告医生。

4. 对症处理 如因麻醉药反应或术中牵拉眼外肌而引起的呕吐，可肌内注射止吐和镇静药；如有疼痛，可酌情给予镇静、止痛剂。

5. 饮食 多吃水果和蔬菜，保持大便通畅；增加营养（如蛋白质和维生素），利于创口愈合。术后3天无大便者，宜给缓泻剂通便，避免患者过度用腹压。

6. 嘱患者勿过度弯腰低头取物 避免其眶压增加。

自测题

一、填空题

1. 眼科门诊护理管理工作内容包括 _____、_____、_____、_____。

2. 内眼手术包括 _____、_____、_____、_____、_____等。

二、简答题

1. 内眼术前常规护理包括哪些内容？

（莫正学）

第4章

眼科患者的护理

眼睛是人们认识客观世界的重要信息渠道，人们正是有了眼睛才有了丰富多彩的世界。世界卫生组织(WHO)将"眼睛明亮，反应敏锐，眼睑不发炎"列为十大健康标准内容之一。然而视力损害和盲症的现象仍非常普遍，主要原因为白内障、青光眼、角膜病、屈光不正、弱视、先天性遗传性眼病、眼外伤、眼底病等，给人们的工作、学习和生活带来极大的不便。视力残疾还会给患者的身心健康发展带来巨大影响。正确认识、评估、护理眼科疾病可使大多数的视力损害得以避免或治愈。

第1节 眼睑及泪器疾病患者的护理

一、睑 腺 炎

（一）概述

睑腺炎又称麦粒肿，是眼睑腺体的急性化脓性炎症。常由金黄色葡萄球菌侵入睑腺而感染。睑腺炎分内、外两种，发生在睫毛毛囊或其附属皮脂腺为外睑腺炎，发生在睑板腺为内睑腺炎。睑腺炎患者常表现为患侧眼睑局部红、肿及触痛，有硬结，状似麦粒，数日

> **案例1-4-1**
>
> 患者，女，20岁。左眼肿、痛2天。检查见下睑近睑缘处皮肤红肿、触之有硬结，压痛明显，有一小脓点。
>
> 问题：1. 你评估该患者患了什么疾病？
> 　　　2. 应采取什么护理措施？

后硬结软化出现黄色脓点，破溃后排出脓液，症状消退。外睑腺炎的炎症反应集中在睑缘处，红肿范围较弥散，脓点自皮肤面破溃，内睑腺炎的炎症浸润局限在睑板腺内，疼痛和压痛较外睑腺炎明显，脓点自结膜面破溃，将脓液排入结膜囊。治疗要点是早期局部热敷、应用抗生素眼药，以促进炎症消散；脓肿形成时切开排脓。

（二）护理评估

1. **健康史** 屈光不正、儿童、抵抗力下降者易患此病。

2. **身心状况** 患侧眼睑局部红、肿、热、痛等急性炎症表现，有硬结，数日后硬结软化出现黄色脓点，破溃后排出脓液，症状消退。注意区别内、外睑腺炎。睑腺炎起病较急，有明显疼痛不适，且影响外观，引起焦虑心理。

3. **治疗要点与反应** 早期热敷，成脓后切开排脓。由于睑腺炎影响外观，患者可能在脓肿未破溃之前自行挤压或针挑，易引起并发症。护士应评估患者对疾病的认知度，及时给予治疗指导。

（三）护理问题

1. **急性疼痛** 与睑腺炎症有关。

2. 知识缺乏 缺乏睑腺炎的防治知识。

3. 潜在并发症 眼睑蜂窝织炎、海绵窦血栓性静脉炎等。

（四）护理措施

1. 指导热敷 早期局部热敷可以促进血液循环,有助于炎症吸收,消散硬结。热敷每日2～3次,每次15～20分钟。

2. 用药护理 根据医嘱应用抗生素,如选用0.1%利福平溶液、0.25%氯霉素溶液或0.3%环丙沙星溶液等眼药。指导正确地滴用眼药水或涂用眼药膏的方法。重症者全身应用抗生素。

3. 切开排脓 用于脓点已出现未破溃,或虽已破溃但排脓不畅者。外睑腺炎在睑皮肤面平行于睑缘切开,以求与眼睑皮肤纹理一致而不影响外观;内睑腺炎在睑结膜面垂直于睑缘切开,以避免过多损伤睑板腺腺管。脓肿切开后,让脓液自行排出,脓液排出不畅时,可用小镊子夹出脓栓,术毕结膜囊内涂抗生素眼膏(图1-4-1)。

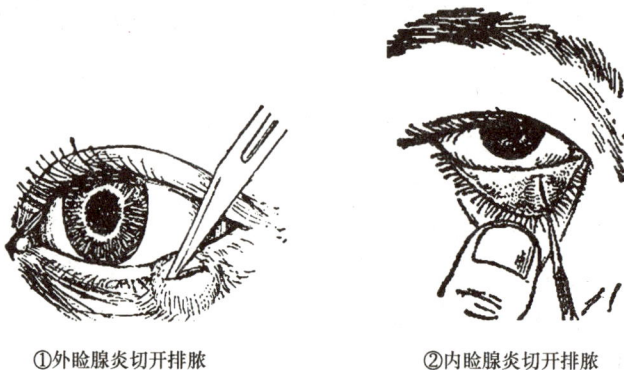

①外睑腺炎切开排脓　　　　②内睑腺炎切开排脓

图1-4-1　睑腺炎脓肿切开术

睑腺炎尚未完全成脓时不宜切开,更不可挤压排脓,以防炎症扩散引起眼睑蜂窝织炎,甚至海绵窦血栓性静脉炎或败血症。

考点: 内、外睑腺炎的手术护理要点

（五）健康指导

(1) 加强锻炼,提高机体抵抗力。

(2) 养成良好的卫生习惯,不过度用眼,不用脏手或不洁手帕揉眼,不用劣质化妆品。

(3) 有糖尿病、睑缘炎、屈光不正者,嘱其及时治疗或矫正。

(4) 告诉患者切忌挤压或针挑排脓,以免炎症扩散引起并发症。

二、睑板腺囊肿

（一）概述

睑板腺囊肿又称霰粒肿,因睑板腺排出导管阻塞,腺体分泌物潴留在睑板内,刺激周围组织导致肉芽组织增生而引起的慢性炎性肉芽肿。此症好发于青少年。本病进展缓慢,多无自觉症状,在眼睑皮下能扪到一圆形硬结,表面光滑,与皮肤无粘连,无压痛及红肿,相应之睑结膜面可呈紫红色,有时自睑结膜面穿破,排出胶样内容物。如继发感染,临床表现与内睑腺炎相似。治疗要点是小而无症状者无须处理,有时可自行消散。稍大者,可采取局部热敷、理疗或向肿物内注射类固醇激素等方法促其消散。大者可行睑板腺囊肿刮除。

（二）护理评估

1. **健康史**　由于睑板腺口阻塞,腺体分泌物潴留在睑板内,对周围组织产生慢性刺激引起。

2. **身心状况**　多无自觉症状,较小的囊肿经仔细触摸才能发现,较大的囊肿可使眼睑皮肤隆起,在眼睑皮下能扪到一圆形硬结,大小不一,表面光滑,无压痛,与皮肤无粘连。睑结膜面可呈紫红色的微隆起。病程慢性,患者焦虑,特别是反复发作者,其情绪会低落,对治疗缺乏信心。

3. **治疗要点与反应**　小而无症状者无须处理,有时可自行消散。较大的囊肿应手术刮除。但可复发。

（三）护理问题

1. **有感染的危险**　与未及时就诊有关。

2. **知识缺乏**　缺乏睑板腺囊肿的相关知识。

（四）护理措施

1. 对小而无症状的睑板腺囊肿,注意观察囊肿的变化。

2. 指导热敷。

3. **用药护理**　遵医嘱向囊肿内注射类固醇激素等方法促其消散。

4. **手术护理**　协助医生做好睑板腺囊肿刮除术。按外眼手术常规准备。麻醉后用睑板腺囊肿夹固定囊肿,在睑结膜面垂直于睑缘方向切开囊壁,用小刮匙刮净囊肿内容物及囊壁,如囊壁不易刮除,可用剪刀剪除。创口不用缝合,术毕用手掌压迫眼部 10～15 分钟,观察局部无出血后结膜囊内涂抗生素眼膏,包扎患眼。嘱患者次日来诊眼部换药(图 1-4-2)。

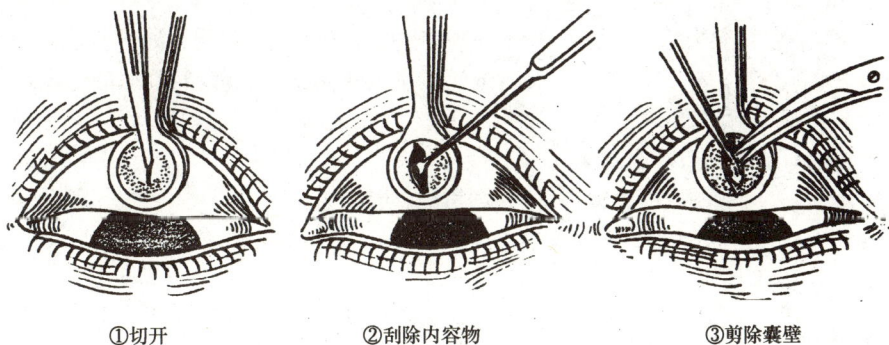

①切开　　　②刮除内容物　　　③剪除囊壁

图 1-4-2　睑板腺囊肿摘除术

（五）健康指导

（1）睑板腺分泌旺盛者,注意眼部清洁卫生,不用脏手或不洁手帕揉眼。

（2）术后按时换药和门诊随访。

三、睑内翻与倒睫

（一）概述

睑缘向眼球方向内翻转的异常状态称睑内翻。睫毛倒向眼球,刺激眼球称为倒睫。睑内翻常与倒睫同时存在。睑内翻常因睑结膜瘢痕收缩、眼轮匝肌痉挛性收缩所致。婴幼儿睑内翻常因先天因素所致,但随年龄增长可逐渐消除。由于睫毛刺激结膜和角膜,患者出现异物感、畏光、流泪、刺痛、眼睑痉挛等症状,重者损伤角膜,如果继发感染引起角膜炎,影响视力。检查发现睑缘内卷,睫毛内翻,倒向眼球。治疗要点为进行电解倒睫术或睑内翻矫正术。

> **链接**
>
> **神奇的睫毛**
>
> 人们都想拥有又长又翘的睫毛,因为它点缀出了眼睛的美丽。但睫毛的功能并不仅仅是增加人体美。上下睑缘睫毛似排排卫士,故称其为"眼的哨兵"。睫毛的触觉很敏感,当异物触及睫毛时,即可引起闭眼反射,防止灰尘、异物、汗水等进入眼内。另外,眼睑在强光下会不由自主地眯眼,长长的睫毛就好像给眼睛挂上了"竹帘",可以削弱强烈光线,防止紫外线对眼睛的损害。所以,睫毛和眼睑一起对角膜、眼球进行保护。但如果睫毛倒向眼球,则会对眼球造成损害。

(二)护理评估

1. 健康史

(1)瘢痕性睑内翻:由睑结膜或睑板瘢痕性收缩引起,常见于沙眼瘢痕期,也可发生于结膜烧伤等。

(2)痉挛性睑内翻:多见于老年人,因老年人眼睑皮肤、肌肉等松弛无力所致。

(3)先天性睑内翻:主要见于婴幼儿,大多由于内眦赘皮牵拉、体质肥胖及鼻根部发育不良所致。

2. 身心状况

(1)症状:持续性异物感、流泪、畏光、眼睑痉挛。

(2)体征:睫毛向内翻转,摩擦眼球引起结膜充血,角膜混浊,甚至形成角膜溃疡,可有不同程度视力的障碍。

(3)心理状况:因异物感、眼痛、视力下降可影响患者的生活、工作,患者易产生焦虑心理。

3. 治疗要点与反应 进行电解倒睫术或睑内翻矫正术,解除倒睫对眼球的伤害。

(三)护理问题

1. 疼痛 与睫毛刺激结膜有关。

2. 潜在并发症 角膜炎、角膜瘢痕形成。

3. 知识缺乏 对睑内翻与倒睫的危害性认识不足。

(四)护理措施

1. 心理护理 向患者解释疼痛原因、治疗方法、疗效,缓解其焦虑情绪。

2. 对症护理 及时去除异物感、疼痛原因,如仅有1~2根倒睫,可用镊子拔除,或采用睫毛电解法。也可用胶布法或缝线法在眼睑皮肤面牵引,使睑缘向外复位。

3. 用药护理 遵医嘱给予患者行抗生素眼药,以预防角膜炎发生。

4. 手术护理 数目多或密集的倒睫,由瘢痕性睑内翻引起,可行睑内翻矫正术。按外眼手术常规护理,术后观察患者伤口有无渗血、红肿、疼痛加重及睑内翻矫正情况。

(五)健康指导

向患者及家属宣传有关的护理常识,长期的睑内翻与倒睫可引起患者眼痛、角膜炎、视力下降,应尽早治疗,以减少并发症的发生。

四、睑 外 翻

(一)概述

睑外翻是睑缘离开眼球向外翻转、睑结膜不同程度地暴露在外的反常状态。此症常合并闭睑不全。其原因有瘢痕性、麻痹性、痉挛性,还有因眼睑皮肤松弛和眼轮匝肌张力减弱所致的老年性下睑外翻。临床表现为泪小点外翻,发生泪溢。暴露部分的结膜充血、肥厚、干燥、粗糙。严重者可导致睑闭合不全及暴露性角膜炎,影响视力。治疗要点为消除病因,无效时手术矫正睑外翻,以恢复眼睑正常位置,及时消除睑结膜暴露。

(二)护理评估

1. **健康史**　了解患者的既往史,如眼睑外伤、面神经麻痹、眼睑皮肤松弛等情况。

2. **身心状况**　患者可有泪溢、畏光、眼痛等症状。检查见暴露在外的睑结膜充血、肥厚、干燥、角化,严重者可导致睑闭合不全及角膜上皮脱落、溃疡,视力下降。且由此影响患者容貌,患者易产生焦虑不安、自卑心理。

3. **治疗要点与反应**　睑外翻患者可使其颜面仪容受到影响,并引起其他并发症,应及早手术矫正。患者对手术期望值很高。

(三)护理问题

1. **舒适改变**　泪溢、眼干涩与睑外翻和眼球暴露有关。

2. **潜在并发症**　角结膜干燥症、角膜炎。

3. **自我形象紊乱**　与睑外翻导致面容受损有关。

4. **知识缺乏**　对睑外翻的危害认识不足。

(四)护理措施

(1)心理护理:对患者进行心理疏导,缓解其焦虑、自卑情绪,使其正确对待疾病,配合治疗。

(2)遵医嘱为患者滴抗生素眼液防治角膜炎。

(3)合并闭睑不全者指导患者保护角膜,如戴治疗性软性角膜接触镜,减少泪液蒸发,保持眼球湿润;或结膜囊内涂大量抗生素眼膏,并盖眼垫;也可配合医生行暂时性睑缘缝合。

(4)指导患者正确揩拭眼泪的方法,即用手帕由下眼睑往上揩,以防止加重睑外翻。

(5)需要手术的患者,按外眼手术常规进行护理。

(五)健康指导

(1)重视安全教育,防止眼外伤。

(2)防治面神经麻痹。

(3)告知患者睑外翻和闭睑不全的潜在危害,嘱其注意保护角膜,防止并发症的发生。

五、慢性泪囊炎

> **案例1-4-2**
>
> 患者,女,65岁,近2年来左眼经常流泪,自觉内眼角处有较多的脓性分泌物积聚。检查:结膜充血明显,泪囊区发红、稍隆起,压之有脓液自下泪点流出。
>
> 问题:1. 试述主要的护理诊断。
>
> 　　　2. 试述护理要点。
>
> 　　　3. 该患者潜在并发症是什么?如何预防?

(一)概述

慢性泪囊炎是由于鼻泪管阻塞或狭窄,泪液滞留于泪囊,随眼泪流入的肺炎球菌、葡萄球菌等致病原菌大量繁殖引起泪囊黏膜感染而形成的慢性炎症。好发于中老年女性。沙眼、泪道损伤、慢性肥厚性鼻炎、下鼻甲肥大等为本病诱因。泪溢是患者就诊的主要原因。检查可见内眦皮肤潮红、糜烂,或有湿疹;内眦部结膜充血。泪囊区皮肤囊样隆起,有黏液脓性分泌物自泪小点流出。由于含大量致病菌的分泌物长期反流结膜囊内,泪囊病灶可成为眼部的感染源而对眼球构成潜在威胁,如角膜上皮有损伤时,可引起角膜炎;施行内眼手术或有眼球穿孔伤时会引起眼球内感染。治疗要点为消除病因,局部滴抗生素眼药、泪道冲洗,以及手术治疗,术式有泪囊摘除术、泪囊鼻腔吻合术和鼻内镜下泪囊鼻腔吻合术。

> **链接**
>
> **流泪与泪溢**
>
> 　　流泪、泪溢都表现为泪液外流于面部。泪道功能正常,由于眼部刺激或情绪激动使泪液分泌过多而来不及由泪道排出,称为流泪,如人在极度悲伤时常会"泪如泉涌",心情激动时"热泪盈眶",被烟熏、切洋葱时"泪流满面"。泪液分泌正常而泪道排出受阻,泪液自睑缘溢出者称为泪溢,如泪道炎症、外伤。

（三）护理问题

1. **舒适改变**　泪溢与鼻泪管阻塞或狭窄有关。

2. **潜在并发症**　角膜炎、眼内炎。

3. **知识缺乏**　缺乏慢性泪囊炎相关知识。

（四）护理措施

1. **心理护理**　向患者解释泪溢原因、治疗方法、疗效,缓解其焦虑情绪,令其配合治疗。

2. **用药护理**　对患病不久,鼻泪管未完全堵塞的病例,滴抗生素眼药水,点药前挤压泪囊区,排净分泌物。

3. **进行泪道冲洗或探通术,以求恢复泪道功能**　每天可用0.9%氯化钠溶液冲泪道,清除泪囊内积存的分泌物,然后注入药液,治疗炎症。泪道探通要在脓液消失后进行。

4. **手术护理**　按外眼手术常规护理,注意术后换药,观察吻合口通畅情况,伤口有无渗血、红肿等情况。

（五）健康指导

（1）及早治疗沙眼、慢性鼻炎等疾病。

（2）告知患者慢性泪囊炎的潜在危害,指导其积极治疗,防止并发症的发生。

（二）护理评估

1. **健康史**　了解患者的既往史,如有无沙眼、泪道外伤、慢性鼻炎、鼻息肉等情况。

2. **身心状况**　泪溢为主要症状。长期泪液浸渍和不断擦拭眼泪,内眦部结膜充血,内眦皮肤潮红、糜烂,或有湿疹。指压泪囊部或泪道冲洗有黏液脓性分泌物自泪小点流出。脓液和皮肤糜烂会给患者带来不适感,并且影响容貌,患者易产生焦虑不安心理。

3. **治疗要点与反应**　慢性泪囊炎对眼球有潜在威胁,应给予抗生素、泪道冲洗或手术治疗。

考点: 慢性泪囊炎的临床特征及滴眼药水时注意事项

> **小结**
>
> 　　眼睑及泪器是常见疾病,包括睑腺炎、睑板腺囊肿、睫毛及眼睑位置异常、慢性泪囊炎。睑腺炎是眼睑腺体的急性化脓性炎症,表现为局部红、肿、痛、形成脓肿,护理时早期给予热敷,脓肿形成时切开排脓,注意切口方向,禁止挤压。睑板腺囊肿为慢性炎性肉芽肿,眼睑皮下无痛性硬结。睫毛及眼睑位置异常、慢性泪囊炎对眼球存在潜在危害;慢性泪囊炎主要症状是泪溢和脓性分泌物,应进行对因治疗、使用抗生素或手术。临床护理中注意手术前后护理,指导患者正确滴眼药水和涂眼药膏。

自测题

一、名词解释

1. 睑腺炎　2. 倒睫　3. 睑内翻　4. 睑外翻

二、填空题

1. 外睑腺炎是发生在_____上腺体的炎症,内睑腺炎发生在_____上的腺体的炎症。

2. 睑腺炎是由于_____感染引起的,_____、_____等易患。

3. 外睑腺炎切开排脓时,切口应与_____,禁止_____。

4. 睑板腺囊肿的主要治疗方法是_____。

5. 慢性泪囊炎的主要病因是_____和_____。

6. 慢性泪囊炎用药前应挤压_____,以提高药物疗效。

7. 慢性泪囊炎主要症状是_____和_____。

8. 慢性泪囊炎的危害是_____。

三、单选题

1. 慢性泪囊炎的临床表现下列哪项错误?(　　)

A. 泪溢　　　　　B. 结膜充血

C. 视力减退　　　　D. 眼睑皮肤潮红、糜烂

E. 黏液脓性分泌物多

2. 对眼球存在潜在危害的眼睑疾病是(　　)

A. 睑外翻　　　　B. 眼睑闭合不全

C. 倒睫　　　　　D. 睑内翻

E. 以上均是

3. 某患者,右眼睑疼痛 3 天,查体:右上睑皮肤局部充血、肿胀,形成小硬结,中央呈黄白色,可考虑为(　　)

A. 内睑腺炎　B. 倒睫　　C. 急性结膜炎

D. 外睑腺炎　E. 慢性泪囊炎

4. 易导致暴露性角膜炎的疾病是(　　)

A. 眼睑内翻　B. 上睑下垂　C. 眼睑外翻

D. 外睑腺炎　E. 内睑腺炎

三、简答题

1. 试述睑腺炎和睑板腺囊肿的临床特点。

2. 简述急性睑腺炎的护理措施。

3. 试制订慢性泪囊炎患者的护理计划。

(卢佩玲)

第 2 节　结膜疾病患者的护理

结膜是一层薄而透明的黏膜组织,覆盖于眼睑后面和眼球前部巩膜表面。位置暴露,直接与外界接触,容易受到外界各种因素侵袭。因此,结膜的疾病相当多见,有些严重的结膜炎还会致盲。

一、沙　眼

(一)概述

沙眼是一种慢性传染性结膜角膜炎,因在结膜表面形成许多细小沙粒状的乳头和滤泡,故名沙眼。沙眼常反复感染,能迁延数年甚至十多年之久,是致盲性眼病之一。可发生于任何年龄,以青少年多见。

1. 病因　沙眼由沙眼衣原体感染结膜上皮而致病。本病为接触传染,即患眼的分泌物通过手、水、毛巾或脸盆等媒介直接接触健眼而传播。

2. 临床表现　患者有眼部痒、异物感、干涩等不适,若有角膜并发症,则症状加重,出现眼痛、畏光、流泪、视力下降等。检查见上睑结膜和上穹隆结膜血管模糊充血,乳头增生和滤泡形成(图 1-4-3);反复发作后睑结膜的乳头和滤泡发生变性和坏死,形成白色线状或网状瘢痕。沙眼衣原体还可侵犯角膜上皮细胞,使角膜形成灰白色点状炎症浸润,角膜缘血管侵入角膜出现新生血管,称角膜血管翳,严重者可遮盖角膜全部,影响视力。

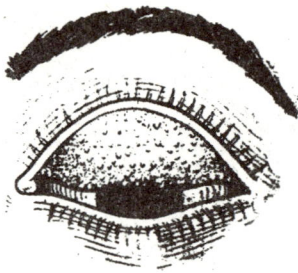

图 1-4-3 沙眼示意图

3. 后遗症和并发症 沙眼病变后留下的瘢痕,重者可导致并发症和后遗症,其表现如下。

(1)睑内翻及倒睫:多发生于上睑,是因为睑结膜瘢痕收缩使睑缘内卷,部分或全部睫毛倒向眼球,摩擦角膜使之损伤,发生角膜炎,是致盲的主要原因。

(2)角膜混浊:角膜血管翳、倒睫摩擦、沙眼性角膜溃疡均可导致角膜混浊。

(3)实质性结膜干燥症:因上睑结膜的广泛瘢痕,破坏了结膜上的杯状细胞和副泪腺,同时泪腺的排泄管口也因而闭塞,使泪液减少,不能湿润眼球,致使结膜角膜干燥,上皮角化,失去透明性,影响视力,甚至完全失明。

链接

眼泪只是湿润眼球吗?

眼泪中98%的成分是水,眼球表面常常暴露于空气里,水分容易蒸发,故泪液主要是帮助眼球表面保持湿润。但眼泪的作用不仅仅于此。泪液不断产生,可冲洗掉进入眼内灰尘污物,起清洁作用。眼泪还含有少量无机盐、蛋白质、溶菌酶、补体系统等其他物质,故眼泪中的溶菌酶、免疫球蛋白A等具有防卫功能,能抑制细菌生长,起杀菌作用。泪液中的营养成分如无机盐、蛋白质可以营养角膜;同时眼泪在角膜表面形成一层均匀的泪膜,使角膜变得光滑平整,提高其光学性能。

(4)慢性泪囊炎:沙眼衣原体顺着眼泪流入泪囊和鼻泪管,使之继发感染,致使鼻泪管狭窄或阻塞,引起慢性泪囊炎。

4. 治疗 沙眼的治疗,原则上以局部滴药治疗为主,辅以手术疗法。重症沙眼可结合全身治疗。

(1)药物治疗:常用的滴眼剂有 0.1％利福平溶液、0.1％酞丁安溶液、0.25％氯霉素溶液、10％～30％磺胺醋酰钠溶液滴眼剂,每日 4～6 次;晚上可涂四环素、红霉素、金霉素眼膏。坚持用药 1～3 个月常可奏效,重症须用药半年以上。严重沙眼可口服红霉素、阿奇霉素。

(2)器械治疗:乳头多者用沙眼摩擦术(图 1-4-4);沙眼滤泡多者行滤泡压榨术(图 1-4-5)。

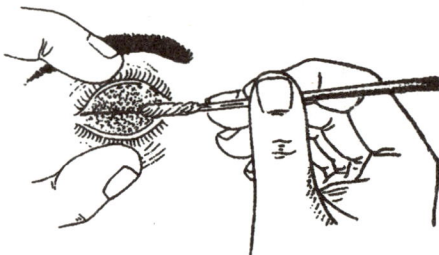

图 1-4-4 沙眼摩擦术

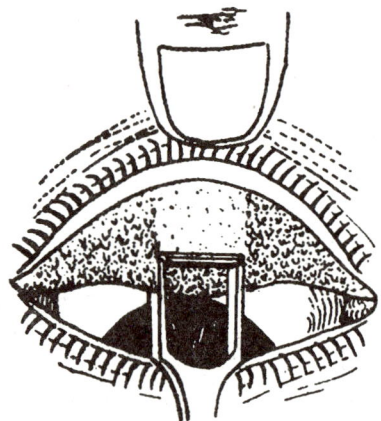

图 1-4-5 滤泡压榨术

（3）手术治疗：对于后遗症和并发症，可行手术，如睑内翻矫正术，角膜混浊可行角膜移植术。

（二）护理评估

1. 健康史　了解患者的用眼卫生习惯及生活、工作环境，是否与他人共用洗漱用具，是否去过公共浴池洗澡或游泳池游泳等情况。

2. 身心状况　患者有眼痒、异物感、干涩、畏光、眼痛等不适，上睑结膜和上穹隆结膜血管模糊充血，乳头增生和滤泡形成；睑结膜瘢痕，角膜血管翳，重者出现睑内翻及倒睫、角膜混浊、实质性结膜角膜干燥症、慢性泪囊炎。沙眼病程长，容易复发，患者对治疗易丧失信心；还有在沙眼早期症状轻，对治疗不重视，或缺乏坚持治疗的毅力。

3. 辅助检查　沙眼结膜刮片染色检查可找到包涵体。

4. 治疗要点与反应　抗生素眼药局部治疗，防止并发症和后遗症。如果并发症已发生，及早行对症和手术治疗，以减轻对眼球的危害。

（三）护理问题

1. 舒适改变　异物感、干涩、眼痛与结膜感染和沙眼并发症有关。

2. 感知紊乱　视力下降，与沙眼有关。

3. 知识缺乏　缺乏沙眼防治知识。

4. 潜在并发症　睑内翻及倒睫、角膜混浊、实质性结膜角膜干燥症、慢性泪囊炎等。

（四）护理措施

1. 用药护理　遵医嘱用0.1%利福平溶液、0.1%酞丁安溶液、0.3%氧氟沙星溶液滴眼剂，每日4～6次；晚上可涂四环素、红霉素眼膏。向患者宣传坚持用药的重要性，一般用药6～12周，重症须用药半年以上。严重沙眼可口服红霉素、阿奇霉素。

2. 手术护理　沙眼并发症需手术治疗时，参照外眼手术护理常规和角膜移植术护理常规，并向患者解释手术目的、方法，使其缓解紧张心理，配合治疗。

（五）健康指导

（1）指导患者和家属做好消毒隔离，沙眼衣原体耐寒怕热，紫外线和肥皂水对其无杀灭作用。因此，对于接触患者分泌物的物品，通常用煮沸和75%乙醇溶液消毒方法杀灭。

（2）指导患者养成良好的卫生习惯，不与他人共用毛巾、脸盆，不用手、袖口、不洁毛巾等擦眼。

（3）加强公共场所卫生管理，搞好环境卫生。

（4）向患者宣传沙眼的危害性，早发现，早治疗，坚持治疗，减少并发症的发生。

（5）医护人员诊治患者后要严格消毒双手，以防交叉感染。加强传染源管理，用过的生活及医疗用品要严格消毒，废弃物集中焚毁。

二、急性细菌性结膜炎

案例1-4-3

患者，25岁，诉昨日起双眼灼热，有异物感，分泌物增多，今晨加重，起床时双眼被"眼屎"封住。两天前曾到过游泳池游泳。检查：双眼视力0.8，结膜充血明显，结膜囊有较多黏液脓性分泌物。

问题：1. 该患者为何病？护理诊断有哪些？

2. 试述护理要点。

3. 试制订健康教育计划。

（一）概述

急性细菌性结膜炎又称急性卡他性结膜炎,俗称"红眼病"。具有传染性,多发生在春秋两季,常在学校、幼儿园、家庭等集体生活环境中迅速传播,导致流行。

1. **病因** 由细菌感染引起,常见的细菌为科-威杆菌、肺炎链球菌、葡萄球菌等。一般通过接触感染,传播途径与沙眼相似。

2. **临床表现** 潜伏期1～3天。起病急,多为双眼发病,可略有先后。患者自觉异物感、灼热感、流泪,分泌物多,附着在角膜表面,可感视物模糊;睡觉时大量分泌物可将上下睫毛粘住,醒时导致睁眼困难。检查时见结膜充血明显,球结膜水肿,严重者可伴有结膜下出血,分泌物为黏脓性,有时在结膜上形成假膜。通常3～4天达高峰,随后逐渐好转,病程1～2周。本病一般视力不下降。

3. **治疗** 清除分泌物,保持结膜囊清洁;选择有效抗生素滴眼剂和眼膏控制炎症。

（二）护理评估

1. **健康史** 了解患者的用眼卫生习惯及生活、工作环境,是否与他人共用洗漱用具,是否去过公共浴池洗澡或游泳池游泳,是否有传染性眼病接触史,或近期去过"红眼病"流行区域等情况。

2. **身心状况** 患者自诉眼部异物感、灼热感、流泪,分泌物多,时有暂时性视物模糊;检查时见结膜充血明显,有大量黏脓性分泌物。眼部病变常影响患者外观,如果患者被实行隔离,易产生焦虑、孤独、自卑心理。

3. **辅助检查** 结膜分泌物涂片和结膜刮片可见多型核白细胞增多,必要时进行细菌培养及药物敏感试验,以明确致病菌和选择敏感抗生素。

4. **治疗要点与反应** 由于本病有传染性,易造成流行,一经确诊,及时给予相应隔离和有效抗生素治疗。

（三）护理问题

1. **舒适改变** 异物感、灼热感和分泌物多,与结膜炎症有关。

2. **有传播感染的危险** 与本病的传染性有关。

3. **知识缺乏** 缺乏本病的防治知识。

（四）护理措施

1. **清除分泌物,保持结膜囊清洁** 分泌物少时可用棉签拭去,分泌物多时用0.9%氯化钠溶液或3%硼酸溶液冲洗结膜囊。注意冲洗时患者头歪向患侧,防止患眼冲洗液流入健眼。

2. **用药护理** 遵医嘱用0.25%氯霉素溶液、0.3%氧氟沙星溶液、0.1%利福平溶液等滴眼剂,每1～2小时1次,晚上涂四环素、红霉素眼膏。病情严重引起发热等全身症状者,可同时全身应用抗生素。

3. **禁止热敷和包扎患眼** 热敷可使结膜囊内温度升高,包盖患眼会使分泌物排出不畅,不利于结膜囊清洁,反而有利于细菌生长繁殖,加剧炎症。如果症状较重,可用冷敷,以减轻充血、灼热感等不适。

4. **做好消毒隔离工作** 目的是防止分泌物扩散和交叉感染。患者应实行接触性隔离;医护人员接触患者后要严格洗手、消毒;患者的用具、物品专人专用;接触过患眼的仪器、用具等要及时消毒;用过的敷料要及时装入医疗垃圾袋,专门处理。

（五）健康指导

（1）加强卫生宣传教育,讲解传染性眼病的防治知识。加强宾馆、游泳池、理发店等公共场所卫生管理。

（2）养成良好的卫生习惯,不用手、袖口、不洁毛巾等擦眼,提倡一人一巾一盆,毛巾勤洗、勤晾晒。

（3）流行期间不进入游泳池等公共场所。

三、病毒性结膜炎

（一）概述

病毒性结膜炎也是一种急性传染性眼病,传染力强,在世界各地均引起过多次大流行,好发于夏秋季。临床上以流行性出血性结膜炎和流行性角结膜炎为较常见。

1. 病因　流行性出血性结膜炎由 70 型肠道病毒引起;流行性角结膜炎由 8 型、19 型、29 型腺病毒引起,为接触传染。

2. 临床表现

（1）流行性出血性结膜炎:潜伏期 18～48 小时,最快者接触数小时就会发病,故常引起暴发流行。自觉异物感、刺痛、畏光、流泪。检查可见眼睑水肿,结膜显著充血,分泌物呈水样,多有球结膜下点、片状出血。可伴耳前淋巴结肿大、压痛。

（2）流行性角结膜炎:潜伏期约一周。除有上述表现外,角膜染色可见点状上皮脱落。

3. 治疗　以局部治疗为主,使用抗病毒眼药。

（二）护理评估

1. 健康史　了解患者的用眼卫生习惯及生活、工作环境,是否与他人共用洗漱用具,是否去过公共浴池洗澡或游泳池游泳,是否有传染性眼病接触史,或近期去过传染性眼病流行区域等情况。

2. 身心状况　评估患者是否出现眼部异物感、刺痛、畏光、流泪。检查可见眼睑水肿,结膜充血,分泌物呈水样,多有球结膜下点、片状出血。角膜染色可见点状上皮脱落。患者有焦虑情绪。

3. 辅助检查　结膜分泌物涂片可见单核细胞增多,并可分离到病毒。

4. 治疗要点与反应　由于本病有传染性,易造成流行,一经确诊,及时给予相应隔离和抗病毒、对症治疗。

（三）护理问题

1. 舒适改变　异物感、灼热感和分泌物多,与结膜炎症有关。

2. 急性疼痛　眼痛,与病毒侵犯角膜有关。

3. 有传播感染的危险　与本病的传染性有关。

4. 知识缺乏　缺乏传染性眼病的防治知识。

（四）护理措施

1. 对症护理　眼部分泌物多者,用 0.9％氯化钠溶液冲洗结膜囊;充血和眼痛明显者可行眼部冷敷。

2. 用药护理　常用 0.5％利巴韦林溶液、0.1％碘苷溶液、0.1％阿昔洛韦溶液等滴眼剂,每 1～2 小时 1 次,配合应用抗生素以控制继发细菌感染。

考点:传染性眼病的消毒隔离措施

3. 观察眼部刺激征有无加重　注意有无角膜炎发生。

4. 做好消毒隔离工作　参照急性细菌性结膜炎护理。

（五）健康指导

参照细菌性结膜炎预防。本病目前尚无特效药，故不宜滥用预防性滴眼药的方法。

四、变态反应性结膜炎

（一）概述

变态反应性结膜炎是结膜组织对外界过敏原的一种免疫反应，又称免疫性结膜炎。临床上以春季结膜炎和泡性角膜结膜炎常见。

1. **春季结膜炎**　呈季节性反复发作，多在春夏季发病，可能是春季空气中的游离花粉、灰尘或动物羽毛刺激引起的过敏反应。常累及双眼，多见于男性青年。患者双眼奇痒，可伴畏光、流泪，分泌物呈黏液状，一般无视力下降。按病变部位可分为睑结膜型、角结膜缘型或两者同时存在的混合型。睑结膜型见上睑结膜有肥大而扁平的乳头，硬而密集，形如去皮的石榴或卵石铺成的路面，结膜面呈蜡样肥厚。角结膜缘型见睑裂相应处角膜缘周围的球结膜呈黄褐色胶状隆起的结节，严重者结节可融合成堤状围绕角膜缘。本病以对症治疗为主，应用抗组胺药物和肥大细胞稳定剂。

局部可用0.5%可的松溶液或2%色甘酸钠眼药水滴眼，可缓解症状，但不能防止复发。发病季节应尽量避免阳光或空气中灰尘刺激。

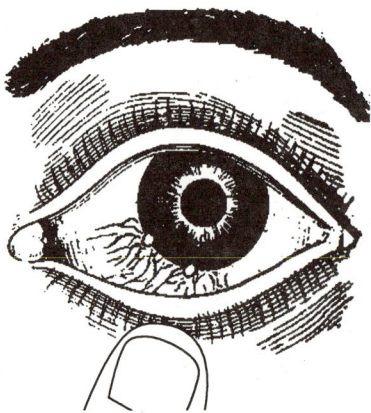

图1-4-6　泡性角结膜炎

2. **泡性角结膜炎**　是角膜或结膜上出现一种以疱疹结节为主要特征的角膜结膜病变。目前认为是由于结核杆菌或其他细菌毒素引起的迟发性变态反应，好发于营养不良、身体素质差的儿童和青少年，结膜和角膜可单独或同时发病。发生于球结膜者仅有轻度异物感，如侵及角膜则出现眼刺痛、畏光、流泪和眼睑痉挛等症状。本病的特征是上皮下淋巴细胞结节状浸润（图1-4-6）。在球结膜上者形成灰红色实性疱疹，其周围有局限性充血，疱疹易破溃，顶端形成浅表溃疡，愈合后不留痕迹。在角膜上或角膜缘者，表现为灰白色圆形结节，边界清楚，易形成浅溃疡，可向角膜中央扩展，伴有新生血管伸入，愈合后遗留薄翳。治疗要点为去除病因，加强营养，增强体质。局部可用糖皮质激素眼药。

（二）护理评估

1. **健康史**　评估患者有无家族史、结核病史，是否对花粉及粉尘过敏等。

2. **身心状况**　春季结膜炎多在春夏季发病，双眼奇痒，可伴畏光、流泪，大量黏丝状分泌物。上睑结膜见铺路石样硬而扁平的肥大乳头。泡性角膜结膜炎一般症状不明显，如侵及角膜则出现角膜刺激征。在角膜缘及附近球结膜可见单个或多个疱疹结节，周围充血。

3. **辅助检查**　结膜刮片可见嗜酸粒细胞增多。

4. **治疗要点与反应**　积极寻找病因，给予抗过敏治疗。

（三）护理问题

1. **舒适改变**　奇痒、异物感和分泌物多，与结膜过敏反应有关。

2. **知识缺乏**　缺乏传染性眼病的防治知识。

3. **潜在并发症**　角膜炎。

（四）护理措施

1. 用药护理　遵医嘱用药，春季结膜炎用 2％色甘酸钠眼药水滴眼，症状严重者可结合应用 0.1％地塞米松滴眼液、0.5％可的松滴眼液，或 2％环孢霉素 A 滴眼液；泡性角结膜炎患者用 0.1％地塞米松滴眼液、0.5％可的松滴眼液。长期用药应注意有无糖皮质激素性青光眼和白内障的发生。合并角膜炎时应联合抗生素使用。

2. 避免接触各种致敏原。

3. 饮食指导　饮食清淡、易消化、多维生素，加强营养，增强体质。

（五）健康指导

（1）减少与致敏原的接触：保持空气流通，外出戴墨镜，减少光线刺激及与花粉的接触；不宜食用虾、蟹、牛奶、蛋等易过敏食物。

（2）积极锻炼，加强营养，改善体质。

（3）根据发病的季节性和规律性，在发病前一个月提早应用抗组胺药和肥大细胞稳定剂，可以预防疾病的发作或减轻症状。

五、翼状胬肉

（一）概述

翼状胬肉是睑裂部球结膜增生肥厚形成的病变组织。病因不明，可能与球结膜长期受风沙、日光和冷热等刺激有关，致使其发生退行性病变而增生肥厚，并侵袭到角膜。因此，多见于户外工作者，如农民、渔民等。典型的翼状胬肉呈三角形，分头、颈、体三部分，尖端为头部，指向角膜并可伸入角膜中央。由于形如虫翅，故名（图 1-4-7）。根据病情的发展，翼状胬肉可分为进行性和静止性两类。进行性者体部肥厚充血，头部隆起，尖端浸润，生长快；静止性体部较薄，无充血，头部平坦，生长慢，长到一定程度不再继续增大。胬肉除影响容貌外观外，一般症状轻微，如侵入角膜内遮盖瞳孔时可造成视力障碍。药物治疗对胬肉不能肯定，绝大多数应行手术切除。手术方式有胬肉切除术、胬肉转位术、胬肉切除联合球结膜转移术、胬肉切除联合羊膜移植术等。为防止复发，手术应在滴药控制炎症后进行，术后可用 β 射线照射或滴用噻替哌眼液。

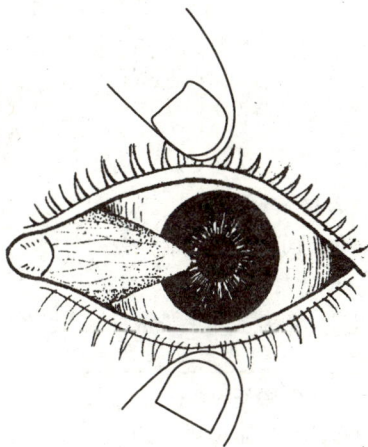

图 1-4-7　翼状胬肉

（二）护理评估

1. 健康史　评估患者的工作性质、工作环境，对眼的安全防护情况。

2. 身心状况　多在内眦睑裂部球结膜增生肥厚，呈翼状，尖端指向角膜并可伸入角膜。注意评估是进行性或静止性。较大胬肉影响容貌和视力，且容易复发，患者可出现焦虑心理。

3. 治疗要点与反应　因外貌上的需要，或侵入瞳孔区影响视力者，可手术治疗。

（三）护理问题

1. 感觉紊乱　视力障碍，与胬肉侵袭瞳孔区有关。

2. 知识缺乏　缺乏翼状胬肉预防知识，与信息来源不足有关。

3. 自我形象紊乱　与胬肉影响容貌外观有关。

（四）护理措施

（1）对无须治疗的小而静止的翼状胬肉患者,应做好病情解释工作,指导预防,并嘱其定期复查。

（2）对进行性胬肉,遵医嘱指导患者应用糖皮质激素。

（3）需手术治疗者,参照外眼手术护理常规护理。嘱术后定期复查,观察有无复发。为预防术后复发,可应用β射线照射或局部短期滴用噻替哌眼液。

（五）健康指导

（1）户外活动、工作时戴防护眼镜,减少风沙、日光刺激。

（2）注意眼部卫生,不要用脏手揉眼。

小结

本节介绍了常见结膜疾病的临床表现和护理措施,以传染性结膜炎为重点。沙眼由沙眼衣原体感染引起,上睑结膜出现充血、滤泡形成、乳头增生及角膜血管翳,后期形成瘢痕可对眼球造成一系列的危害。细菌性或病毒性结膜炎有显著的结膜充血,故统称"红眼病",前者分泌物呈黏脓性,后者分泌物呈水样性,结膜下出血或角膜浸润。传染性结膜炎均为接触传染,可造成流行,临床护理注意用药护理、禁止包眼和热敷,做好消毒隔离措施。另外,泡性角膜结膜炎和春季结膜炎主要与变态反应有关,以抗过敏治疗为主。翼状胬肉表现为睑裂处球结膜增生肥厚,并可侵入角膜,影响视力,以手术治疗为主。

自测题

一、名词解释

1. 翼状胬肉　　2. 角膜血管翳

二、填空题

1. 患沙眼时上睑结膜的变化有 _____、_____、_____、_____。

2. 细菌性结膜炎的特征是_____和_____。

3. 沙眼的后遗症和并发症有_____、_____、_____、_____。

4. 传染病性结膜炎在预防工作中要做好_____,防止_____和_____。

三、单选题

1. 沙眼的治疗应选用（　　）

　　A. 青霉素　　　B. 利福平　　　C. 链霉素

　　D. 庆大霉素　　E. 利巴韦林

2. 为防止急性结膜炎的分泌物传染他人,下列措施哪项不妥?（　　）

　　A. 物品专用

　　B. 及时正确用眼药

　　C. 患者不要到游泳池游泳

　　D. 包盖患眼

　　E. 接触患眼的敷料应集中处理

3. 病毒性结膜炎的传染途径是（　　）

　　A. 血液传播　　B. 接触传播　　C. 饮食传播

　　D. 空气传播　　E. 母婴传播

4. 引起沙眼的病原体是（　　）

　　A. 病毒　　　　B. 衣原体　　　C. 支原体

　　D. 细菌　　　　E. 真菌

四、问答题

1. 如何鉴别细菌性结膜炎和病毒性结膜炎?

2. 传染性眼病的隔离消毒措施有哪些?

3. 变态反应性结膜炎的体征有哪些?

4. 如何鉴别进行性和静止性翼状胬肉?

（卢佩玲）

第3节　角膜疾病患者的护理

角膜位于眼球前部,和巩膜共同构成眼球外壁,角膜也是一种重要的屈光介质。角膜疾病主要有炎症、外伤、先天异常、变性、营养不良、肿瘤等,其中感染性角膜炎占主要。角膜病是我国的主要致盲眼病之一,做好角膜病的防治对防盲治盲工作有重要意义。

一、细菌性角膜炎

案例1-4-4

患者,女,62岁,患慢性泪囊炎多年。2天前早晨身体锻炼时不小心有异物飞入左眼,觉异物感,并用手揉眼,今天出现眼剧痛,伴畏光、流泪,视物不清。检查:右眼视力5.0,左眼视力4.0,结膜混合充血,水肿,角膜中央部位有灰黄色混浊,荧光素染色阳性。患者非常着急,既担心预后又担心经济问题。

问题: 1. 应考虑为何种疾病?为什么?

2. 护理诊断是什么?

3. 试述护理措施要点。

(一)概述

细菌性角膜炎是常见的角膜炎之一,常在角膜外伤后继发细菌感染而引起。起病急,发展快,如未及时控制感染,可致角膜溃疡、穿孔,甚至眼内炎而失明。临床上常见匐行性角膜炎和铜绿假单胞菌性角膜炎。

1. 病因　常见致病菌有葡萄球菌、肺炎球菌、铜绿假单胞菌等。常由于角膜外伤后感染所致,慢性泪囊炎、倒睫、戴角膜接触镜、眼部长期使用糖皮质激素、糖尿病、体质虚弱等也可诱发感染。

2. 临床表现　起病急,常在角膜外伤后24～48小时发病;表现为眼痛、畏光、流泪和眼睑痉挛,视力下降;眼睑肿胀,球结膜混合性充血、水肿,角膜上有黄白色浸润灶,进一步可形成角膜溃疡,严重的前房可有积脓(图1-4-8)。若治疗不及时,可引起角膜穿孔,虹膜脱出,形成粘连性角膜白斑或眼内炎。不同细菌引起的角膜炎病情变化不同,其中以铜绿假单胞菌最急,感染后数小时发病,数天内可感染整个角膜甚至全眼球导致全眼球炎,视力丧失。不同细菌感染引起的角膜损害形态也不相同,匐行性角膜炎溃疡边缘卷曲,向周围和深部呈匐行扩展。

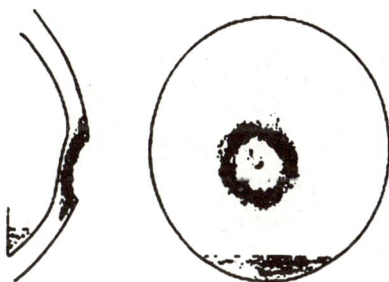

图1-4-8　细菌性角膜炎

除根据临床表现判断所感染的细菌种类外,角膜刮片染色镜检、细菌培养是鉴别细菌种属的准确方法。

3. 治疗　根据不同致病菌选择敏感的抗生素控制感染,减轻炎症反应,控制病情发展,促进溃疡愈合。药物治疗无效时或治愈后遗留的角膜白斑,严重影响视力者可行角膜移植术。

(二)护理评估

1. 健康史　了解有无引起角膜损伤的因素(如指甲划伤、谷粒弹伤)及处理情况;易引起角膜损伤和感染的眼病(倒睫、慢性泪囊炎等);是否长期佩戴角膜接触镜;是否长期使用糖皮质激素或免疫抑制剂;是否有营养不良、糖尿病等。

2. 身心状况　起病急,有明显的角膜刺激症状,视力下降;检查见眼睑肿胀,球结膜混合性充血、水肿,角膜上有黄白色浸润灶或角膜溃疡,严重者前房积脓、角膜穿孔,虹膜脱出、眼内炎。注意根据病情变化不同和角膜损害形态,区别匐行性角膜炎或铜绿假单胞菌性角膜炎:匐行性角膜炎溃疡边缘卷曲,向周围和深部呈匐行扩展。铜绿假单胞菌性角膜炎溃疡表面分泌物呈黄绿色,病情最急,数天内可感染整个角膜甚至全眼球导致全眼球炎。患者有紧张、悲哀的心理表现。

3. **辅助检查** 角膜溃疡刮片检查可发现细菌,进一步做细菌培养和药物敏感试验以明确原因和指导临床用药。

4. **治疗要点与反应** 病情紧急,须采取有效而迅速的措施,如局部和全身使用有效的抗生素、散瞳等。

(三)护理问题

1. **急性疼痛** 与角膜炎症刺激有关。

2. **感知改变** 视力障碍,与角膜溃疡、混浊有关。

3. **知识缺乏** 缺乏对角膜外伤的预防和伤后正确处理的知识。

4. **潜在并发症** 角膜穿孔、眼内炎等。

5. **功能障碍性悲哀** 与视力下降有关。

(四)护理措施

1. **心理护理** 关心体贴患者,鼓励其表达自己的感受,分析患者的具体心理障碍原因,及时、有针对性地进行疏导、释疑、安慰、鼓励等,使其心理平衡、稳定,积极配合治疗。

2. **药物护理** 按医嘱积极抗感染治疗。常用抗生素滴眼剂有 0.25% 氯霉素溶液、0.3% 妥布霉素溶液、0.3% 氧氟沙星溶液、多黏菌素等。急性期用高浓度的抗生素滴眼剂点眼,每 15～30 分钟滴眼一次。严重病例,开始 30 分钟内每 5 分钟滴药一次,病情控制后,逐渐减少滴眼次数。晚上涂抗生素眼膏。严重病例配合抗生素球结膜下注射,如庆大霉素、妥布霉素、头孢唑林钠等。必要时给予全身用药。

3. **对症护理** 给予清创、热敷、散瞳,包眼,促进炎症吸收、缓解疼痛、保护溃疡面。

4. **预防角膜穿孔护理** 局部使用胶原酶抑制剂,如依地酸二钠、半胱氨酸等,可抑制溃疡形成;口服大量维生素 C、维生素 B 有助于溃疡愈合;滴药动作轻柔,不要压迫眼球;不用手揉眼、不用力挤眼、不低头、不用力咳嗽;预防便秘;角膜后弹力层膨出时应加压包扎。

5. **病情观察** 严密观察患者的视力、角膜刺激征、角膜病灶、分泌物的变化。如有角膜穿孔,可见房水从穿孔处涌出,眼压下降、前房变浅等。

6. **做好消毒隔离工作** 分病房居住;药品和用品专人专眼专用,用后消毒;严格无菌操作;换取脏敷料应放在固定的垃圾袋中集中处理。

7. **手术护理** 角膜溃疡穿孔、角膜瘢痕需进行角膜移植术时,参照内眼手术护理常规。

(五)健康指导

(1)采取防护措施,避免眼外伤。

(2)不要用手揉眼和不洁物擦眼。

(3)锻炼身体,增强体质。积极治疗沙眼、慢性泪囊炎等眼病及全身性疾病。

(4)正确佩戴角膜接触镜。

(5)一旦角膜上皮损伤,应立即就诊,及时用抗生素眼药,逐日随访,直至角膜上皮愈合为止。

链　接

角膜接触镜与眼疾病

人们一般可能只知道，角膜接触镜主要用于矫正屈光不正，如高度近视、角膜散光、屈光参差及无晶体眼等。其实，角膜接触镜还可用于多种角膜病的治疗。亲水性软镜可起到：①减轻角膜上皮缺损所造成的疼痛及促进角膜上皮修复的绷带作用。②代用角膜。③作为药物缓释系统对药物的缓释作用。可治疗大泡性角膜病变、角膜溃疡、复发性角膜上皮糜烂、角结膜干燥症、角结膜烧伤、角膜微穿孔伤等。

二、单纯疱疹病毒性角膜炎

（一）概述

单纯疱疹病毒引起的角膜感染称为单纯疱疹病毒性角膜炎，是一种严重的世界性致盲眼病，其发病率和致盲率均占角膜病的首位。

1. 病因　本病由疱疹病毒感染引起，多数患者初次感染后病毒在三叉神经节内潜伏而不发病。当机体抵抗力下降，如发热、感冒、应用免疫抑制剂时，潜伏在神经节内的病毒可活化，沿三叉神经至角膜，引起感染。

2. 临床表现　患眼有轻度眼痛、畏光、流泪、异物感、睫状充血表现。根据角膜病变的形态可分为：

（1）树枝状和地图状角膜炎：发病初在角膜上皮层出现点状浸润，继而形成针尖样小泡，排列成行或聚集成簇。小泡破溃后互相融合，形成条状溃疡，并伸展出分枝，形成典型的树枝状溃疡（图 1-4-9）。在荧光素染色下，可清楚地看到溃疡处被染成黄绿色。如病变进一步扩展则融合成地图状形态，边缘迂曲，称为地图状角膜炎（图 1-4-10）。

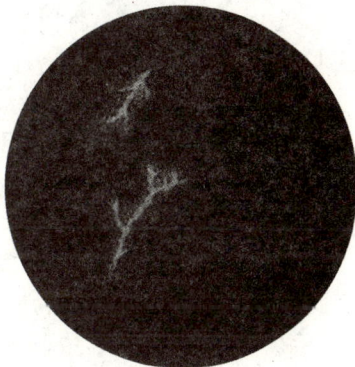

图 1-4-9　树枝状角膜炎

（2）盘状角膜炎：病变在角膜基质层内，角膜上皮完整。表现为角膜中央基质层水肿，呈边缘清晰的盘状浸润，后弹力层皱褶（图 1-4-11）。

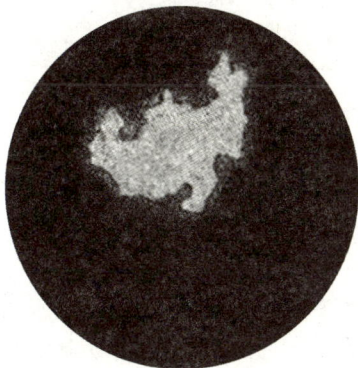

图 1-4-10　地图状角膜炎

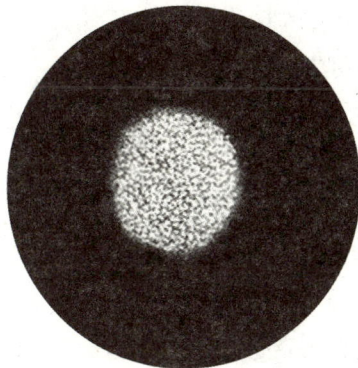

图 1-4-11　盘状角膜炎

（3）坏死性角膜基质炎：角膜基质层出现黄白色坏死浸润灶，同时伴有新生血管长入，严重时可发生溃疡或穿孔。

3. 治疗　应用抗病毒眼药为主，抑制病毒复制，减轻炎症反应所致的角膜损害。已穿孔或后遗角膜白斑者可行手术治疗。

（二）护理评估

1. 健康史　发病前常有上呼吸道感染如感冒、发热，全身或局部应用糖皮质激素、免疫抑制剂。过度疲劳、饮酒也可是诱因，还要评估有无反复发作史等。

2. 身心状况　患眼有角膜刺激症状，视力下降。检查见球结膜充血，树枝状、地图状角膜溃疡；角膜基质层水肿、盘状浸润，严重者出现溃疡或穿孔。本病可反复发作，病程长，患者易出现焦虑、悲观的心理。

3. 辅助检查　角膜上皮刮片检查可见多核巨细胞；角膜病灶分离培养出单纯疱疹病毒；分子生物学方法如 PCR 技术可查角膜中病毒核酸，这些有助于病原学诊断。

4. 治疗要点与反应　用抗病毒眼药为主，抑制病毒复制，控制感染，减轻角膜损害。

（三）护理问题

1. 舒适改变　与角膜炎症刺激有关。

2. 感知改变　视力障碍，与角膜溃疡、混浊有关。

3. 知识缺乏　缺乏病毒性角膜炎的预防知识。

4. 潜在并发症　角膜溃疡、穿孔等。

5. 焦虑　与病情反复发作、持续时间长有关。

（四）护理措施

1. 心理护理　关心体贴患者，耐心对患者解释病情及治疗情况，消除患者的焦虑、悲观情绪。

2. 药物护理　遵医嘱应用抗病毒药物，如阿昔洛韦、利巴韦林、碘苷滴眼液或眼膏。对于盘状角膜炎，可在抗病毒药物应用基础上，适量局部使用糖皮质激素。还可合并使用左旋咪唑、干扰素、转移因子等，增强机体免疫功能，缩短病程，促进溃疡愈合。

3. 病情观察　严密观察患者的视力、角膜刺激征、角膜病灶变化及药物不良反应。

4. 手术护理　角膜溃疡穿孔、角膜瘢痕需进行角膜移植术时，参照内眼手术护理常规。

（五）健康指导

（1）锻炼身体，注意劳逸结合，提高机体抵抗力。

（2）积极治疗全身性疾病。

（3）正确用药，不要滥用糖皮质激素。

三、真菌性角膜炎

（一）概述

真菌性角膜炎是致盲率极高的眼病。多发生在角膜遭受农业外伤如麦芒、稻草、树枝刮伤后感染真菌引起，也可继发于长期应用广谱抗生素、糖皮质激素者。致病真菌有白色念珠菌、曲霉菌、头孢菌、镰刀菌等。本病的特点是起病慢，病程长。畏光、流泪、眼痛较轻，检查见角膜上出现灰白色隆起浸润灶，逐渐形成溃疡，表面干而粗糙，有牙膏状分泌物，有时在溃疡周围可见"伪足"或"卫星状"浸润灶，可有前房积脓，严重者角膜穿孔，视力丧失。治疗要点是预防农业性眼外伤，给予抗真菌药治疗，药物治疗无效者行手术。

（二）护理评估

1. **健康史** 发病前常有农业外伤；有全身或局部长期使用糖皮质激素或免疫抑制剂史。

2. **身心状况** 病程进展缓慢。患眼有轻度角膜刺激症状，不同程度视力下降；轻度混合充血，角膜浸润灶或溃疡呈灰白色，外观干而粗糙，分泌物如牙膏状，有时在溃疡周围可见"伪足"或"卫星状"浸润灶，也有前房积脓，严重者角膜穿孔。病程长，患者易出现焦虑、悲观的心理。

3. **辅助检查** 角膜溃疡表浅刮片可查菌丝、孢子；共聚焦显微镜检查可直接发现病灶内病原微生物；真菌培养可鉴定真菌种类。

4. **治疗要点与反应** 抗真菌药治疗，控制感染，以减轻角膜损害。

考点： 三种角膜炎的鉴别要点

（三）护理问题

1. **舒适改变** 与角膜炎症刺激有关。

2. **感知改变** 视力障碍，与角膜浸润、溃疡有关。

3. **知识缺乏** 缺乏真菌性角膜炎的预防知识。

4. **潜在并发症** 角膜溃疡、穿孔等。

5. **焦虑** 与病程长、视力下降有关。

（四）护理措施

1. **心理护理** 耐心对患者解释病情及治疗情况，消除患者的焦虑、悲观情绪。

2. **药物护理** 遵医嘱应用抗真菌药物，如 0.25% 二性霉素 B 溶液、0.5% 咪康唑溶液、0.5% 氟康唑眼药，白天用药水，每小时滴眼一次，睡前涂眼药膏。病情严重者可行结膜下注射、口服或静脉滴注抗真菌药。临床治愈后仍要坚持用药 1～2 周，以防复发。

3. **病情观察** 观察患者的视力、角膜刺激征、角膜病灶变化及药物不良反应。

4. **其他** 参照细菌性角膜炎护理。

（五）健康指导

（1）采取防护措施，避免眼外伤。

（2）植物引起的眼外伤者，或长期应用免疫抑制剂者，应密切观察眼部情况，注意真菌性角膜炎的发生。

（3）合理应用糖皮质激素、广谱抗生素等药，不要滥用。

四、角膜软化症

（一）概述

角膜软化症为维生素 A 缺乏所致，常见于婴幼儿时期，双眼发病。常因喂养不当或食物中维生素 A 含量过少，或由于长期腹泻而造成摄入量不足，也可因消耗性疾病使维生素 A 消耗量增多所致。患儿严重营养不良，虚弱消瘦，声音嘶哑，皮肤干燥，毛发干而脆。眼部表现除双眼畏光不愿睁眼以外，病变过程可分为四个阶段。①夜盲期：患儿不会自诉不易被发现。②干燥前期：球结膜干燥、失去光泽和弹性，眼球转动时有向心性环形皱褶，角膜也失去光泽且感觉减退。③干燥期：球结膜呈显著的干燥状态，在睑裂部球结膜上出现泡沫状的银白色三角形干燥斑，称毕托（Bitot）斑，不能被泪液湿润。角膜干燥角化，并呈灰白色混浊。角膜感觉几乎完全消失。④角膜软化期：是病变发展的最严重阶段。球结膜增厚、粗糙，如同皮肤。角膜感觉消失；角膜上皮脱落，基质溶解坏死，形成溃疡，最后穿孔，导致失明。治疗要点是消除病因，及时补充维生素 A，应用抗生素眼药预防角膜继发感染。

（二）护理评估

1. 健康史　评估患儿的营养状况；喂养情况；有无消化不良、肺炎、结核、慢性腹泻等疾病。

2. 身心状况　患儿营养不良，夜盲，结膜干燥，角膜也干燥混浊，最后角膜上皮脱落，基质溶解坏死形成溃疡，甚至穿孔，导致失明。家属易出现焦虑、悲观的心理。

3. 治疗要点与反应　去除病因，补充维生素 A。特别是在干燥前期之前能及时补充维生素 A 预后较好。

（三）护理问题

1. 舒适改变　与角膜炎症刺激有关。

2. 感知改变　夜盲、视力障碍，与维生素 A 缺乏和角膜干燥、溃疡有关。

3. 知识缺乏　缺乏角膜软化症的预防知识。

4. 潜在并发症　角膜炎、角膜穿孔等。

（四）护理措施

1. 遵医嘱迅速大量补充维生素 A　轻者口服浓缩鱼肝油或鱼肝油丸，同时给予含维生素 A 丰富的食物，如动物肝类、蛋、奶类、胡萝卜等。重者或有消化系统疾病，可肌内注射维生素 A。

2. 眼局部护理　在干燥期以前，应用维生素 A 油剂滴眼可湿润干燥的结、角膜。同时应用抗生素滴眼剂、眼膏，以防止角膜继发感染。在角膜软化期，应按角膜溃疡护理原则进行处理。

3. 病情观察　观察患儿的视力、结膜角膜的变化及药物不良反应。

（五）健康指导

考点：角膜软化症的健康指导

(1) 科学喂养。

(2) 治疗慢性腹泻、消耗性疾病。

(3) 防止无原则的"忌口"。

(4) 及早发现夜盲、眼部干燥。

小结

　　角膜病以角膜炎最为常见，有细菌性、单纯疱疹病毒性、真菌性角膜炎，常因外伤或机体抗力下降等原因引起。角膜病的共同临床表现为明显的眼部刺激征、视力障碍，混合性充血、角膜浸润混浊或溃疡。角膜病的治疗护理原则：去除病因，控制感染，促进愈合和减少角膜瘢痕形成，包盖、热敷、散瞳等治疗。而角膜软化症由维生素 A 缺乏所致，眼部表现为夜盲、结膜和角膜干燥，最后角膜软化溶解，导致失明，护理上应补充维生素 A。

⓪自测题

一、填空题

1. 细菌性角膜炎的常见致病菌有 _____、_____和_____等。

2. 单纯疱疹病毒性角膜炎的致病菌为_____病毒_____型。其复发感染的临床类型有_____、_____、_____和_____。

3. 角膜软化症的眼部病变经过可分为以下四个阶段：_____、_____、_____和_____。

二、单选题

1. 细菌性角膜溃疡的病因与下列哪种生活因素有关？（　　）

A. 用眼过度　　B. 受凉　　C. 喜欢游泳

D. 戴角膜接触镜　　E. 使用眼部化妆品

2. 以下哪一项不是细菌性角膜炎的临床表现？（　　）

A. 畏光、流泪、眼睑痉挛　　B. 睫状充血

C. 角膜浸润及溃疡　　D. 瞳孔散大

E. 视力下降

3. 在荧光素染色下,可清楚地看到角膜上皮缺损处被染成绿色树枝状,首先考虑为(　　)

　　A. 细菌性角膜炎　　　B. 角膜软化症

　　C. 单纯疱疹病毒性角膜炎　　D. 真菌性角膜炎

　　E. 暴露性角膜

4. 预防角膜溃疡穿孔的护理措施,不恰当的是(　　)

　　A. 散瞳

　　B. 不要加压包扎患眼

C. 眼部检查时动作轻柔,不压迫眼球

D. 嘱患者不可用力咳嗽

E. 保持大便通畅

三、简答题

1. 试述细菌性、病毒性角膜炎的鉴别诊断。

2. 试制订细菌性角膜炎的护理计划。

3. 如何预防角膜软化症?

(卢佩玲)

第 4 节　葡萄膜疾病患者的护理

案例1-4-5

　　患者,女,45 岁,风湿性关节炎患者。双眼红、痛 3 天,曾去一社区医院就诊,诊断为"急性结膜炎",给予氯霉素眼药水治疗,无好转。目前视力有所下降遂来就诊。眼部检查:双眼视力均为 0.6,球结膜混合充血,角膜后壁有灰白色细小沉着物,房水闪光阳性,瞳孔有部分后粘连,眼底看不清。

问题:1. 请判断此患者患何种疾病。

　　　2. 列出护理诊断。

　　　3. 说出护理措施。

(一)概述

　　葡萄膜病是指虹膜、睫状体、脉络膜的病变。病因较复杂,主要为感染、免疫反应(风湿性关节炎、交感性眼炎)、外伤等因素所致,临床上以葡萄膜炎为主,青壮年好发。葡萄膜炎按其发病部位可分为前葡萄膜炎、中间葡萄膜炎、后葡萄膜炎和全葡萄膜炎,其中以虹膜睫状体炎最常见。临床表现有所不同。

　　1. **虹膜睫状体炎**　又称前葡萄膜炎。主要症状为眼痛、畏光、流泪和视力下降。检查发现:①睫状充血或混合充血。②房水混浊。炎症时虹膜血管的通透性增加,蛋白和细胞渗出至房水中可使原本清澈的房水变得混浊。用裂隙灯显微镜观察房水时,见光束增强,呈灰白色混浊,如阳光透过灰尘空气之状,形成 Tyndall 现象,称为房水闪辉,为炎症活动期的体征,也是本病的特征性表现。大量渗出的炎性细胞可沉积在前房的下部形成前房积脓。③角膜后沉着物(KP)。房水里的炎症细胞和其他颗粒样物质沉积在角膜内皮面(图 1-4-12)。④虹膜水肿、纹理不清;瞳孔缩小,对光反应迟钝或消失。若散瞳不及时,可发生虹膜后粘连,瞳孔区呈花瓣状,严重者出现瞳孔闭锁或虹膜膨隆(图 1-4-13)。⑤主要的并发症有继发性青光眼、并发性白内障、低眼压及眼球萎缩。

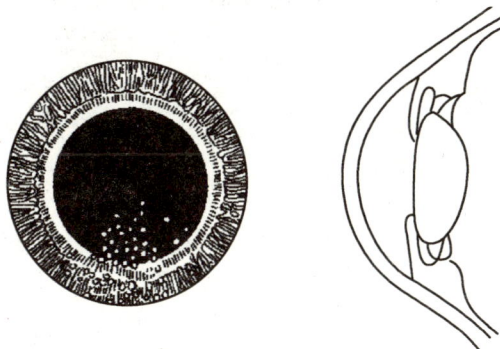

图 1-4-12　角膜后沉着物

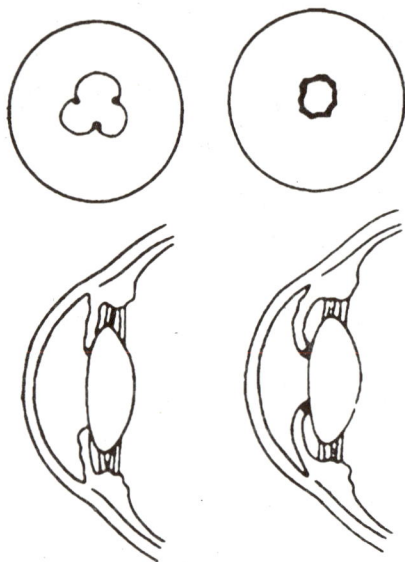

图 1-4-13　虹膜后粘连及瞳孔闭锁

2. 脉络膜炎　又称后葡萄膜炎。主要的症状有眼前闪光感、黑影飘动、视物变形、视力下降等。眼底检查有黄白色渗出病灶、玻璃体混浊。

3. 化脓性葡萄膜炎　又称化脓性眼内炎,是一种危害性很大的眼病。其原因是化脓性细菌通过眼球穿通伤、角膜溃疡穿孔、内眼手术等进入眼球内感染引起。发病急,眼剧痛,视力急剧下降以至丧失,并伴头痛、发热、呕吐等全身症状。结膜高度混合充血水肿,前房或玻璃体积脓,眼球活动受限。如果炎症向眼球外扩散,可引起全眼球炎或眶蜂窝织炎。晚期因眼球内组织遭受严重破坏而形成眼球萎缩。

治疗前葡萄膜炎关键是散瞳,以防止虹膜粘连,减少并发症发生;应用糖皮质激素抑制炎症反应;能查到病因者针对病因治疗。化脓性葡萄膜炎首先要全力抢救,大量抗生素和激素控制感染,必要时行眼内容物摘除术。

（二）护理评估

1. 健康史　了解患者的既往史、过敏史。有无感染性疾病、免疫性疾病、外伤等。了解患者目前视力改变情况。

2. 身心状况　眼痛、畏光、流泪和视力下降。检查有睫状充血,房水闪光,角膜后沉着物(KP),虹膜水肿,纹理不清;瞳孔缩小,对光反应迟钝或消失;可发生虹膜后粘连,严重者玻璃体内积脓,眼球突出,活动受限。可有继发性青光眼、并发性白内障、低眼压及眼球萎缩。

3. 治疗要点与反应　去除病因,大量激素和抗生素控制感染,散瞳,预防并发症。

（三）护理问题

1. 舒适改变　眼痛、畏光,与三叉神经受炎症刺激有关。

2. 感知改变　视力障碍,与葡萄膜炎有关。

3. 知识缺乏　缺乏对本病的防治知识。

4. 潜在并发症　继发性青光眼、并发性白内障、眶蜂窝织炎等。

（四）护理措施

1. 心理护理　耐心向患者解释病情,消除焦虑恐惧心理,树立战胜疾病的信心。

2. 休息与饮食　注意休息,避免用眼过度;给予营养丰富、易消化食物,忌烟酒和刺激性食物。

3. 对症护理

(1)散瞳:是治疗本病的关键措施,目的是防止或拉开虹膜后粘连,并解除瞳孔括约肌和睫状肌痉挛,使睫状肌休息,减轻疼痛。常用阿托品、后马托品等滴眼液,效果不理想者可结膜下注射散瞳合剂(1%阿托品溶液、1%可卡因溶液和0.1%肾上腺素溶液等量混合)。滴药后注意指压泪囊,防止药液进入鼻咽部被吸收,观察是否出现明显心跳、口干、面红等药物副作用。

(2)热敷:能扩张血管,促进血液循环,有利于毒素和炎症产物吸收。从而减轻炎症反应,并有止痛作用。

4. 用药护理

(1)糖皮质激素:有抗炎、抗过敏作用。常用药有可的松、地塞米松。根据病情选择滴眼、结膜下注射、口服或静脉滴注。

（2）非甾体消炎药：能抑制前列腺素的合成，缓解炎症。常用制剂有吲哚美辛滴眼剂、双氯芬酸钠滴眼剂等。

（3）抗生素：对化脓性葡萄膜炎应用足量、有效抗生素。

5. 病情观察　观察视力、结膜、前房、瞳孔、眼压等状况。如有改变，及时报告医生合作处理，以防并发症的发生。

6. 并发症护理　继发性青光眼宜口服降眼压药。并发性白内障患者应在炎症控制良好的情况下行白内障摘除及人工晶体植入术。

（五）健康指导

（1）积极寻找和治疗病因，如全身免疫性疾病，防止复发。

（2）加强锻炼，提高机体抵抗力。

（3）定期复查，一旦眼部不适应及时就诊。

考点：虹膜睫状体炎护理的关键措施

小结

葡萄膜炎是指虹膜、睫状体、脉络膜的病变，临床上以虹膜睫状体炎最为常见。其临床表现：眼痛、畏光、流泪，视力下降，睫状充血，房水混浊，角膜后KP，瞳孔缩小，虹膜改变。护理关键是及时充分地散瞳，同时应用糖皮质激素，以防止虹膜粘连和控制炎症反应。

自测题

一、名词解释

前房积脓

二、填空题

1. 按解剖部位分类，将葡萄膜炎分为 _____、_____ 和 _____。

2. 虹膜睫状体炎的治疗护理措施有 _____、_____ 和 _____，其中 _____ 是关键。

3. 虹膜睫状体炎的潜在并发症有 _____、_____ 和 _____。

4. 护理虹膜睫状体炎患者时，应重点观察 _____、角膜、前房、虹膜和 _____ 等状况，防止并发症发生。

三、单选题

1. 以下哪一项不是虹膜睫状体炎的临床表现？（　　）

　A. 眼痛　　　B. 睫状充血　　C. 视力下降

　D. 瞳孔散大　　E. 房水闪辉

2. 治疗虹膜睫状体炎的关键是（　　）

　A. 糖皮质激素　　　B. 非甾体消炎药

　C. 睫状肌麻痹剂　　　D. 热敷

　E. 避免用眼过度

3. 关于虹膜睫状体炎散瞳的护理，不正确的是（　　）

　A. 滴药后压迫泪囊 5 分钟

　B. 观察散瞳后反应

　C. 用 1% 阿托品溶液滴眼

　D. 散瞳目的是防止并发性白内障

　E. 必要时采用散瞳合剂结膜下注射

四、简答题

1. 虹膜睫状体炎的临床表现和并发症有哪些？

2. 虹膜睫状体炎的治疗护理原则是什么？

3. 虹膜睫状体炎患者散瞳的目的和注意事项有哪些？

（卢佩玲）

第 5 节　青光眼患者的护理

青光眼是一种因眼压病理性升高，视盘灌注不良，导致视神经损害和视功障碍的眼病。高眼压、视神经乳头萎缩及凹陷、视野缺损及视力下降是本病的主要特征，是常见的致盲性眼病之一。

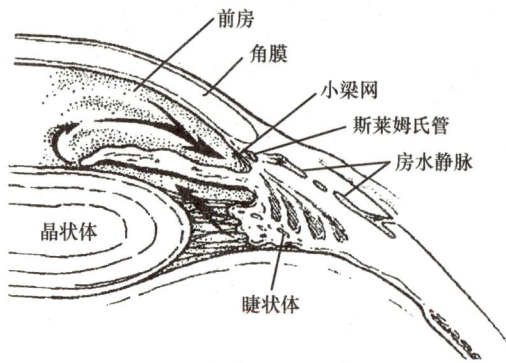

考点：眼压的正常值

图 1-4-14 房水循环途径

眼压是指眼内容物对眼球壁所施加的压力。维持正常视功能的眼压称为正常眼压。正常眼压在 10～21mmHg 范围内。房水生成量和排出量的动态平衡，是维持眼内压的重要因素（图 1-4-14）。眼压病理性升高主要是因为房水排出受阻所致。

根据致病因素不同，将青光眼分为三大类：原发性青光眼、继发性青光眼、先天性青光眼；根据眼压升高时前房角的开放情况，分为开角型和闭角型；其中原发性闭角型青光眼根据病情的快慢又分为原发性急性闭角型青光眼和原发性慢性闭角型青光眼。

一、急性闭角型青光眼

案例1-4-6

患者，女，65 岁。近 2 年来有时傍晚左眼视物模糊，看灯周围有彩环，眼眶及鼻根处胀痛，睡眠后缓解。近 2 日来因家人病重着急，今早左眼突然剧烈疼痛，视物不清，伴同侧头痛，呕吐 1 次，由儿子陪同来院就诊。眼部检查左眼视力 0.02，球结膜混合充血，角膜上皮水肿，后壁有细小棕色 KP，前房浅，瞳孔 6mm，眼底未能看清。左眼除前房浅外未见异常。

问题：1. 患者为何种疾病？依据是什么？还需做哪些护理检查加以确定？

2. 主要护理诊断及护理措施有哪些？

3. 试述健康教育要点。

（一）概述

急性闭角型青光眼是原发性青光眼的一种，多见于中老年女性，双眼同时或先后发病。发病急剧，房角狭窄或关闭，属眼科急症。

1. 病因

（1）解剖和生理因素：小眼球、房角窄、前房浅、高褶虹膜、瞳孔散大、晶体变厚等，这些因素可形成瞳孔阻滞、周边虹膜向前隆起，导致前房角闭塞，房水排出受阻引起眼压急剧升高，青光眼急性发作。

（2）诱因：包括精神状态、情绪激动、过度劳累、停留在暗处时间过长或滴用散瞳剂，都可作为急性发作的外因。

2. 分期及临床表现　按病程不同分为六期。

（1）临床前期：本病多为双眼先后发病。一眼急性发作，另一眼为前房浅，房角窄，但眼压正常，无自觉症状，但迟早有发作的可能，未发作眼属临床前期；或有明确家庭史，且有青光眼眼部的解剖特征，虽没有青光眼发作史，也存在青光眼发作危险，两眼也属于临床前期。

（2）前驱期：一过性或多次反复的小发作。此期常自觉轻度视物模糊、虹视、眼胀、头痛，眼压高于正常，休息后自行缓解。

链接

虹视只发生于青光眼吗?

　　生活中如果看白炽灯时在其周围出现七色的彩圈,似夏天雨过天晴后的彩虹,医学上称之为虹视。虹视见于青光眼,主要是眼压升高造成角膜水肿,在上皮细胞间有大量的小水泡,看灯光时光线通过水肿的角膜上皮细胞和细胞间的小水泡,产生折射现象,而出现虹视。但是否出现虹视就一定是青光眼呢? 不一定。如果眼球屈光度的改变而产生了分光作用,将前方射来的白色光线分解成多种颜色成分,就会出现典型的彩色光环。结膜炎角膜表面有分泌物附着时、角膜前表面被泪水覆盖时、角膜炎角膜上皮损伤及角膜水肿、戴眼镜者镜片表面有水蒸气、早期白内障患者以及个别白内障术后植入多焦点人工晶状体时都可发生。

　　(3) 急性发作期

　　1) 症状:剧烈眼胀痛、头痛、虹视、视力急剧下降,严重者仅留眼前指数或光感。由于迷走神经反射,可伴恶心、呕吐,常误认为消化道疾病。

　　2) 体征:

　　①眼压升高:多在 50～80mmHg,严重者可达 100mmHg 以上,触诊坚硬如石。②眼部睫状充血,也可出现混合充血。③角膜水肿:呈雾状混浊,角膜后可有色素沉着。④前房浅,房角闭塞。⑤瞳孔散大,呈竖椭圆形,对光反应消失。⑥虹膜淤血肿胀,纹理不清 病程久者,虹膜血管的分支被压,血流受阻,虹膜色素脱落,呈扇形萎缩,称节段性萎缩。⑦晶状体改变:由于眼压急剧上升,晶状体前囊下可出现灰白色混浊,称为青光眼斑。

　　急性发作后高眼压缓解,但眼前段常留下永久性损伤,即青光眼斑、虹膜节段性萎缩和角膜后色素沉着,称为青光眼的三联症。

　　(4) 缓解期:急性发作的病例经适当治疗,症状消失,眼压恢复正常,角膜透明,前房角重新开放,视力部分或全部恢复。但这只是暂时的,如不进行手术治疗,随时仍有急性发作的可能。

　　(5) 慢性期:急性大发作或反复小发作后发展而来,房角已有广泛粘连,房水排出功能不能恢复正常,眼压仍中等升高,眼局部轻度充血,瞳孔中等度散大,逐渐出现视盘凹陷及萎缩,视野缩小,最终进入绝对期。

　　(6) 绝对期:持续高眼压造成眼组织严重破坏,视盘呈典型的青光眼杯,视功能完全丧失。

　　3. 治疗　急性闭角青光眼是容易致盲的主要眼病之一,须紧急处理。以心理疗法和药物治疗迅速降低眼压,常用降眼压药物有缩瞳剂、房水抑制剂、高渗脱水剂。待眼压控制后,及时选择手术如周边虹膜切除术、小梁切除术等,目的是打通阻塞和建立房水循环新路,防止再发作。

　　(二) 护理评估

　　1. 健康史　了解患者遗传史,家庭中有无青光眼病史;患者眼部状况;发病前有无情绪激动、劳累、散瞳等情况。

　　2. 身心状况　有剧烈眼痛、头痛、虹视、视力急剧下降,伴恶心、呕吐。检查见眼压升高,眼部充血,角膜水肿混浊,前房浅,房角关闭。瞳孔呈竖椭圆形散大,对光反应消失,还可有青光眼的三联症。慢性者眼底视盘凹陷。

　　3. 治疗要点与反应　药物降眼压后及时手术,以防眼部组织继续损害和再复发。在给予药物降压时,可能会出现药物副作用,如手足麻木、心律失常、头晕、尿路结石、低血钾等。

　　(三) 护理问题

　　1. 急性疼痛　与眼压升高有关。

考点:急性闭角型青光眼急性发作期表现

2. **感知改变** 视力障碍、视野缺损,与眼压高致视神经乳头损害有关。

3. **焦虑** 与视力下降、手术、对预后的担心有关。

4. **知识缺乏** 缺乏对本病的防治知识。

5. **有受伤的危险** 与视力下降、视野缺损有关。

(四)护理措施

1. **心理护理** 本病的发作与精神、情绪因素有关,要向患者讲解本病的发病诱因、病变过程及危害等相关知识,说明保持良好的精神状态和稳定的情绪对预防疾病和治疗的积极影响,教患者学会控制情绪,消除焦虑心理。

2. **休息与饮食** 急性发作期患者应卧床休息,环境舒适安静;饮食清淡,多维生素,多纤维素,易消化;适当控制饮水量;忌烟酒、咖啡和刺激性食物;预防便秘。

3. **用药护理** 按医嘱及时正确给药并注意用药监护。

(1)缩瞳剂:使瞳孔缩小,将周边虹膜拉平,与小梁网分开,房角得以重新开放,房水排出,眼压下降。常用1%～2%毛果芸香碱滴眼,开始时每10～20分钟滴眼一次,待眼压降低和瞳孔缩小后可改为1～2小时滴眼一次或每日滴眼4次。

(2)β-肾上腺能受体阻滞剂:常用0.25%～0.5%噻吗洛尔溶液点眼,每天点眼2次,减少房水生成。心动过缓、哮喘患者禁用。

(3)碳酸酐酶抑制剂:抑制房水生成。常用乙酰唑胺(醋氮酰胺)口服,每日2～3次,首次剂量加倍。此药可引起手足麻木等副作用。

(4)高渗剂:可增加血浆渗透压,将眼球内的水分迅速排出。常用20%甘露醇注射溶液30分钟内快速静脉滴注。

(5)其他药物:精神紧张、睡眠不好者给予镇静剂,疼痛剧烈者给予镇痛剂,呕吐剧烈者给予止吐处理。

考点:各种降眼压药物的应用

4. **手术护理** 按眼科内眼手术护理常规。

5. **病情观察** 观察患者眼痛、视力、前房、瞳孔、眼压、术后伤口、滤过泡形成、前房形成等状况,如有变化及时报告医生。

(五)健康指导

(1)加强急性闭角型青光眼的防治宣传,指导可疑人群如40岁以上有青光眼家庭史、小眼球、前房浅等人群进行定期检查,争取早发现、早诊断。对未发作眼可做预防性手术。

(2)避免易引起本病的诱因。不要在暗处停留时间过长;不宜过久近距离阅读;学会控制情绪,保持平和心态,避免情绪激动;生活起居要有规律,避免劳累过度;慎用或禁用散瞳剂。

(3)指导患者和家属学会自我监测,如有眼胀痛、虹视、视力下降等,提示眼压升高,应马上就诊。

(4)指导行滤过手术的患者,坚持自我按摩眼球一个月,保持滤过区通畅,促进房水排泄。嘱患者出院后定期复查眼压、视力。

二、开角型青光眼

(一)概述

开角型青光眼也称慢性单纯性青光眼。本病在眼压升高时房角始终是开放的。多见于中年人以上,常为双侧性。起病慢,症状隐匿,不易早期发现,具有更大的危险性。

1. 病因　病因不明。可能是小梁网或 Schlemm 氏管变性、硬化,增加了房水排出的阻力。

2. 临床表现　发病隐蔽,多无自觉症状,偶尔出现头痛、虹视、眼胀,容易漏诊,往往到后期视力、视野有显著损害时方被发现,此时病情已经严重,治疗无望。眼压波动性升高,由于经常保持高眼压状态,造成视功能损害,表现为视野缺损如旁中心暗点、弓形暗点、环形暗点、鼻侧阶梯状视野改变,晚期形成管状视野和颞侧视岛,最终失明。眼底检查见视盘凹陷扩大加深,边缘呈杯状,称青光眼杯。

3. 治疗　以药物降眼压为主,无效时行手术治疗,为房水的流出开辟新的道路,术式同急性闭角型青光眼。

> **链接**
>
> **青光眼日**
>
> 　　青光眼是全球第一位不可逆性致盲性眼病。近年来,青光眼致盲问题越来越突出,已经成为影响中老年人健康的重要因素。特别是有相当一部分慢性青光眼患者,往往在毫无知觉中逐渐丧失了视力而遗恨终生,故青光眼被称之为"窃取人类视力的沉默盗贼"。定期的眼部常规检查是早发现、早诊断青光眼,获得有效治疗的最佳途径。为了让公众认识到青光眼的危害,提高对青光眼的警惕,世界青光眼协会和世界青光眼患者组织共同发起了一项全球性运动,即每年一次的青光眼日,2008年3月6日为第一个"世界青光眼日",以引起全社会的关注。

(二)护理评估

1. 健康史　了解患者遗传史,家庭中有无青光眼病史;患者眼部状况。

2. 身心状况　眼部检查见眼压升高,视力下降、视野缺损、视盘凹陷,甚至失明。由于视力、视野受损后很难恢复,严重影响患者的生活和工作,所以患者易出现焦虑和悲伤情绪。

3. 辅助检查　青光眼激发试验如 24 小时眼压测定、饮水试验。

4. 治疗要点与反应　药物降眼压,应注意药物副作用。

> **链接**
>
> **青光眼激发试验**
>
> 　　开角型青光眼早期诊断有困难时可做以下试验。
>
> 　　(1)24 小时眼压测定:在 24 小时内,每隔 2~4 小时测眼压 1 次并记录。一昼夜眼压差≥8mmHg 者被认为病理状态。
>
> 　　(2)饮水试验:检查前晚 10 点以后停止饮食,第二天清晨空腹,先测眼压,然后 5 分钟内饮水1000 毫升,饮水后每隔 15 分钟测眼压 1 次,共测 4 次。如饮水后眼压高于饮水前 8mmHg 以上或顶压达 30mmHg 为阳性。检查前应停用抗青光眼药物至少 48 小时,患有心血管疾病、肝肾功能不良及严重胃溃疡者禁用。

(三)护理问题

1. 感知改变　视力障碍、视野缺损,与眼压升高导致视神经乳头损害有关。

2. 知识缺乏　缺乏对本病的防治知识。

3. 焦虑　与视力下降、视野缺损、对预后的担心有关。

4. 自理能力缺陷　与视力下降、视野缺损有关。

5. 有受伤的危险　与视功能障碍有关。

(四)护理措施

1. 心理护理　向患者宣传本病的防治知识,消除焦虑、悲观心理、配合治疗,积极面对生活。

2.用药护理 按医嘱及时正确给药并注意用药监护(同急性闭角型青光眼)。

3.手术护理 药物治疗无效时配合医生行手术治疗,按眼科内眼手术护理常规。

4.病情观察 观察患者视力、视野、眼压、眼底变化。

(五)健康指导

(1)强调遵医嘱坚持用药的重要性,防止视功能进一步损害。

(2)定期复查眼压、视野、眼底,密切观察其变化。

小 结

　　急性闭角青光眼是在前房浅、房角窄的基础上由一定的外因诱发的,急性发作期眼压急剧升高伴有典型的症状和眼前段组织改变,需迅速药物降眼压,然后手术治疗以防再发。原发性开角型青光眼特点为房角始终开放,眼压呈波动性升高,多无自觉症状,不宜早期发现,对可疑患者应监测眼压,护理以药物降眼压为主。

自测题

一、名词解释

1.青光眼　2.眼压　3.青光眼三联症

二、填空题

1.眼压的正常值是_____。

2.急性闭角青光眼的内因包括_____和_____两方面。

3.影响眼压升高的主要因素是_____。

4.青光眼手术后作眼球按摩的目的是_____。

5.原发性慢性开角青光眼的治疗以_____为主。

6.对有青光眼家族史的人,应指导其学会自我监测,如有_____、_____、_____,应警惕青光眼的发生。

7.慢性单纯性青光眼,在眼压升高时房角是_____。

三、单选题

1.下列哪项不是急性闭角型青光眼的临床表现?(　　)

A. 眼痛　　B. 视力急剧下降　C. 瞳孔缩小

D. 混合充血　E. 角膜水肿

2.治疗青光眼的药物中,下列可导致手足麻木的是(　　)

A. 毛果芸香碱　B. 噻吗洛尔　C. 乙酰唑胺

D. 甘露醇　　E. 甘油

3.根治青光眼的措施是(　　)

A. 滴缩瞳剂　　B. 心理治疗　C. 手术治疗

D. 甘露醇降压　E. 休息

4.护士对急性闭角型青光眼进行护理指导时,错误的是(　　)

A. 保持愉快心情

B. 滴缩瞳剂

C. 安静休息,尽量少看书,特别是在暗处

D. 术后不复发,不需要复查

E. 适当控制饮水量

5.下列哪项不是青光眼绝对期的指征?(　　)

A. 管状视野　　B. 眼底呈青眼杯改变

C. 光感消失　　D. 房角粘连、关闭

E. 瞳孔散大、固定

四、简答题

1.急性闭角型青光眼急性发作期的临床表现有哪些?

2.如何护理青光眼手术的患者?

3.慢性单纯性青光眼的病因是什么?如何早期诊断?

(卢佩玲)

第6节　白内障患者的护理

　　我们经常用照相机来比喻眼睛,而患白内障的眼睛就像是一部镜头坏了的照相机。白内

障是眼睛内晶状体发生混浊,由透明变成不透明,阻碍光线进入眼内,进而影响了视力。年纪大了,镜头磨损,自然照不出清楚的的相片,所以,老年人或多或少都有白内障,只是程度的差别而已。随着世界人均寿命的延长,白内障患者将不断增多。

案例1-4-7

患者,女,68岁。双眼逐渐视物不清三年,右眼加重半年。既往无糖尿病、高血压、外伤、手足搐搦病史。查体:视力:右:指数/50cm;左:0.3,不能矫正。右眼结膜无充血,角膜透明,前房深浅正常,房水无闪光,瞳孔正圆,对光反射灵敏。整个晶状体呈灰白色混浊。眼底不能窥入。左眼结膜不充血,角膜清,前房稍浅,瞳孔正圆,晶状体皮质呈不均匀灰白色混浊。眼底未见异常。眼压:右:16mmHg;左:17mmHg。

问题:1. 该患者应诊断为什么病?
　　　2. 依据是什么?
　　　3. 请你为上述病例制订合理的护理计划。

一、概　　述

白内障即晶状体混浊,目前已成为主要致盲性眼病之一。临床上按发病时间可分为先天性、后天性白内障;根据发病原因,可分为年龄相关性白内障、代谢性白内障、外伤性白内障、并发性白内障、药物及中毒性白内障、辐射性白内障等。

(一)年龄相关性白内障

年龄相关性白内障,多发生在50岁以上的中老年人,又称老年性白内障,是最主要的致盲原因之一。发病率随年龄增长,多为双眼发病,但发病可有先后。

1. 病因　发病机制尚不完全清楚,可能与紫外线照射、全身疾病、糖尿病、高血压、动脉硬化、遗传因素及晶状体营养和代谢状况等有关。

2. 临床表现　双眼呈渐进性无痛性视力下降,下降的程度与晶状体混浊的程度和部位有关,患者常有眼前固定不动的黑点、单眼复视、屈光改变等。根据晶状体混浊开始形成部位,老年性白内障分为皮质性、核性、囊下性三类。

(1)皮质性白内障:最常见,按病程可分为四期。

1)初发期:晶状体周边部皮质呈楔形灰白色混浊,尖端指向瞳孔中央,瞳孔区透明,视力不受影响(图1-4-15)。

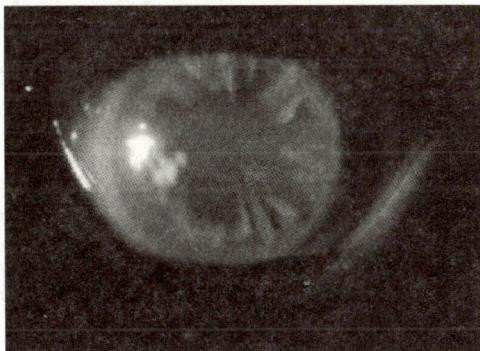

图1-4-15　年龄相关性白内障初发期

2)未成熟期或膨胀期:晶状体混浊逐渐向中央发展,呈不均匀的灰白色混浊,视力明显下降。此期晶状体皮质因吸收水分而膨胀,增大的晶状体将虹膜向前推移,前房变浅,可诱发急性闭角型青光眼的发作。裂隙灯斜照法检查,光线投照侧瞳孔区可见新月形虹膜投影。

3)成熟期:晶状体完全混浊,呈乳白色,虹膜投影消失,视力仅剩光感或手动(图1-4-16)。晶状体膨胀消退,体积恢复正常,前房深度恢复正常,但光定位和色觉正常。按传统观点,此

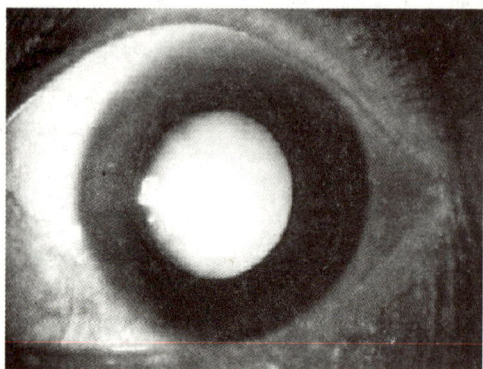

图 1-4-16　年龄相关性白内障成熟期

考点: 皮质性白内障4期的临床特征

期是手术的最佳期。

4)过熟期:晶状体皮质溶解液化成乳糜状,核失去支撑而移位沉于下方,视力有所提高;上方前房变深,虹膜失去支撑而出现虹膜震颤。液化的皮质外渗,可引起晶状体过敏性葡萄膜炎和晶状体溶解性青光眼。晶状体悬韧带退行性变化,可发生晶状体脱位。

(2)核性白内障:发病较早,一般40岁左右开始,进展缓慢。视力不受影响,随着晶状体核密度增加,屈光指数增强,可发生近视。但此型较少见。

(3)后囊膜下白内障:由于混浊位于视轴区,早期即出现视力障碍,后期可合并晶状体皮质和核混浊,也可发展为成熟期白内障。

3.治疗　目前无疗效肯定的药物,当视力下降,影响工作和生活时,即可手术治疗。常选用的手术方法:白内障囊外摘除术、白内障超声乳化吸出术、联合人工晶体(IOL)植入术。

链接

防盲治盲,先防治白内障

拥有一双明亮的眼睛是每个人的愿望,但不是所有人都能如愿。目前全世界视力残疾者约有1.5亿人,而我国视力残疾者约有1200万人,其中老年人估计有800万人,中国约有500万盲人,占全世界盲人的18%。而白内障是第一位致盲眼病,每年新增白内障盲人40万~120万。因此,白内障是防盲治盲,为拥有一双明亮的眼睛,最优先考虑防治的眼疾。

(二)先天性白内障

先天性白内障是胚胎发育过程中,晶状体发育生长障碍所致,表现为晶状体各种形态与部位的混浊;多为双侧,大多数在出生前即已存在。

1.病因　有内源性和外源性两种。外源性是指母体怀孕期间尤其是头3个月,宫内病毒感染或甲状腺功能减退、放射线及全身病变如糖尿病等影响胎儿的晶状体发育。内源性与染色体基因有关,有遗传性。

2.临床表现　多为双侧、静止性,根据晶状体混浊的形态、部位程度分为前极、后极白内障,绕核性、核性白内障,膜性和全白内障,绕核性白内障为最常见的类型。

此外,先天性白内障常合并斜视、弱视、眼球震颤、先天性小眼球等。

考点: 先天性白内障的最佳手术时机

3.治疗　对视力影响不大静止性白内障,一般不需治疗,定期随访。对明显影响视力者,应尽早选择手术治疗。多在3~6个月手术,最迟不超过2岁,以免发生形觉剥夺性弱视。

二、护 理 评 估

(一)健康史

了解患者的既往史及家族史,如有无家族性遗传病史,有无糖尿病、营养不良、高血压、眼外伤等,患儿母亲妊娠情况。

(二)身心状况

双眼呈渐进性无痛性视力下降,严重者仅剩光感。检查可见晶状体呈不同程度混浊,眼底部分或完全不能窥见,并发性白内障者,眼部还有原发病的相应表现,如睫状充血、房水浑浊、眼压升高、瞳孔缩小等。白内障患者因视力障碍,不能接受外界视觉信息,影响生活、工作、学习、社交,容易产生孤独、焦虑心理。

（三）辅助检查

糖尿病性白内障可出现血糖升高、尿糖阳性；实验室检查如染色体、血糖、尿糖和酮体检查等，可帮助了解先天性白内障的病因。

（四）治疗要点与反应

老年性白内障当视力下降，影响工作和生活时，即可手术治疗。先天性白内障应尽早手术治疗，防止发生形觉剥夺性弱视。

三、护 理 问 题

1. 感知紊乱　视力下降，与晶体浑浊及术后双眼包盖有关。
2. 生活自理缺陷　与视力下降及术后双眼包盖有关。
3. 有外伤的危险　与白内障导致视力下降有关。
4. 焦虑　与视力下降、病程漫长、担心引起各种并发症有关。
5. 知识缺乏　缺乏有关白内障自我保健的知识，与信息来源不足有关。
6. 潜在并发症　继发性青光眼、过敏性葡萄膜炎等。

四、护 理 措 施

1. 心理护理　耐心向患者及家属解释白内障的病因、治疗方法、疗效，消除顾虑、恐惧心理，增强患者治愈的信心，使患者能积极主动地配合治疗和护理。
2. 观察病情　观察患者的视力变化，观察原发病的病情变化。
3. 用药护理　白内障早期，药物治疗可延缓病程的进展，根据医嘱指导用药。
4. 手术护理

（1）做好内眼手术护理，协助患者进行各项术前检查，说明检查目的、意义。检查项目有视功能、眼压、角膜、晶状体、角膜曲率半径和眼轴长度，血压、血糖、X 线胸片、心电图、血尿常规、肝功能、凝血功能等。

（2）认真做好术前准备，冲洗结膜囊、剪睫毛、滴用抗生素眼药等。指导患者练习床上活动、呼吸调整、眼球下转、教会如何防止咳嗽及打喷嚏等。

（3）术后护理，密切观察病情变化，观察创口有无渗血、疼痛加重、分泌物增加和视力下降等症状；患者宜安静卧床休息，宜仰卧或健侧卧位，一般术后 3 天床上活动，3 天后可下床活动，双眼包盖，第一次下床要小心，并加以扶持，避免跌倒，避免低头，控制咳嗽、打喷嚏、呕吐，不用力挤眼，不揉按术眼、不用力排便、严禁突然翻身和坐起，以防伤口裂口。

（4）向患者及家属宣传有关的护理常识，保持个人卫生，勤洗手，禁止用手或不干净的物品揉眼。洗头洗澡时，不要让脏水进入眼睛等，提倡一人一盆一巾。病房定期通风、消毒，减少陪护，限制探视人员。

五、健 康 指 导

白内障是我国防盲治盲工作的重点，应加强防治宣教工作。
（1）提倡优生优育，做好孕期护理，尤其是怀孕前 3 个月内，应避免病毒感染。
（2）积极治疗引起晶状体浑浊的各种原发病和全身性疾病。
（3）加强防护，防止发生外伤性及中毒性白内障。
（4）老年人出现视力下降，尽早到医院诊治，并指导家属注意生活护理，避免意外损伤的发生。

小结

　　白内障即晶状体混浊,是主要致盲性眼病之一。老年性白内障,双眼呈渐进性无痛性视力下降,目前无疗效肯定的药物,当视力下降,影响工作和生活时,即可手术治疗。先天性白内障大多数在出生前即已存在,对视力影响不大。静止性白内障一般不需治疗,明显影响视力者,应尽早选择手术治疗,最迟不超过2岁,以免发生形觉剥夺性弱视。术前、术后要注意患者的心理护理、用药护理,并注意观察病情变化及健康指导。

自测题

一、名词解释

1. 年龄相关性白内障　2. 先天性白内障

二、填空题

1. 年龄相关性白内障皮质性四期分为_____、_____、_____、_____,其中_____期散瞳宜谨慎,_____期是手术的最佳期。

2. 白内障摘除术后之无晶体眼呈_____状态,一般为_____D,可用_____、_____或_____矫正,其中_____是最好最有效的矫正方法。

3. 先天性白内障多在_____手术,最迟不超过_____岁。

三、单选题

1. 白内障患者手术的最佳时期为(　　)
   A. 初发期　　　B. 肿胀期　　　C. 成熟期
   D. 过熟期　　　E. 以上均可

2. 白内障多见于(　　)
   A. 先天性　　　B. 婴儿性　　　C. 青年性
   D. 成年性　　　E. 老年性

3. 白内障的主要症状是什么(　　)
   A. 视力障碍　　B. 眼痛　　　　C. 眼充血
   D. 压痛　　　　E. 眼分泌物

4. 皮质性白内障的混浊表现为(　　)
   A. 棒状　　　　B. 楔形　　　　C. 点状
   D. 块状　　　　E. 哑铃状

5. 皮质性白内障膨胀期和初发期的临床表现不同之处是(　　)
   A. 水裂　　　　　　B. 混浊形态不同
   C. 视力急剧下降　　D. 空泡
   E. 板层分离

6. 下面哪种方法可以明确诊断白内障?(　　)
   A. 验光　　　　　B. 视觉诱发电位

C. 干涉光断层扫描　　D. 裂隙灯显微镜
E. 视野检查

7. 年龄相关性白内障的最好治疗方法是(　　)
   A. 手术治疗　B. 药物治疗　C. 放射治疗
   D. 验光治疗　E. 补充营养

8. 目前认为,儿童的人工晶体植入术一般最早在多大进行手术(　　)
   A. 3岁　　　　B. 6个月　　　C. 1岁
   D. 2岁　　　　E. 5岁

9. 成熟的白内障长期存在(未摘除)的患者,继发了青光眼,首先应考虑的诊断是(　　)
   A. 脉络膜脱离　　　B. 视网膜脱离
   C. 眼内出血　　　　D. 晶状体溶解性青光眼
   E. 视神经炎

10. 患者,男,64岁,行晶状体囊外摘除术后,后囊膜发生混浊,此种情况称为(　　)
    A. 后发性白内障　　B. 并发性白内障
    C. 外伤性白内障　　D. 假性白内障
    E. 瞳孔膜闭

11. 正视眼者,患了白内障并接受晶状体摘除术,术后屈光及调节状况是(　　)
    A. 屈光状态为正视、无调节力
    B. 屈光状态为远视、有与年龄相对应的调节力
    C. 屈光状态为近视、有与年龄相对应的调节力
    D. 屈光状态为远视、无调节力
    E. 屈光状态为近视、无调节力

12. 患者,男,64岁,左眼逐渐视物不清1年,加重1个月。查视力:右:1.0,左:光感。散瞳后裂隙灯显微镜检查,右眼:晶体赤道部皮质呈楔形混浊,车轮状排列。眼底正常。左眼晶体全部混浊,眼底窥不入。关于该患者,正确的诊断是(　　)

A. 双眼老年性白内障(右:初发期;左:过熟期)　　　E. 以上均不是

B. 左眼老年性白内障

四、简答题

C. 双眼老年性白内障(右:初发期;左:成熟期)

试述白内障患者的手术护理要点。

D. 双眼老年性白内障(右:初发期;左:未成熟期)

(郭金兰)

第7节　视网膜和玻璃体疾病患者的护理

视网膜是由大脑向外延伸的视觉神经末梢组织,其结构复杂、精细、脆弱而代谢旺盛。其血管属于终末血管系统,任何病理性的破坏和血管梗阻等引起的组织缺氧,均能导致组织坏死,丧失其感受和传导光刺激的功能。视网膜视神经的病变不仅是视网膜视神经本身的疾患,它还可以是邻近组织病变蔓延或全身疾病在视神经视网膜上的表现。所以诊治时,不仅要考虑到眼局部,而且要考虑到与全身某些疾病的关系。

一、视网膜血管阻塞

案例1-4-8

患者,男,65岁,既往有冠心病、糖尿病史。3天前劳累后右眼有短暂的视力模糊,休息后缓解。于一天前视力突然明显减退。门诊检查右眼视力0.1。眼前节未见异常。左眼底检查除有视网膜动脉硬化外未见异常。右眼后极部视网膜呈灰白色水肿,有一小片出血。黄斑水肿呈樱桃红色。动脉细,静脉稍细。

问题: 1. 初步临床诊断是什么?

　　　2. 试制订一份护理计划。

(一)概述

视网膜中央血管属终末血管,一旦被阻塞后,其所管辖区域的视网膜血液中断,会迅速引起视网膜功能障碍,视力、视野损害。因此,应给予重视,积极治疗。

1. **视网膜中央动脉阻塞**　多发生在患有高血压、糖尿病、心脏病、动脉粥样硬化的患者。引起阻塞的原因主要是血管痉挛、血栓形成、血管栓塞、血管壁改变等。患者无痛性视力突然下降或丧失,如果为分支阻塞,则出现相当于该血管分布区域的视野缺损。眼底表现:视盘苍白,境界不清,动脉极细。视网膜呈灰白色水肿,黄斑中心凹可见樱桃红斑,为本病特征。数周后,视网膜水肿消退,但视盘苍白,视网膜萎缩,血管变细呈白线状。治疗上按急症处理,立即给予血管扩张剂如吸入亚硝酸异戊酯或舌下含化硝酸甘油、球后注射阿托品;前房穿刺、眼球按摩降眼压;吸氧。

2. **视网膜中央静脉阻塞**　与血管管壁的改变如高血压动脉硬化者、血液黏度的改变有关,主要症状为视力不同程度减退。眼底表现:视盘充血、边缘模糊;视网膜静脉明显扩张、迂曲,血柱呈断续状。以视盘为中心,沿静脉分布区域的视网膜出血、水肿,出血呈线状、火焰状和菊花状;随着病程的延续,出血斑中伴有白色渗出斑,黄斑部呈现星芒状渗出。治疗上应用抗凝溶栓剂,如肝素、尿激酶、链激酶,或采用血液稀释疗法,以降低血液黏稠度,防止血液凝固,促进血栓溶解吸收。新生血管形成者,可采用激光治疗,同时积极针对病因治疗。

(二)护理评估

1. **健康史**　评估患者是否有高血压、糖尿病、冠心病、动脉硬化病史,血液黏度情况,视力下降的急缓、严重程度及诊治过程。

2. 身心状况 全身多有原发病相应的体征,如血压、血糖升高等。视网膜动脉阻塞者无痛性视力突然下降或丧失,动脉极细,眼底缺血状,黄斑区中心有樱桃红斑。视网膜静脉阻塞者视力表现为不同程度减退,视网膜静脉扩张、迂曲,视网膜出血、水肿,渗出。由于视力突然丧失和视野损害,且短时间内较难恢复,严重影响患者的生活和工作,一时难以接受,所以患者出现焦虑和悲观情绪。

3. 辅助检查 眼底荧光血管造影示视网膜循环时间延长,血管壁荧光渗漏。出血区荧光被掩盖。毛细血管闭塞区形成大片无灌注区。

4. 治疗要点与反应 治疗原发病,给予血管扩张剂、溶栓抗凝剂治疗。注意用药反应。

(三)护理问题

1. 感知改变 视力障碍、视野缺损,与视网膜血管阻塞有关。

2. 知识缺乏 缺乏对本病的防治知识。

3. 焦虑 与视力下降、视野缺损、对预后的担心有关。

4. 自理能力缺陷 与视力下降、视野缺损有关。

5. 有受伤的危险 与视功能障碍有关。

(四)护理措施

1. 心理护理 向患者宣传本病的防治知识,消除焦虑、悲观心理、配合治疗,积极面对生活。

2. 治疗护理 视网膜完全缺血90分钟后出现不可逆性损害,因此,治疗应毫不迟缓。应紧急按医嘱正确给药。视网膜动脉阻塞给予:①血管扩张剂。吸入亚硝酸异戊酯或舌下含化硝酸甘油、球后注射阿托品、托拉苏林;静脉滴注罂粟碱。②行前房穿刺、眼球按摩以降眼压,使视网膜动脉扩张,也可口服乙酰唑胺。③氧疗:可试吸入95%氧及5%二氧化碳混合气体,行高压氧治疗,缓解视网膜缺氧状态。视网膜静脉阻塞给予:①止血剂,如卡巴克洛、酚磺乙胺等。②抗凝溶栓剂,如肝素、尿激酶、去纤酶等,防止血栓形成及溶栓。③活血化瘀中药,如血栓通、丹参注射液,可扩张血管,降低血液黏稠度。用药期间注意药物不良作用,随时检查凝血酶原时间和纤维蛋白含量,如不正常,报知医生,以免发生全身性出血的危险。

3. 协助医生做好激光治疗护理。

4. 针对原发病进行相应护理 如降低血压、控制血糖、降低血液黏稠度等。

5. 病情观察 观察患者视力、视野、眼压、眼底变化。

(五)健康指导

(1)积极治疗引起本病的全身性疾病,如高血压、糖尿病,动脉硬化等。

(2)合理饮食,宜低盐、低胆固醇、低脂肪饮食;注意休息,避免精神紧张或劳累。

(3)注意观察视力、视野等视功能变化,如有异常,应立即就诊。

考点: 视网膜中央动脉阻塞和中央静脉阻塞的鉴别要点

二、视网膜病变

(一)概述

1. 高血压性视网膜病变 是指由于高血压导致视网膜血管内壁损害的总称。主要是长期高血压,使视网膜血管硬化,表现为视网膜动脉管腔变窄,呈铜丝或银丝状改变,动静脉交叉压迹。小动脉硬化又致视网膜血液循环障碍,出现以视网膜出血、水肿、渗出为主的视网膜病变。治疗上主要是降血压,应用维生素C、路丁、碘剂促进视网膜出血和渗出的吸收。

2. 糖尿病性视网膜病变 糖尿病可使全身多种组织和器官受损,糖尿病性视网膜炎是糖尿病的眼部并发症之一,可造成盲目。高血糖状态可视网膜血管损害,导致血管闭锁,视网膜组织缺氧。故眼底表现为毛细血管失去其正常功能而形成视网膜微血管瘤,呈境界清楚的圆形小红点,经眼底荧光素钠血管造影检查可进一步得到证实,还可有视网膜水肿、出血、渗出斑。重者可引起新生血管性青光眼、玻璃体积血或牵拉性视网膜脱离。治疗主要是控制血糖,防止病情的发展;应用维生素 C、碘剂、多贝斯(羟苯磺酸钙胶囊)、递法明,降低微血管壁通透性,增加静脉张力及起到保护血管作用,促进视网膜出血和渗出的吸收。必要时行玻璃体切割术和视网膜激光治疗。

(二)护理评估

1. 健康史　评估患者是否有高血压、糖尿病、动脉硬化病史,以及病程长短、严重程度及诊治过程。

2. 身心状况　全身多有原发病相应的体征,如血压、血糖升高、"三多一少"症状等。表现为视力不同程度下降,视网膜动脉管腔变窄,呈铜丝或银丝状改变,动静脉交叉压迹。小动脉硬化又致视网膜血液循环障碍,视网膜出现微血管瘤,还可有视网膜水肿、出血、渗出斑。重者可引起新生血管性青光眼、玻璃体积血或牵拉性视网膜脱离。患者出现焦虑心理。

3. 治疗要点与反应　治疗原发病,给予应用维生素 C、碘剂、多贝斯(羟苯磺酸钙胶囊)、递法明治疗。注意用药反应。

(三)护理问题

1. 感知改变　视力障碍,与视网膜病变有关。

2. 知识缺乏　缺乏对本病的防治知识。

3. 焦虑　与视力下降、对预后的担心有关。

4. 潜在并发症　新生血管性青光眼、玻璃体积血或牵拉性视网膜脱离。

(四)护理措施

1. 心理护理　向患者宣传本病的防治知识,消除焦虑心理。

2. 针对原发病进行相应护理　如降低血压、控制血糖、指导合理饮食等。

3. 用药护理　遵医嘱给予维生素 C、碘剂、羟苯磺酸钙胶囊等药物。

4. 病情观察　观察患者视力、视野、眼压、眼底变化。

(五)健康指导

(1)积极治疗引起本病的全身性疾病,如高血压、糖尿病。

(2)合理饮食,宜低盐、低胆固醇、低脂肪饮食;注意休息,避免精神紧张或劳累。

(3)定期监测血压、血糖,定期做眼底检查,以便早期发现视网膜病变,及早治疗。

(4)告知患者如有眼痛、视力下降、虹视、视野缺损,可能是出现了并发症,马上就诊。

三、视网膜脱离

案例1-4-9

　　患者,女,40岁,某机关公务员,诉自幼患近视,现戴-9.00DS眼镜,2天前突感左眼视力下降,内下方出现黑影,眼前有少量漂浮物,之前曾去游泳,且游泳过程中还做了2次跳水动作。检查:外眼无红肿,眼球运动正常,远视力(矫正视力)右眼0.8,左眼0.1,辨色正常。

问题:1. 患者还需做哪些检查确诊?

　　　2. 患者主要的护理诊断是什么?

　　　3. 试为其制订生活护理计划。

（一）概述

视网膜脱离是指神经上皮层和色素上皮层之间分离。本病多见于高度近视、眼外伤、白内障手术后无晶体眼或患视网膜疾病的患者,主要是因为视网膜周边部的变性,玻璃体液化和变性、视网膜粘连等引起。临床表现为有闪光感和黑影飞舞先兆,这主要是玻璃体混浊和视网膜细胞受刺激而产生。视力不同程度下降,视物变形、视野缺损。眼底检查:脱离的视网膜呈现青灰色隆起,血管爬行其上,随眼球运动还可出现飘动,仔细检查可发现视网膜裂孔,裂孔呈红色、圆形、马蹄形。治疗上以手术治疗为主,主要是封闭裂孔,使脱离的视网膜复位。用电凝、冷凝、光凝等方法以达到治疗目的。术后患者禁止作剧烈运动和重体力劳动,以防再次复发。

（二）护理评估

1. 健康史 评估患者有无视网膜病变,有无眼外伤、糖尿病史。是否高度近视,发病前有无剧烈运动。白内障手术后有无植入人工晶体等。

2. 身心状况 患者初发时眼前有闪光感和黑影飞舞,随后视力下降,视物变形、视野缺损。散瞳检查见脱离的视网膜呈现青灰色隆起,血管爬行其上,视网膜裂孔呈红色、圆形、马蹄形。患者多有焦虑心理。

3. 治疗要点与反应 以手术治疗为主。但术前应卧床休息,并使脱离部位处于最低位置,双眼戴小孔镜或包扎,以免眼球活动引起脱离范围扩大。术后也要注意休息及体位,禁止剧烈活动和重体力劳动,以防止复发。

（三）护理问题

1. 感知改变 视力障碍、视野缺损,与视网膜脱离有关。

2. 知识缺乏 缺乏对本病的防治知识。

3. 焦虑 与视力下降、对预后的担心有关。

（四）护理措施

1. 心理护理 向患者宣传本病的防治知识,手术的必要性和手术的注意事项,消除焦虑心理,配合治疗。

2. 手术护理 按内眼手术护理常规。但术前要充分散瞳,以便检查视网膜脱离区和裂孔;应卧床休息,并使脱离部位处于最低位置,双眼戴小孔镜或包扎,以免眼球活动引起脱离范围扩大。术后包扎双眼,静卧休息一周,玻璃体注气患者应低头或俯卧位,使裂孔处于最高位,以帮助视网膜复位。

3. 病情观察 观察患者视力、视野、眼底变化。手术患者注意有无眼痛、眼压升高及特殊体位引起的不适。

4. 生活护理 患者双眼包扎和卧床期间,协助其做好生活护理。

考点:视网膜脱离患者手术护理要点

（五）健康指导

（1）高度近视的人不要剧烈运动和重体力劳动。

（2）控制血糖,减轻视网膜病变。

（3）防止眼外伤。

（4）出院后按时服药,定期复查。注意休息,半年内禁止剧烈运动,以防视网膜再次脱离。教会患者认识视网膜脱离先兆,如有异常,马上就诊。

四、玻璃体混浊

（一）概述

玻璃体是一种透明黏液性胶样组织，其中 99％为水分，其余为透明质酸和胶原纤维。凡是任何原因使玻璃体内出现除正常结构以外的不透明体称为玻璃体混浊。玻璃体混浊是临床常见眼科的症状之一。葡萄膜、视网膜有炎症时的渗出物、血液、寄生虫或肿瘤的瘤细胞进入玻璃体，玻璃体变性、液化等都可导致玻璃体混浊。

轻度混浊时，患者自感眼前有形态不一、大小不等的黑影飘动，如蚊蝇飞舞，视力一般不受影响，用检眼镜也不能发现较显著的异常，称生理性飞蚊症。重度混浊时，患者感到眼前有粗大而不透明的黑影，视力不同程度的减退。检眼镜彻照检查时可发现细如灰尘或絮状或条块状物体，随玻璃体运动飘浮不定，严重者甚至不能窥见眼底。

生理性飞蚊症无须治疗。视力减退时应针对原发病进行不同的处理。如治疗原发炎症、应用止血药物；用碘化钾、普罗碘胺、透明质酸酶等药物促进混浊的吸收；若严重混浊或治疗无效者，可采用玻璃体切割术治疗。

（二）护理评估

1. 健康史　评估患者年龄、既往史，如有无葡萄膜炎、视网膜病变，有无玻璃体积血病史。是否为高度近视。

2. 身心状况　患者自觉眼前有黑影飘动，轻者仅有飞蚊症或视物模糊，重者仅留光感。眼底检查可见玻璃体混浊。病情较重者可出现焦虑心理。

3. 治疗要点与反应　针对原发病进行不同的处理。如治疗原发炎症、应用止血药物；用碘化钾、普罗碘胺、透明质酸酶等药物促进混浊的吸收；若严重混浊或治疗无效者，可采用玻璃体切割术治疗。

（三）护理问题

1. 感知改变　视力障碍，与玻璃体混浊程度有关。

2. 自理缺陷　与视力严重下降有关。

3. 知识缺乏　缺乏对本病的防治知识。

4. 焦虑　与视力下降、对预后的担心有关。

（四）护理措施

（1）心理护理：告知患者眼前黑影飘动的原因，可慢慢适应；需手术者说明手术的必要性和注意事项，消除其过度紧张心理。

（2）积极治疗原发眼病，如给予激素治疗葡萄膜炎，给予止血药治疗玻璃体内积血，预防近视加深等。

（3）遵医嘱给予碘剂，促进玻璃体混浊的吸收。

（4）手术护理：按内眼手术护理常规。

（5）病情观察：观察患者视力、玻璃体混浊变化。

（6）生活护理：患者双眼包扎和卧床期间，协助其做好生活护理。

（五）健康指导

（1）保护眼睛，预防近视度数加深。

（2）积极防治相关眼病。

小结

视网膜疾病种类繁多,病因复杂。视网膜视神经疾病的自觉症状主要是视力减退、视野缺损、生理盲点扩大;视网膜血流中断时可迅速引起的黑矇现象。眼底表现有视网膜水肿、渗出、出血、血管变形、色素变性、视盘充血、水肿或萎缩。某些全身性疾病也可以在眼底出现上述情况,如高血压、动脉硬化和糖尿病等。护理上应因注意控制原发病,给予对症治或手术护理。

自测题

一、填空题

1. 视网膜中央动脉阻塞时,视网膜变化的特征是_____。

2. 视网膜中央动脉阻塞,应争分夺秒应用_____和_____。

二、单选题

1. 为防止视网膜术后再脱离的护理措施,错误的是(　　)
   A. 出院后不必限制活动　　B. 不要碰撞眼部、头部
   C. 1个月内不举重物　　D. 定期复查
   E. 出院后戴小孔镜3个月

2. 对原发性视网膜脱离的患者,往往可询问到有(　　)

A. 眼外伤史　　B. 高度远视　　C. 眼内肿瘤
D. 斜视　　　　E. 高度近视

3. 关于视网膜脱离术后护理,正确的是(　　)
   A. 双眼包盖　　B. 绝对卧床休息
   C. 半流质饮食　　D. 眼和头部尽量少动
   E. 以上都是

三、简答题

1. 高血压、糖尿病视网膜出现哪些改变?

2. 视网膜中央动脉阻塞和静脉阻塞的临床表现有什么不同?

3. 如何护理视网膜脱离的患者?

4. 玻璃体混浊的原因是什么?治疗原则有哪些?

(卢佩玲)

第8节　屈光不正及老视的护理

眼睛看清外界物体的过程就如同照相机拍摄外界景物的过程。光线经镜头的折射作用,只要焦距调得合适,就可以在底片上获得清晰的像。人眼的屈光系统(角膜、房水、晶状体和玻璃体)就相当于照相机的镜头。人眼能使从外界物体发出的光线,经过屈光系统屈折后,在视网膜上形成清晰的物像,这种生理功能称为眼的屈光。

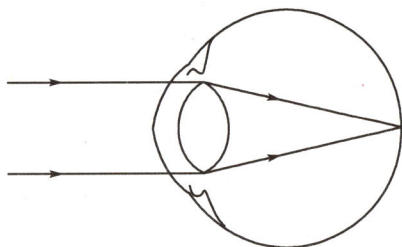

图 1-4-17　正视

但一个目标要在视网膜上形成清晰的像,眼的屈光系统必须与眼球的前后轴长相适应。临床上将眼的屈光状态分为两大类:正视眼(屈光正常)和非正视眼(屈光不正),即眼调节静止状态下,来自5米以外的平行光线经眼的屈光系统屈折后,形成一个焦点,恰好落在视网膜上形成清晰的像,具有这种屈光状态的眼称为正视眼(图1-4-17)。如果焦点在视网膜前或视网膜后或有的根本不能形成焦点,则称为非正视眼。

屈光不正包括近视、远视及散光三大类。

什么是眼的调节?

　　正视眼对 5 米以外来的平行光线能在视网膜上聚焦成像,故正视眼能看清远处物体。但如果屈光力不改变,来自近处的散开光线其焦点势必落在视网膜后,视近物就不清楚。那么我们为什么能不费力地看清近处物体呢?这是因为眼睛具有"自动调焦"的功能,通过变更焦距,增加屈光力,以适应看清近距离目标的需要。眼的这种功能称调节作用。

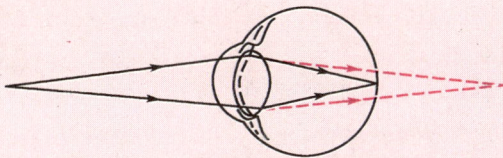

图 1-4-18　眼的调节作用
虚线表示未使用调节时的情况

具体表现为当看远目标时,睫状肌松弛,晶状体悬韧带紧张,将晶状体四周拉紧,晶状体相对扁平。当看近目标时,睫状肌收缩,晶状体悬韧带松弛,晶状体由于其本身的弹性变厚变凸,屈光力增强(图 1-4-18)。

一、近　视　眼

(一)概述

　　近视眼是屈光不正的一种,指眼在无调节的状态下,外界物体发出的平行光线经屈光系统屈折后,所形成的焦点落在视网膜前,光线在视网膜上形成一个弥散环,导致视力模糊,这种屈光状态的眼称为近视眼(图 1-4-19)。这种眼因外界物体在视网膜上不能形成清晰的影像,患者感觉看不清远处物体,远视力差,达不到正常标准,但对近处物体发出的散开光线有较好的适应能力,近视力正常。因此,近视眼看东西时常常凑得很近。

　　患者,23 岁,因视力下降而就诊,查远视力右眼 0.2、左眼 0.3,近视力双眼 0.9/30cm,诊断为"双眼近视"。

问题:(1) 试为其制订护理计划。

　　　(2) 如果患者需要进行近视激光手术,如何进行护理和健康教育?

1. 病因　近视眼病因还未完全明确,可能与以下因素有关:

　　(1) 内因:近视眼有一定的遗传倾向,特别是高度近视眼都有家庭史,遗传方式为常染色体隐性遗传,中、轻度近视为多因素遗传,后天因素起了主要作用。

　　(2) 外因:主要是近距离用眼过多、照明不足等,使睫状肌和眼外肌高度紧张,巩膜长期受压,眼轴拉长,超过正视眼,则发展成近视眼。

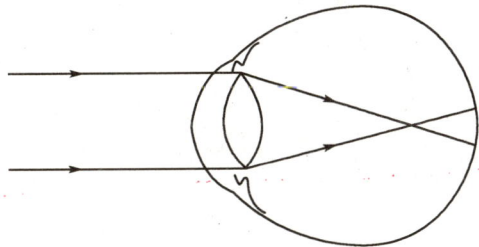

图 1-4-19　近视

婴幼儿不要开灯睡觉

　　国外医学研究人员在对 2～16 岁的近视患者进行研究后发现,睡在灯光下的两岁以下的婴儿与睡在黑暗中的婴儿相比,近视发病率要高出四倍。睡在黑暗中的孩子患近视的只占 10%;夜间睡在照明灯光下的患近视的占 34%,睡在室内照明灯较强光下的孩子,患近视的占 55%。有关专家指出:婴儿在出生后头两年,是眼睛和焦距调节功能发育的关键阶段,光明与黑暗的时间多少,可能会影响幼儿视力的发育,希望家长慎重对待。

2. 分类

(1) 按病因分类

1) 轴性近视：由于眼轴变长而出现的近视，眼的屈光力正常，绝大多数近视眼属于此类型。

2) 屈光性近视：眼轴长度正常，而是眼的屈光系统某一部分的屈光能力发生了变化，即屈光力过强引起的近视。如圆锥角膜，球形晶体使角膜、晶体的弯曲度增强，或晶体硬化混浊导致屈光指数增高等。

(2) 按病程进展和病理变化分类

1) 单纯性近视：又称发育期近视眼，是近视的常见类型，指在生长发育期，为适应外界环境的影响而形成的近视眼，身体发育停止后基本稳定，近视程度多在 6.00D 以内，不再有明显加深发展。

2) 病理性近视：有遗传因素，发病早，成年后眼球仍发展，眼轴继续加长，近视度数不断增加，眼底出现病理变化(视网膜脱离、巩膜葡萄肿)，近视度数超过 6.00D，以致配镜不能完全矫正。

(3) 按近视程度分类

1) 轻度近视：近视的屈光度低于 3.00D。

2) 中度近视：近视的屈光度为 3.00～6.00D。

3) 高度近视：近视的屈光度高于 6.00D。

(4) 按是否有调节作用参与分类

1) 假性近视：又称调节性近视。是由于长时间近距离读写，使睫状肌痉挛、调节过度而引起的近视。

2) 真性近视：即通常所称的近视眼，占近视眼的绝大多数，其眼轴变长，使平行光线进入眼后的焦点落在视网膜前，使用散瞳剂后，近视屈光度未降低。

3. 临床表现

(1) 视力减退：近视眼最突出的症状是远视力下降，而近视力良好。但高度近视因有眼球病理变化而使远近视力都下降。近视患者看远时常习惯性眯眼产生针孔效应，以提高视力。

(2) 视疲劳：近视如果不戴矫正镜长时间做近距离工作时，由于将目标移到过近的距离使眼轴过度集合，又不使用或少用调节，使调节和集合平衡失调，而产生疲劳。表现为头痛、眼胀、恶心、视物重影等。

(3) 外斜视：主要是看近物时少用或不用调节，相应减少了眼的集合作用，逐渐削弱或丧失双眼视觉的功能，造成视物时另一眼向外侧偏斜。

(4) 眼球变化：多见于高度近视，由于眼轴过度伸长，出现眼球突出，巩膜葡萄肿，豹纹状眼底，视网膜变性，黄斑部囊样变性、出血；玻璃体液化、混浊；视网膜脱离。

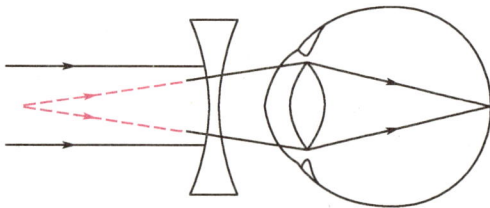

图 1-4-20　近视矫正

4. 治疗

(1) 镜片矫正：目前仍是有效而可靠的方法。通过验光配一副合适的凹透镜，使平行光线被凹透镜分散后，其焦点后移，正好落在视网膜上(图 1-4-20)。要经常戴，以保持良好的调节功能和防止近视度的加深。

（2）手术治疗：可做角膜屈光手术矫正，但应掌握好适应证。

（二）护理评估

1. 健康史　询问患者有无家庭史，平时用眼卫生状况，是否经过验光，有无戴眼镜等。

2. 身心状况　轻度近视远视力下降，近视力正常，但高度近视远近视力都下降，易视疲劳，且有眼球出现病理变化如眼位外斜，视网膜萎缩变性，玻璃体混浊、液化，视网膜脱离等。高度近视者有并发症，出现焦虑心理。

3. 辅助检查　验光以确定近视的类型和程度。

4. 治疗要点与反应　戴合适凹透镜，否则会引起眼部不适和加重近视发展。高度近视避免剧烈活动。

（三）护理问题

1. 知识缺乏　缺乏用眼保健知识，与信息来源不足有关。

2. 感知改变　视力障碍，与屈光力过强或眼底病变有关。

3. 舒适改变　眼胀、头痛，与近视眼的调节和集合失衡有关。

4. 潜在并发症　玻璃体液化、视网膜脱离等。

（四）护理措施

1. 指导验光配镜　经验光以确定近视度数。需散瞳验光者，给予 0.5%～1%托品卡胺或 1%阿托品眼药水溶液滴眼，注意点药后压迫泪囊 3～5 分钟，观察用药反应。配镜以矫正至最佳视力的最低度数镜片为原则，防止过度矫正。主张大多数患者戴框架眼镜，使用安全、简便且经济，是最常用最好的方法。角膜接触镜因可引起角膜炎等并发症，仅用于高度近视、严重屈光参差及某些特殊职业者。应正确取戴眼镜，保护镜片，避免磨损。注意清洁卫生，如戴片造成眼外伤或眼部炎症时应停戴，立即就诊。

链接

为什么验光时要散瞳？

验光就是通过主觉或他觉检查出眼睛准确的屈光度数，以此作为配镜的依据。验光时存在一个重要问题是排除眼调节力的干扰。在调节作用存在的情况下配镜，度数就会比实际度数深或浅，配成错误的眼镜。散瞳验光主要是应用睫状肌麻痹剂，使受检眼丧失调节力，在调节静止状态下检影验光，可获得正确的屈光不正度数。14 岁以下的孩子，眼的调节力很强，用强效散瞳剂（阿托品）散瞳后再进行验光，15～35 岁配镜第一次验光都需要散瞳，使用中效散瞳剂（后马托品）。第二次及以后配镜时，可根据情况散瞳或不散瞳。40 岁以上眼的调节力已弱，对验光影响较小，可以不散瞳。

2. 屈光手术护理　按外眼手术护理常规。但术前 1 周停戴软性角膜接触镜，戴硬性角膜接触镜者，术前至少应停戴 1 个月以上。术前 3 天停止眼部化妆。术后告知患者按医嘱正确点眼药，避免碰撞眼部，定期复诊。

3. 病情观察　观察患者视力、眼底、眼位、屈光度的变化。戴镜或手术后视力有无提高，有无眼痛、眼胀症状等。

（五）健康指导

近视眼的发生虽然与遗传因素有关，但不可忽视环境和用眼卫生对其的影响。预防措施如下：

（1）培养良好的用眼习惯：读写的姿势要正确，眼与书本的距离 30cm 左右，不要太近；阅读时间不要过长,每隔1小时休息10分钟并远眺;不要在暗处或强光下看书;不要在躺着、乘车或行走时看书等。

(2)改善学习环境及条件:教室或工作室要有良好的照明,照明应无眩光或闪烁;黑板无反光;桌椅高低配备合适;印刷品字迹清晰;减轻学生课业负担。

(3)合理营养,加强锻炼,增强体质。

(4)建立健全保健制度:坚持每日做眼保健操。定期检查视力,发现问题及时处理。

(5)假性近视者,注意眼部休息,每晚睡前点双星明、托吡卡胺眼液,预防真性近视的发生。

(6)高度近视者,避免跳水和剧烈运动。

考点: 近视的表现、矫正方法及预防

二、远 视 眼

(一)概述

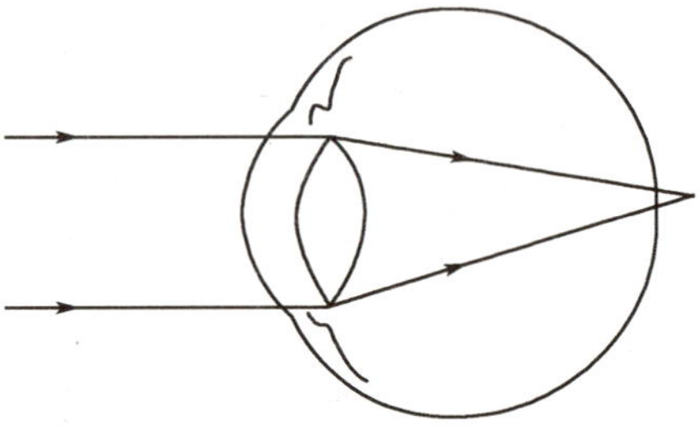

远视眼是指眼调节静止时,平行光线经过眼的屈光系统屈折后焦点位于视网膜后的一种屈光状态(图1-4-21)。

1.病因 主要是眼球发育不良,眼球小,眼轴前后较短引起,多见于儿童。也可因屈光力较弱所致,如扁平角膜、晶体脱位、外伤后或手术后无晶体眼。

图1-4-21 远视

2.分类

(1)按病因分类

1)轴性远视:眼轴较短,眼的屈光系统的屈光力正常。

2)屈光性远视:眼的屈光系统屈光力减弱或屈光指数下降。

(2)按远视程度分类

1)轻度远视:远视的屈光度低于3.00D。

2)中度远视:远视的屈光度为3.00~6.00D。

3)高度远视:远视的屈光度高于6.00D。

3.临床表现

(1)视力减退:远视眼的视力减退取决于远视程度和调节能力的强弱。青少年调节力强,轻度远视能发挥调节力的作用,故远近视力都可正常;年龄大而调节能力弱者,或远视度数较高,调节力不足以矫正屈光不正,则远近视力都出现减退,看近物比看远物更模糊。

(2)视疲劳:远视患者看远看近都较正视眼使用更多的调节,使睫状肌强烈收缩,且集合作用也大,日久可引起眼疲劳现象。

(3)内斜视:远视程度较大的儿童,由于过度调节和过多集合,可诱发内斜视。

4.治疗 远视眼的矫正是戴适度的凸透镜,使平行光线在未进入眼球之前先变成集合光线,使焦点前移,恰好落在视网膜上形成清晰的像(图1-4-22)。一般来说,轻度远视,如不引起视力障碍、视疲劳及斜视现象,无矫正的必要;反之,

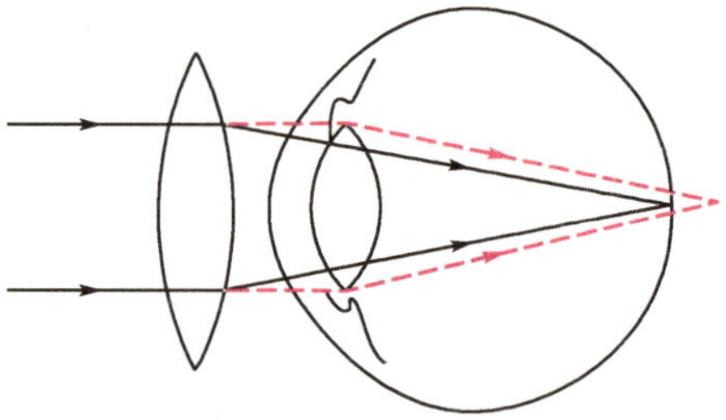

图1-4-22 远视矫正

则应尽早戴镜矫正,以提高视力及解除视疲劳,保持良好的调节。特别是儿童,以免发生斜视和弱视。

（二）护理评估

1. 健康史　了解患者的眼球发育情况,有无家庭史,远视的发生年龄及程度,是否经过验光,有无戴眼镜。有无眼外伤、晶体摘除手术史等。

2. 身心状况　远、近视力不同程度下降,易视疲劳,眼位内斜等。患者及家属有紧张、焦虑情绪。

3. 辅助检查　验光以确定远视的类型和程度。

4. 治疗要点与反应　戴合适凸透镜矫正。儿童在发育过程中,屈光度会有所改变。

（三）护理问题

1. 知识缺乏　缺乏远视眼防治知识,与信息来源不足有关。

2. 感知改变　视力障碍,与屈光力较弱或眼轴短有关。

3. 舒适改变　眼胀、头痛,与眼过多调节有关。

（四）护理措施

1. 验光护理　同近视护理。

2. 配镜护理　指导患者戴凸透镜,注意戴镜后有无眼胀、头痛症状。正确戴框架眼镜或角膜接触镜。注意眼镜的保养。

3. 病情观察　观察患者视力、屈光度的变化。戴镜视力有无提高,有无眼痛、眼胀症状等。

（五）健康指导

（1）注意用眼卫生,避免用眼过度。

（2）有症状者应坚持戴镜,以防内斜视加重和弱视。

（3）定期检查视力和验光,特别是学龄儿童,按其发育过程中屈光度改变,相应调整镜片度数。

考点: 近视与远视的区别

三、散　光

（一）概述

眼的屈光系统各径线屈光力不等,平行光线进入眼内不能聚成一个焦点的一种屈光状态称散光。

1. 病因

（1）先天因素:主要是先天性角膜各径线的曲率半径大小不一样。

（2）后天因素:角膜疾病如角膜溃疡、角膜薄翳,手术如角膜移植、白内障摘除术、斜视矫正术、翼状胬肉切除术等使角膜屈光面凹凸不平。

2. 分类

（1）规则散光:指角膜各径线的曲率半径大小不同,但有一定规律。即屈光力最强和屈光力最弱的主径线互相垂直,两焦点一前一后,有规律可循,可用柱镜片矫正。规律性散光又分为以下5种(图1-4-23):①单纯性远视散光:一主径线为远视,与其垂直的另一主径线为正视。②单纯性近视散光:一主径线为近视,与其垂直的另一主径线为正视。③复性远视散光:两条相互垂直的主径线均为远视,但两者屈光度不同。④复性近视散光:两条相互垂直的主径线均为近视,但两者屈光度不同。⑤混合散光:一主径线为远视,与其垂直的另一主径线为近视。

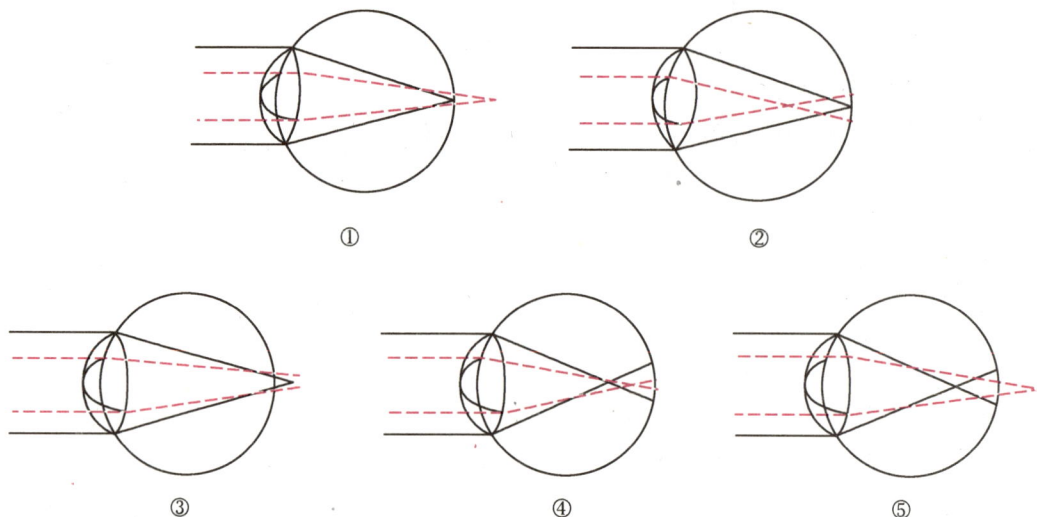

图 1-4-23　各种类型散光的屈光状态
①单纯性远视散光;②单纯性近视散光;③复性远视散光;④复性近视散光;⑤混合散光

（2）不规则散光:指眼的屈光系统各径线的屈光力不同,甚至同一径线上各部分的屈光力也不同,光线经过后被屈折得杂乱无章,没有规律可循。不能用一般镜片矫正。

3. **临床表现**　主要是视力减退,看远看近都不清楚,虽然尽量使用调节也徒劳无益,容易发生视疲劳。

4. **治疗**　轻度规则性散光无症状者,可不必矫正。若出现视疲劳和视力减退,尽管度数不高,也须用柱镜矫正。近视散光用凹柱镜片矫正,远视散光用凸柱镜片矫正。对不规则散光,可戴角膜接触镜。

（二）护理评估

1. **健康史**　了解患者的眼球发育情况、散光的发生时间及程度,是否经过验光,有无戴眼镜,有无角膜疾病、眼部外伤及手术史等。

2. **身心状况**　远、近视力不同程度下降,易视疲劳。

3. **辅助检查**　验光以确定散光的类型和程度。

4. **治疗要点与反应**　戴合适柱镜矫正,过矫者可出现眼胀、头痛等不适。

（三）护理问题

1. **知识缺乏**　缺乏散光保健知识,与信息来源不足有关。

2. **感知改变**　视力障碍,与进入眼内的光线不能聚焦有关。

3. **舒适改变**　眼胀、头痛,与眼的调节紧张有关。

（四）护理措施

1. **验光护理**　同近视护理。

2. **配镜护理**　指导患者戴柱面透镜,注意戴镜后有无眼胀、头痛症状。正确戴框架眼镜或角膜接触镜。

3. **病情观察**　观察患者视力、屈光度的变化。戴镜视力有无提高,有无眼痛、眼胀症状等。

（五）健康指导

（1）注意用眼卫生,避免用眼过度。

（2）积极防治角膜疾病。

四、老　视

（一）概述

随着年龄的增长，眼的调节力减弱，因而引起近距离工作困难，称老视，俗称"老花眼"。老视是一种生理现象。一般老视从 40～45 岁以后开始出现。

1. 病因　随年龄增长，晶状体逐渐硬化，弹性下降，睫状肌力量变弱，导致眼的调节功能逐渐减弱。

2. 临床表现　远视力正常，近视力逐年减退，做近距离精细工作发生困难，阅读时必须将目标移远或在强光下才能看清，以后目标物虽移远也不能看清，易发生视疲劳(图 1-4-24)。

3. 治疗要点　须戴适度的凸透镜，以弥补调节力的不足(图 1-4-25)。所需要的凸透镜的度数与年龄及原有屈光状态有关，一般规律是正视眼在 40～45 岁开始约戴＋1.00D 凸透镜，以后每 5 年可酌情加＋0.5D，最高不超过＋3.5D。但对原有屈光不正或不同职业要求者，可按具体情况作必要的加减，如患者 40～45 岁患有＋1.00D 远视，阅读时需＋2.00D 镜片，若患者有－1.00D 近视或不做精细工作的人，则无须急于配镜。

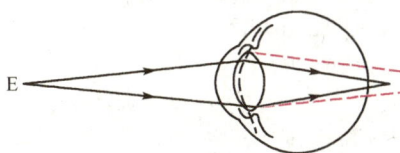

图 1-4-24　老视调节力不足　　　　图 1-4-25　老视矫正

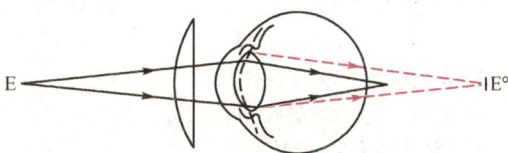

（二）护理评估

1. 健康史　询问就诊者的年龄、视物模糊情况，有无戴镜。
2. 身心状况　近视力下降，阅读及近距离工作困难，易视疲劳。
3. 治疗要点与反应　阅读时戴合适凸透镜。

（三）护理问题

1. 知识缺乏　缺乏老视知识，与信息来源不足有关。
2. 感知改变　近视力障碍，与眼的调节减弱有关。
3. 舒适改变　近距离阅读易眼胀、头痛，与眼的调节减弱有关。

（四）护理措施

1. 心理护理　解释老视相关知识，使其正确进行矫治。
2. 配镜护理　指导患者验光后戴合适的凸透镜，注意戴镜后有无眼胀、头痛症状。

（五）健康指导

（1）避免用眼过度导致视疲劳。
（2）随年龄增长老视程度会逐渐加重，镜片度数应适当调整。

考点： 老视的配镜原则

小结

　　屈光不正分近视、远视和散光，是影响视力的重要原因，严重者还可引起斜视和弱视。目前屈光不正的治疗仍以配镜矫正为主。近视眼的防治重点在于预防。老视是生理现象，主要是调节功能减弱，引起视近困难，应戴适度的凸透镜，以弥补调节力的不足。

自测题

一、名词解释

1. 假性近视　2. 调节　3. 屈光不正

二、填空题

1. 屈光不正包括_____、_____及_____ 3种。

2. 近视眼矫正是戴_____。

3. 不良的用眼习惯是指_____、_____、_____、_____和_____。

4. 屈光不正患者的护理诊断是_____、_____、_____和_____。

三、单选题

1. 下列哪项属于屈光不正?(　　)
　　A. 弱视　　B. 老视　　C. 正视
　　D. 近视　　E. 斜视

2. 近视是因为平行光线经眼屈光系统屈折后聚焦在(　　)
　　A. 视网膜后　B. 视网膜前　C. 视网膜
　　D. 角膜　　E. 晶状体

3. 下列哪项描述是正确?(　　)
　　A. 近视眼常见于眼轴过长
　　B. 老视属于屈光不正的一种类型
　　C. 远视眼可看到无穷远

D. 假性近视应尽早配戴凹透镜矫正
E. 散光看到的东西是散开的

4. 小儿检眼验光时,应给予的散瞳剂是(　　)
　　A. 0.5%去氧肾上腺素溶液
　　B. 0.5%毛果芸香碱溶液
　　C. 2%后马托品溶液
　　D. 1%阿托品溶液
　　E. 0.5%托吡卡胺溶液

5. 戴镜护理中,哪项不正确?(　　)
　　A. 常戴框架镜
　　B. 严重屈光参差者戴角膜接触镜
　　C. 眼镜应经常戴
　　D. 应正确验光后配镜
　　E. 戴角膜接触镜时,如有化妆,应化妆后戴镜

6. 高度近视眼的特点不包括(　　)
　　A. 近视度数超过−6.00D　B. 出现外斜视
　　C. 眼球突出　　D. 可伴玻璃体混浊
　　E. 远视力下降,近视力正常

四、问答题

1. 屈光不正包括哪些? 它们之间的区别在哪里?
2. 试述近视眼的预防措施。

(卢佩玲)

第9节　斜视及弱视患者的护理

一、斜视

眼球运动不能协调一致,双眼就不能同时注视同一目标,即一眼注视一目标,另一眼偏离目标,造成两眼位置不对称,称为斜视。根据病因不同及眼肌功能情况,分为共同性斜视和麻痹性斜视两类,还可按眼球偏斜的位置分为内斜、外斜、垂直斜视、交替斜视等。

(一)概述

1. 共同性斜视　是指两眼视轴不能同时注视同一目标,眼位呈偏斜状态,但眼外肌及其支配神经无器质性病变的一种斜视,斜视角在任何方向均相等。

(1)病因

1)解剖因素:眼外肌发育异常,如内直肌发育过强,致使拮抗肌之间失去平衡。

2)融合功能不全:双眼视力不等,或单眼视觉剥夺等因素,可妨碍双眼融合功能发育,使双眼单视的条件反射无法建立。

3)屈光不正:使调节与集合力不平衡。如远视眼需较大调节而过度集合常发生内斜视;近视眼不需调节或少调节而集合不足常出现外斜视。

(2)临床表现

1）一眼注视目标时，另一眼偏斜。

2）眼球运动无障碍。斜视角在任何方向均相等，即第一斜视角等于第二斜视角（健眼注视时，斜视眼的偏斜角称第一斜视角；斜视眼注视时，健眼的偏斜角称第二斜视角）。

3）无复视，无代偿性头位。

4）可伴弱视。

（3）治疗要点：矫正屈光不正、治疗弱视、正位训练、手术矫正。目的是美容，更重要的是使斜视眼恢复正常视力和双眼单视。

2. 麻痹性斜视　是指眼外肌麻痹所致的眼位偏斜，分先天性的后天性两种。

（1）病因：先天性眼外肌麻痹多为先天发育异常；后天性眼外肌麻痹多由头颅或眼眶外伤、感染、炎症、肿瘤、血管病变、中毒等原因引起眼外肌及支配其运动的神经麻痹所致。

（2）临床表现

1）眼位偏斜，眼球运动受限。

2）两眼分别注视时，偏斜角度不等，第二斜视角大于第一斜视角。

3）复视，伴头晕、恶心、呕吐、步态不稳等症。

4）代偿头位：为克服复视，缩小斜视角，减轻症状，常把头转向麻痹肌作用方向，以用头位转动弥补麻痹肌功能不足。如右眼外直肌麻痹，头转向右方。

（3）治疗要点

1）针对病因进行治疗，如摘除颅内肿瘤、消除眼眶内炎症，解除或减少受累神经和眼外肌的损害。

2）对症治疗，可给予维生素B族、能量合剂、血管扩张剂和激素类药物，有助于神经、肌肉功能恢复。

3）针灸或理疗。

4）病因已除，经药物治疗6个月以上无效者可考虑手术治疗。

（二）护理评估

1. 健康史　了解患者的眼部发育情况及家庭史，发病时间，有无屈光不正、颅脑及眼部外伤、感染、肿瘤等病史及治疗经过。

2. 身心状况　共同性斜视有眼位偏斜，眼球运动无障碍。斜视角在各注视方向相等，无复视，无代偿性头位。而麻痹性斜视除眼位偏斜外，眼球运动受限，第二斜视角大于第一斜视角，出现复视、头晕、恶心、步态不稳和代偿性头位。斜视可影响容貌，引起弱视，患者易焦虑。

考点：共同性斜视与麻痹性斜视的异同

3. 辅助检查　遮盖试验、角膜映光法、棱镜片法以测定斜视的类型和斜视度。还可做血常规和CT检查，了解是否有感染或颅内眼眶内占位性病变。

4. 治疗要点与反应　去除病因。根据病情给予药物和手术治疗，麻痹性斜视术后复视仍有可能存在。

（三）护理问题

1. 知识缺乏　缺乏斜视的防治知识，与信息来源不足有关。

2. 感知改变　视力下降，与屈光不正、斜视、弱视有关。

3. 舒适改变　眼胀、头晕、恶心，与麻痹性斜视有关。

4. 自我形象紊乱　与眼位偏斜有关。

（四）护理措施

1. 心理护理　向患者解释本病的治疗方法和预后，使患者和家属对手术有客观的认识，消除焦虑,增强治疗信心。

2.**用药护理** 对麻痹性斜视遵医嘱给予维生素 B 族、能量合剂、血管扩张剂、抗生素和激素类药物。

3.**手术护理** 按外眼手术护理常规。

4.可遮盖一眼,克服复视现象。

(五)健康指导

(1)注意用眼卫生,避免用眼过度。

(2)及时矫正屈光不正,强调坚持戴镜的重要性。

(3)积极防治引起麻痹性斜视的颅脑、眼部及全身性疾病。

二、弱　　视

案例1-4-11

　　患者,女,3 岁。近日母亲发现她喜欢斜着看东西,担心是否视力有问题,故带她来医院。检查:右眼裸眼视力 0.2,左眼裸眼视力 0.6,角膜光点反映法检查眼位:右眼映光点偏向瞳孔颞侧,位于瞳孔缘,左眼映光点在角膜中央,散瞳验光结果:右眼+4.00DS→0.3,左眼+2.50DS→0.9,初步诊断为共同性内斜,右眼弱视。

问题: 1.治疗护理措施和时机如何?

　　　2.如何对家属进行健康教育?

(一)概述

眼部无器质性病变,单眼或双眼矫正远视力低于或等于 0.8 者称为弱视,是儿童中常见危害视力的眼病。

1.**病因**

(1)斜视性弱视:为克服斜视引起的视觉紊乱,大脑皮质抑制斜视眼的视觉,久之形成弱视。

(2)屈光不正性弱视:高度屈光不正,尤其是高度远视,未及时矫正,无法使影像成焦在视网膜上可引起弱视。

(3)屈光参差性弱视:因双眼屈光不等,两眼视网膜成像大小和物像的清晰度也不等,故难以融合建立双眼单视,大脑皮质便抑制屈光不正较大的眼球的物像,久之该眼便形成弱视。

(4)形觉剥夺性弱视:婴幼儿期由于先天性白内障、角膜混浊、上睑下垂、遮盖眼过久、睑缘缝合术等,妨碍视网膜获得足够光刺激,剥夺了黄斑形成清晰物像的机会而引起弱视。

2.**临床表现**

(1)视力减退:矫正视力≤0.1 为重度弱视,0.2~0.5 为中度弱视,0.6~0.8 为轻度弱视。

(2)拥挤现象:对排列成行的视标分辨力差,单个视标检查,视力可明显提高。

(3)斜视或眼球震颤。

(4)固视异常:弱视眼多有旁中心固视,即是用中心凹以外的视网膜某一点注视目标。

(5)双眼单视功能障碍。

3.**治疗** 治疗病因,消除抑制,提高视力,训练黄斑固视和融合功能,恢复双眼单视。方法有矫正眼位,戴镜矫正屈光不正、遮盖健眼法、精细目力训练法、压抑疗法、后像疗法等。

(二)护理评估

1.**健康史** 了解患者出生时眼部发育情况及家庭史,有无眼病,有无不当遮眼史。

2. 身心状况　视力减退,不能矫正至正常;对排列成行的视标分辨力较单个视标差;中重度弱视者常伴斜视或眼球震颤;弱视眼多有旁中心固视;双眼单视功能障碍。患者及家属易焦虑。

3. 治疗要点与反应　去除病因,消除抑制,提高视力。弱视的治疗效果与年龄、弱视程度、固视性质及治疗依从性有关。年龄越小,治疗效果越好,6岁以后治疗效果较差;中心固视者效果较佳,旁中心固视者效果较差。

（三）护理问题

1. 知识缺乏　缺乏弱视的防治知识,与信息来源不足有关。

2. 感知改变　视力下降,与弱视有关。

3. 自理缺陷　与视力低下有关。

（四）护理措施

1. 心理护理　向患者及家属解释本病的治疗方法、疗程和预后,使患者和家属有客观的了解,消除其顾虑,增强信心,配合治疗。

2. 治疗护理　指导患者正确进行以下治疗:①验光配镜。②遮盖疗法:即遮盖视力相对较好的一眼,强迫弱视眼注视,使弱视眼得到锻炼而增加视力,是弱视治疗最主要最有效的方法。遮盖健眼多少天放开一天,或双眼交替遮盖的比例,应根据患儿视力的高低及年龄的大小而灵活掌握。③精细目力训练法:穿珠子、穿针、刺绣、描图、绘画等。精细目力训练必须使用弱视眼,每天一次,每次10～15分钟。常规遮盖加精细作业是治疗弱视的最好方法。此外,还有后像疗法、压抑疗法、红色滤光片疗法等。

3. 病情观察　要特别注意,每进行遮盖疗法2～4个星期,必须检查两眼视力,观察弱视眼视力有无进步,被遮眼视力有无退步。如被遮眼视力没有退步,可继续作遮盖,如被遮眼视力退步,就要停止遮盖若干天,等被遮眼视力恢复后再继续遮盖治疗。

（五）健康指导

（1）普及弱视知识的宣传教育工作,使家长和托幼工作者认识到弱视及其危害,了解和掌握有关弱视的防治知识。

（2）视力发育是随着儿童的成长逐步完善的。应定期为婴幼儿童检查视力,一般每6个月检查一次,以便早期发现弱视,及时治疗。

（3）发现近视、远视、散光等屈光不正,应在医生指导下及时配戴合适度数的眼镜,以免发展成弱视。

（4）告知患者家属弱视的疗效与年龄有关,治疗年龄越小效果越好。

> **链接**
>
> **我国儿童不同年龄段正常视力**
>
> 1岁:0.2。
> 2岁:0.4～0.5。
> 3岁:0.5～0.6。
> 4岁:0.7～0.8。
> 5岁:0.8～1.0。
> 6岁:1.0或以上。
>
> 一般儿童视力发育在6～8岁趋于稳定。如低于以上数值,孩子的父母应警惕。

考点: 弱视的治疗护理及预防

小结

斜视是眼位偏斜,分共同性斜视和麻痹性斜视,由多种原因引起,除影响美观外,重要的是抑制斜视眼的视功能,导致弱视和立体视觉丧失。根据不同病因,给予配镜、药物、手术治疗。弱视是视觉发育障碍,弱视如果不及时防治,将造成终身视力低下和立体视觉功能障碍。治疗上应矫正眼位或屈光不正、遮盖法等。斜视和弱视多发生于儿童,必须认真对待,早发现,早治疗。

自测题

一、名词解释

1. 斜视　2. 共同性斜视　3. 弱视

二、填空题

1. 根据病因不同斜视分为_____、_____。

2. 引起弱视的原因有_____、_____、

_____、_____、_____。

三、单选题

1. 下列哪项不是共同性斜视的临床表现？（　　）

　　A. 斜视角相等　B. 无复视　C. 眼位偏斜

D. 眼球运动受限　E. 无代偿性头位

2. 中度弱视的视力范围在（　　）

A. 0.6～0.8　　B. 0.2～0.5　　C. ≤0.1

D. 0.8～0.9　　E. 0.9～1.0

四、问答题

1. 何谓斜视？共同性斜视与麻痹性斜视各有什么特点？

2. 如何鉴别共同性斜视与麻痹性斜视？

3. 什么是弱视？

（卢佩玲）

第10节　眼外伤患者的护理

　　眼是人体的暴露器官,易受外伤。眼的结构极为精细、复杂而脆弱,生理功能非常重要,受伤后常会引起不同程度的视力下降,重者可致失明或损毁眼球,是致盲性眼病之一。

　　眼外伤按致伤原因可分为机械性和非机械性两类。前者包括钝挫伤、穿通伤和异物伤等;后者有热烧伤、化学伤、辐射伤和毒气伤等。

一、结膜和角膜异物

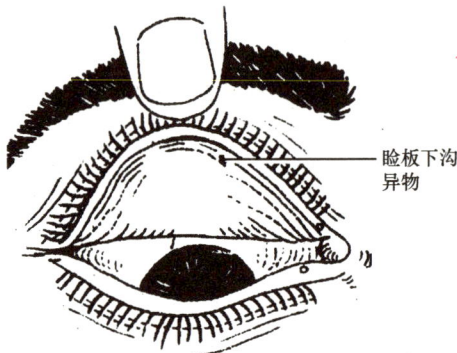

睑板下沟异物

图 1-4-26　结膜异物

（一）概述

　　结膜、角膜异物是指细小异物黏附或嵌入结膜、角膜表层所致。常见的异物有灰尘、沙粒、煤屑、铁屑、玻璃碎屑、谷壳、飞虫等。患者多有眼部异物感、疼痛、畏光、流泪、眼睑痉挛。结膜异物多存留在睑板下沟(图 1-4-26)、穹隆部及半月皱襞处;角膜异物多存留在角膜表面、浅层或刺入角膜深层,其周围可有灰白色浸润,铁质异物可形成锈斑。治疗要点是及时取出角结膜异物,预防感染。

（二）护理评估

1. **健康史**　详细询问致伤原因、时间、异物种类及受伤后的诊治经过。

2. **身心状况**　有明显的眼部异物感和刺激症状。仔细检查角结膜可找到异物。患者有焦虑心理。

3. **治疗要点与反应**　取异物。若处理不当,可引起患者角膜感染或穿孔。

（三）护理问题

1. **知识缺乏**　缺乏眼部的防护知识,与信息来源不足有关。

2. **舒适改变**　眼痛、流泪、异物感,与异物刺激有关。

3. **有感染的危险**　与异物存留过久、处理不当有关。

（四）护理措施

1. 治疗护理　黏附角结膜表层的异物,可用1‰丁卡因溶液表面麻醉后用无菌湿棉签拭去,大量异物者用0.9%氯化钠溶液冲洗,再滴抗生素眼药水。嵌入角膜的异物,可用异物针或注射针头剔除(图1-4-27),如有铁锈斑,应尽量将锈斑刮除干净,若铁锈范围大而深,一次不能剔尽,可分次进行,以免损伤过多角膜。对多个异物可分期取出,即先取出暴露的浅层异物,再对深层异物进行处理。操作严格遵守无菌要求,术毕涂抗生素眼膏包眼。

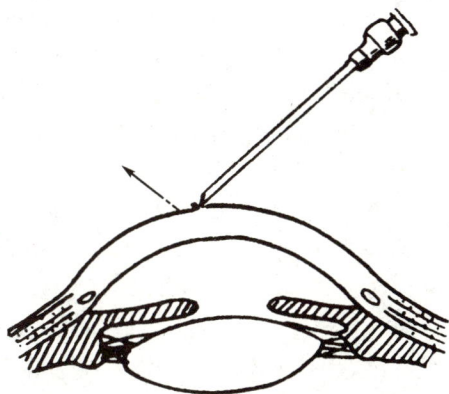

图 1-4-27　角膜异物剔除术

2. 病情观察　观察角结膜有无异物残留,角膜伤口愈合情况,有无感染发生。

（五）健康指导

(1)保护眼睛,以防眼外伤,如工作时遵守操作规程,戴防护镜。

(2)异物溅入眼后,忌用力揉眼。

(3)告知患者角膜异物剔除后,第二天应复诊。

二、眼　挫　伤

案例1-4-12

　　患者,男,25岁。右眼被拳击伤,眼痛、视物不清一天。检查视力:右眼光感,左眼5.0,右眼前房内充满暗红色液体,右眼瞳孔、虹膜及晶状体均不能查见。

问题:1. 张先生的眼部为何种外伤? 目前病情如何?

　　　2. 应给予何种护理措施? 病情观察时主要注意观察哪些内容?

（一）概述

眼部受钝性物体的撞击或高压液体、气体的冲击所致的损伤称眼挫伤。致伤物有树木、球类、石块、拳头、高压水枪、爆炸产生的冲击波等。眼挫伤包括眼附属器挫伤和眼球挫伤,挫伤的部位及程度与致伤物的大小、作用方向和速度有关。由于眼各部的组织结构不同,挫伤后可有不同表现。

1. 眼睑挫伤　引起眼睑肿胀、皮下淤血、血肿,重者可造成眼睑撕裂、伴泪小管断裂,以及眶壁骨折。眼睑挫伤引起的轻度淤血和水肿,可自行吸收,无须特殊处理;当淤血明显时,早期可给予冷敷,防止继续出血,48小时以后改热敷,以促进积血吸收,同时可应用止血药。眼睑裂伤者应缝合。

2. 角膜挫伤　若伤及角膜上皮层,有明显刺激征、视力下降,角膜上皮可脱落。严重的角膜挫伤引起角膜基质层水肿、增厚和混浊、后弹力层皱褶,甚至角膜破裂。治疗时可在结膜囊内涂抗生素眼药膏后包扎,预防感染,促进上皮愈合,防止引起角膜溃疡。角膜基质水肿者眼部可滴用糖皮质激素眼药水,必要时用散瞳剂。角膜裂伤有内容物脱出者,手术缝合。

3. 虹膜睫状体挫伤　因虹膜睫状体血管破裂,可有前房积血,大量积血可引起继发性青光眼。若虹膜根部断离,则瞳孔呈"D"形,可引起单眼复视。瞳孔括约肌损伤可出现瞳孔散大;若外力过强,可导致房角撕裂、后退、前房变深等。前房积血时,应双眼包扎、半卧位休息、限制眼球活动、给予止血药物;若眼压升高,应用降眼压药物治疗;如出血久不吸收,应进行前房穿刺术放出积血。小的虹膜瞳孔缘断裂无症状者不需处理;严重虹膜根部离断出现复视者,行虹膜根部缝合术;外伤性瞳孔散大,轻者能自行恢复,伴有调节麻痹视力出现障碍时,可配眼镜矫正视力。

4. 晶状体挫伤 导致晶状体混浊即外伤性白内障;挫伤后由于悬韧带部分或全部断裂,可引起晶状体半脱位或全脱位。半脱位时,散瞳后在瞳孔区可见部分晶状体的赤道部,表现为相应区虹膜震颤、单眼复视或散光;晶状体全脱入前房或嵌于瞳孔时,引起继发性青光眼;向后坠入玻璃体内时,视力减退、前房加深、虹膜震颤等。半脱位时,可试用眼镜矫正散光。外伤性白内障可根据视力的需要决定是否手术治疗;全脱位时若晶状体脱入前房或嵌顿于瞳孔应立即手术摘除。

5. 视网膜挫伤 常在对应的后极部视网膜上发生对冲伤,造成视网膜血管渗透性增加,导致其缺氧和水肿,即所谓视网膜震荡。表现为后极部视网膜灰白色混浊,视力损伤轻微。数天后水肿逐渐消退,眼底和视力恢复。严重的视网膜挫伤则有出血、黄斑裂孔、视网膜脱离。治疗可用糖皮质激素、神经营养药、血管扩张剂、维生素类。视网膜脱离者及时手术。

(二)护理评估

1. 健康史 详细询问患者是否有明确外伤史,受伤原因、时间、致伤过程、致伤物及伤后诊治经过。

2. 身心状况 眼挫伤部位不同,其症状和体征可有不同。眼睑挫伤出现眼睑水肿、淤血;角膜挫伤时出现眼痛、流泪,角膜水肿、混浊,甚至裂伤;虹膜睫状体挫伤有出现前房积血、虹膜根部断裂、瞳孔散大等;晶状体挫伤可发生晶体混浊或脱位;视网膜挫伤时可出现视网膜震荡、视网膜出血、严重时视网膜脱离等。眼外伤可直接影响患者的视功能和眼外观,患者有焦虑、悲观情绪。

3. 治疗要点与反应 主要是对症处理,预防感染。

(三)护理问题

1. 知识缺乏 缺乏眼外伤的防治知识,与信息来源不足有关。

2. 舒适改变 眼痛、流泪,与眼组织受伤有关。

3. 感知改变 视力下降,与眼外伤引起眼的结构破坏有关。

4. 潜在并发症 继发性青光眼、外伤性白内障、视网膜脱离。

(四)护理措施

1. 休息与饮食 严重眼挫伤应卧床休息,前房积血采取半卧位。给营养丰富、易消化食物,保持大便通畅。

2. 心理护理 给予心理疏导,使患者情绪稳定,配合治疗。

3. 对症护理 眼挫伤出血时 24 小时内冷敷,防止再出血,48 小时以后改热敷促进积血吸收;必要时给予止痛、镇静、散瞳等。

4. 用药护理 遵医嘱应用止血药、糖皮质激素、抗生素、维生素类药物。

5. 病情观察 监测伤眼的视力、眼痛、眼压、出血等变化。

(五)健康指导

(1)进行生活与安全生产教育,注意自我防护,预防眼外伤。

(2)指导患者自我监测,如出现眼痛加剧、有虹视、视力进一步下降,马上就医。

三、眼球穿通伤

（一）概述

眼球壁被锐器刺透或高速飞行的碎片击穿称为眼球穿通伤。致伤物有针头、钉子、树枝、剪刀、碎石、子弹等,属眼科急症。临床表现有眼痛、视力障碍,如果房水脱出会有一股"热泪"流出的感觉。检查见角膜、巩膜或角巩膜缘有伤口,可有内容物脱出,前房变浅;还可出现眼内出血,眼压可下降或升高。常合并眼球内异物,可引起眼内感染和交感性眼炎、粘连性角膜白斑。

治疗时应及时封闭伤口,恢复眼球结构的完整性,防治伤后感染和并发症。给予止血、止痛、注射破伤风抗毒血清,局部和全身应用抗生素和糖皮质激素。嵌顿的脱出物无污染者,用抗生素溶液清洗,争取送还眼内,受污染不能还纳时,应予剪除;晶状体脱出时可行摘除术;眼内异物者,及早定位定性,手术取出。完全无法缝合或眼球已成"空穴"者可行眼球摘除。

链接

人的眼球能换吗?

眼睛是人们认识世界、获取信息的重要器官。失明的人是多么渴望重见光明。有不少人由于种种原因损害或摘除了眼球,希望医生能给换一个眼球。可惜到目前为止,医学发展还不能做到这一步。因为眼睛虽小,却是个极其精密而复杂的器官,视神经属于中枢神经,被切断后尚无法重新接活,视神经上的血管比头发还要细,也无法缝合,还存在着排斥反应等问题。所以,眼球移植目前只是一种梦想。不过,令人欣喜的是,活动义眼可帮助眼球摘除术后的患者重树生活的信心。

（二）护理评估

1. **健康史**　详细询问是否有明确外伤史,受伤过程、致伤物及伤后诊治经过。

2. **身心状况**　眼痛、流泪、视力障碍,眼球伤口处可见内容物脱出,前房变浅;还可出现眼内出血。眼压可下降或升高,常有眼球内异物存留、眼内感染。眼球穿通伤对视力影响大,患者有焦虑、悲观情绪。

3. **治疗要点与反应**　封闭伤口,止痛、止血,预防感染和并发症。

（三）护理问题

1. **知识缺乏**　缺乏眼外伤的防治知识,与信息来源不足有关。

2. **舒适改变**　眼痛、流泪,与眼组织受伤有关。

3. **感知改变**　视力下降,与眼外伤引起眼的结构破坏有关。

4. **潜在并发症**　继发性青光眼、外伤性白内障、眼内炎、交感性眼炎。

（四）护理措施

1. **休息与饮食**　眼球穿孔伤应卧床休息,给营养丰富、易消化食物,保持大便通畅。

2. **心理护理**　给予心理疏导,使患者情绪稳定,配合治疗。

3. **手术护理**　协助医生缝合伤口、取异物。但术前准备时禁忌挤压眼球和冲洗结膜囊,以免加重内容物脱出和增加眼内感染机会。

4. **用药护理**　遵医嘱应用抗生素、止血药等。

5. **病情观察**　监测伤眼的视力、眼痛、眼压、出血、伤口等情况。

（五）健康指导

（1）进行生活与安全生产教育,注意自我防护,预防眼外伤。

（2）指导患者自我监测,一旦未受伤眼出现不明原因的眼痛、眼红、视力下降,应及时向医护人员反应。

四、眼部化学性烧伤

　　患者，男，农民工，在一家建筑工地干活，今天在给房子顶部涂石灰浆时不慎被石灰溅入右眼，自觉异物感和刺痛，于是用手揉眼，想把异物揉出，无效。右眼疼痛加剧，视物模糊，不能睁眼。遂由工友送来急诊。检查：右眼睑红肿，结膜充血，角膜混浊，有上皮脱落，前房和瞳孔看不清。

问题：1. 患者的右眼发生了什么情况？

　　　 2. 患者眼部发生情况后的自行处理是否正确？应吸取什么教训？

　　　 3. 正确的护理措施有哪些？

（一）概述

1. **病因**　眼化学伤是以酸、碱为主的化学物质入眼后引起的眼部损伤，多发生于化工厂、施工场所和实验室。致伤物多为硫酸、盐酸、硝酸、氢氧化钠、石灰、氨水及农药等。眼化学伤的轻重程度与化学物质的性质、浓度、接触时间、接触面积和抢救是否及时有关。酸性物质可使组织蛋白质凝固坏死形成假膜，能阻止酸性物质继续向深层组织渗透，因此，组织损伤相对较轻；而碱与组织中的类脂质起皂化作用，能溶解脂肪，与组织接触后能很快渗透到深层和眼内，使深部及周围组织继续被侵蚀，因此，碱烧伤破坏力大而持久，预后差。

2. **临床表现**　眼痛、畏光、流泪、视力下降。轻度烧伤可引起眼睑皮肤潮红、肿胀，结膜轻度充血、水肿，角膜上皮脱落。重者眼睑皮肤腐蚀、溃烂，结膜高度水肿，苍白甚至坏死，角膜缺血性坏死，呈灰白色。碱烧伤时，碱可直接渗入前房引起虹膜睫状体炎，继发性青光眼、并发性白内障、眼内炎和眼球萎缩。眼睑、泪道的烧伤可引起睑、结膜等组织的畸形，如睑外翻、睑内翻、睑球粘连等。

3. **治疗**　无论何种化学伤，现场急救最重要，应分秒必争就地彻底冲洗眼部，用大量的清水反复冲洗，目的在于稀释浓度，减少眼组织的破坏，将烧伤程度降至最低。送到医院后，应再次冲洗，常用中和液或0.9%氯化钠溶液，即酸烧伤用碱性冲洗液（2%碳酸氢钠溶液），碱烧伤用酸性冲洗液（3%硼酸溶液）。同时止痛、抗感染和预防并发症。

（二）护理评估

1. **健康史**　详细询问患者是否有明确外伤史，受伤过程、致伤物及伤后诊治经过。

2. **身心状况**　明显的眼部刺激症状，视力下降。眼睑皮肤潮红、肿胀、腐蚀、溃烂，结膜充血、水肿、苍白甚至坏死，角膜上皮水肿、坏死呈灰白色，甚至溃疡穿孔。可并发虹膜睫状体炎、继发性青光眼、并发性白内障、眼内炎和眼球萎缩。晚期可致眼睑畸形、睑球粘连。眼化学伤对视力及外观影响大，患者有焦虑、恐惧、悲观情绪。

3. **治疗要点与反应**　立即就地彻底冲洗伤眼，然后去医院用中和液继续冲洗，必要时碱烧伤行结膜下冲洗和前房穿刺。注意预防感染，促进愈合。

（三）护理问题

1. **知识缺乏**　缺乏眼外伤的防治知识，与信息来源不足有关。

2. **舒适改变**　眼痛、流泪，与眼组织化学伤有关。

3. **感知改变**　视力下降，与眼外伤引起眼的结构破坏有关。

4. **潜在并发症**　继发性青光眼、外伤性白内障、眼内炎、交感性眼炎。

（四）护理措施

1. **急救护理**　①现场立即抢救，就地取水，如自来水、河水、井水反复冲洗眼部，冲洗时翻转上下睑,转动眼球,充分暴露上下穹隆,彻底冲洗。或将面部浸入水中,反复开闭眼睑翻眼洗净。不要未经冲洗而急于送医院,以免延误抢救时机。②到医院后再次冲洗,用中和液或 0.9% 氯化钠溶液冲洗,酸烧伤常用 2% 碳酸氢钠溶液,碱烧伤用 3% 硼酸溶液,并仔细寻找和去除化学物质颗粒。③严重碱性烧伤应尽早行前房穿刺,放出碱性房水,以减轻碱性物质对眼内组织的持续腐蚀作用。

2. 用药护理　①严重烧伤可结膜下注射中和药物,酸性烧伤可用磺胺嘧啶钠注射液,碱性烧伤用维生素 C 注射液。②应用抗生素预防感染。③用 1% 阿托品溶液散瞳,防止虹膜后粘连。④局部滴用胶原酶抑制剂,促进角膜胶原合成,防治角膜溃疡穿孔。⑤局部或全身使用糖皮质激素,以抑制炎症反应和新生血管的形成,但角膜有溶解倾向时,应停用糖皮质激素。

3. 对症护理　每天用玻璃棒分离上下穹隆,并涂大量抗生素眼膏,防止睑球粘连。晚期出现并发症时行手术处理,如睑球粘连分离术、睑内翻矫正术、角膜移植术。

4. 心理护理　给予心理疏导,使患者情绪稳定,配合治疗。

5. 病情观察　监测伤眼的视力、眼痛、伤口等情况。

（五）健康指导

(1) 进行生活与生产安全教育。

(2) 严格遵守操作规程,加强防护措施。

(3) 改善劳动条件。工作区应备有充足水源,一旦发生眼外伤,可立即进行冲洗。

考点:化学性眼外伤的急救要点

五、电光性眼炎

案例1-4-14

患者,男,15 岁,家里正在进行装修,需要在阳台安装防盗网及天台搭阳光棚,看见工人戴着防护罩电焊铝合金,发出闪闪的亮光十分新鲜,于是好奇地围观一看再看,谁知到了晚上双眼出现异物感、疼痛、畏光、流泪、眼睛睁不开,即由家人陪同来诊。检查:双眼结膜充血,角膜透明,但用荧光素染色后见密集的小点状黄绿色着色。面部及颈部皮肤潮红。

问题:1. 患者的眼部出现了什么情况? 由什么引起?

　　　2. 应立即给予何种处置?

　　　3. 还有什么环境中也可出现类似情况? 如何预防?

（一）概述

电光性眼炎又称紫外线性眼炎,是由于大量紫外线长时间照射眼部引起,发生于工业电焊、长时间暴露于紫外线灯照射下所引起的眼部损伤。高原雪地、沙漠、水面反射太阳光中的紫外线也可造成眼部损伤,称雪盲或日光性眼炎,也属此症。大量紫外线被角膜吸收后,损伤角膜上皮层,但可很快再生,一般不造成永久性损害。潜伏期长短与照射强度及时间有关,一般接触 3~8 小时发作,常在晚上发病。双眼出现强烈的异物感、疼痛、畏光、流泪、眼睑痉挛,检查见结膜充血水肿、角膜上皮点状脱落,用荧光素染色见点状着色。24 小时后症状减轻或消失。紫外线损伤时,可用 1% 的丁卡因眼药水滴眼、冷敷等方法减轻疼痛。涂抗生素眼膏预防感染。

（二）护理评估

1. 健康史　有紫外线接触史。多见于电焊工,也可见于雪地或海面工作者。

2. 身心状况　双眼强烈角膜刺激症状。眼睑结膜充血、水肿、角膜上皮点状荧光着色。患者有焦虑情绪。

3. 治疗要点与反应　滴 1% 丁卡因眼药水止痛,注意预防感染。

（三）护理问题

1. 知识缺乏　缺乏紫外线损伤的防治知识，与信息来源不足有关。

2. 急性疼痛　与角膜上皮脱落有关。

3. 潜在并发症　角膜炎。

（四）护理措施

1. 对症护理　给予1‰丁卡因液滴眼2～3次止痛，必要时用镇痛剂或安眠药使患者充分休息。

链接

红外线损伤

　　红外线来源于高热物体，如融化的玻璃和钢铁、太阳光等。红外线辐射对眼的损伤主要是热作用。短波红外线可穿透角膜，被虹膜和晶状体吸收，产生热效应，造成晶状体蛋白质变性，晶状体变混浊。当红外线通过屈光间质，聚焦在视网膜上时，也可将视网膜黄斑部灼伤。接触红外线人员应戴含氧化铁的特制防护眼镜。

2. 预防感染　给予抗生素眼膏防止感染。

3. 心理护理　给予心理疏导，减轻患者焦虑情绪。

4. 病情观察　监测眼痛、角膜等情况。

（五）健康指导

（1）进行生活与生产安全教育。

（2）加强防护措施，直接操作电焊的工人应戴电焊防护面具；在雪地或沙漠行军、滑雪、航海等应戴防护眼镜。

3. 嘱患者勿用手揉眼，以免加重角膜上皮损伤。

小结

　　眼外伤对眼球的损害极大，轻者造成眼球结构损伤、视力减退，重者导致失明，属眼科的危重急症。因此，诊断的正确与否，急救护理的及时、恰当与否，与伤眼的预后密切相关。一旦发生，机械性眼外伤处理原则是：关闭伤口、止血、异物取出、抗感染、预防并发症；眼化学伤应及时彻底冲洗。通过加强生产、生活安全教育、严格执行操作规程、完善防护措施，眼外伤是可以预防的。

自测题

一、名词解释

1. 眼球穿通伤　2. 电光性眼炎

二、填空题

1. 眼外伤按致伤原因可分为_____、_____两种。

2. 上睑结膜异物存留的常见部位是_____。

3. 眼球穿通伤时，治疗护理上禁止_____和_____。

4. 治疗电光性眼炎，给予的止痛药是_____。

三、单选题

1. 患者双眼被氨水烧伤，应选哪种药物行进一步中和冲洗？（　　）

　　A. 0.9％氯化钠溶液　　　　B. 3％硼酸溶液

　　C. 2％碳酸氢钠溶液　　　　D. 平衡液

　　E. 以上都是

2. 酸性物质致伤原因为（　　）

　　A. 能使蛋白质凝固坏死

　　B. 使角膜上皮坏死脱落

　　C. 使组织蛋白溶解

　　D. 与组织的类脂质起皂化反应

　　E. 使脂肪溶解

3. 紫外线损伤主要造成（　　）

　　A. 虹膜损伤　　　　　　　　B. 视网膜灼伤

　　C. 角膜上皮细胞坏死脱落　　D. 晶状体损伤

　　E. 玻璃体损伤

四、简答题

1. 怎样对眼外伤的患者进行评估？

2. 外伤性前房积血患者应给予哪些治疗和护理措施？

3. 眼化学伤的抢救措施是什么？

4. 简述眼外伤患者健康指导的内容。

（卢佩玲）

第2篇　耳鼻咽喉科护理

第5章

耳鼻咽喉应用解剖生理

耳鼻咽喉各器官主导人的听觉、平衡、嗅觉诸感觉及呼吸、吞咽、发声、语言等运动功能，各器官所处的解剖结构、位置和生理功能又相互关联，因此，掌握熟悉耳鼻咽喉器官的解剖，将有助于中职护士对五官科疾病的学习。

第1节　鼻的应用解剖及生理

鼻分为外鼻、鼻腔和鼻窦三部分。

一、鼻的应用解剖

（一）外鼻

外鼻形似一个基底向下的三棱锥体，突出于面部中央，由骨、软骨构成支架，外覆以软组织和皮肤（图2-5-1）。外鼻的骨部支架由额骨鼻部、鼻骨及上颌骨额突和腭突组成，鼻骨上端窄而厚，下端宽而薄，故外伤时下2/3处易骨折。软骨则主要由隔背软骨和大翼软骨组成。外鼻部皮肤厚薄不一，鼻根、鼻梁及其侧面皮肤较薄，皮下组织疏松，可以出现皱纹。鼻尖及鼻翼处皮肤较厚，富有皮脂腺和汗腺，是鼻疖的好发部位，疖肿炎症肿胀时，疼痛较剧。外鼻的静脉主要经内眦静脉和面静脉汇入颈内静脉，而内眦静脉又可经眼上、下静脉与颅内海绵窦相通（图2-5-2）。

考点： 临床上"危险三角区"的范围

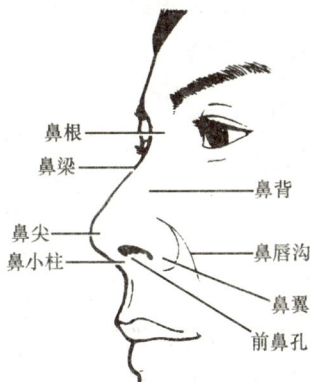

图2-5-1　外鼻形态

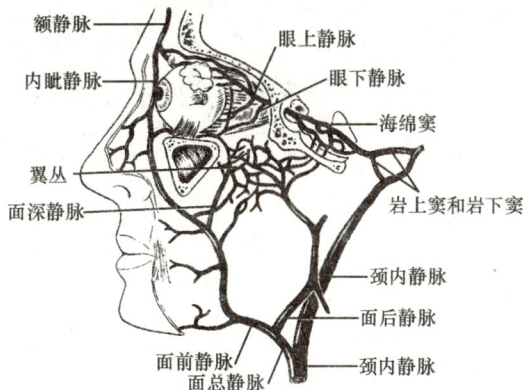

图2-5-2　外鼻静脉与晴静脉及海绵窦的关系

（二）鼻腔

鼻腔由鼻中隔分隔为左右两腔,每侧鼻腔为一顶窄底宽的狭长腔隙,前起前鼻孔,后止于后鼻孔,与鼻咽部相通。每侧鼻腔又分为鼻前庭和固有鼻腔前后两部分。

1. 鼻前庭 位于鼻腔最前部,由皮肤覆盖,长有粗硬的鼻毛,并富有皮脂腺和汗腺,较易发生疖肿,由于缺乏皮下组织,皮肤与软骨膜紧密相连,疖肿压迫刺激下,疼痛剧烈。

2. 固有鼻腔 简称为鼻腔,由黏膜覆盖,由内、外、顶、底四壁组成。鼻前庭皮肤与固有鼻腔黏膜交界处称为鼻阈(即鼻内孔)。

(1)内侧壁:即鼻中隔,由软骨和骨构成,外覆盖有黏膜,其前下部黏膜内动脉血管表浅而丰富,交织成网,称之为利特尔区,是鼻出血最易发生的部位,又称为"易出血区"(图2-5-3)。

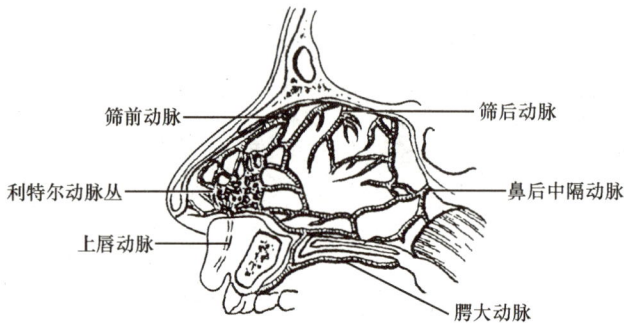

图 2-5-3　鼻中隔动脉

(2)外侧壁:自上而下有突出于鼻腔中的三个呈阶梯状排列的骨性组织,外覆黏膜,分别称上、中、下鼻甲。各鼻甲下方均有一裂隙样间隙,称为鼻道,即上、中、下鼻道(图2-5-4)。各鼻甲与鼻中隔之间的空隙称为总鼻道。以中鼻甲游离缘为界,其上方鼻甲与鼻中隔之间的腔隙称嗅裂或嗅沟,该水平以下鼻甲与鼻中隔之间的空隙称为总鼻道。

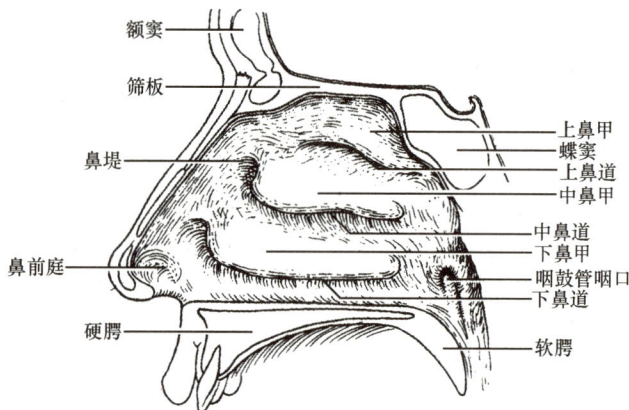

图 2-5-4　鼻腔外侧壁结构

上鼻甲位于鼻腔外壁的后上部,位置最高、最小,因前下方有中鼻甲遮挡,前鼻镜检查不易窥见。后组筛窦开口于上鼻道。上鼻甲后上方为蝶筛隐窝,蝶窦开口于此。

中鼻甲是鼻内镜手术重要的解剖标志,中鼻道外壁上有两个隆起,前下隆起名钩突,后上方隆起为筛泡,钩突与筛泡之间有一半月形裂隙,称为半月裂,半月裂向前下及后上扩大成漏斗状,称筛漏斗,额窦多开口于半月裂孔的前上部,其后为前组筛窦开口,最后为上颌窦开口。

鼻内镜手术的焦点——中鼻甲

在鼻内镜鼻窦手术的开展及与鼻内镜手术相关鼻腔鼻窦解剖和鼻窦病理生理学研究的深入中,中鼻甲一直是诸多问题的焦点之一。一方面,中鼻甲在鼻腔生理功能中发挥重要作用,同时又是鼻内镜鼻窦手术中最重要的解剖参考标志之一;另一方面,中鼻甲自身的异常,可导致鼻腔鼻窦的通气引流的功能障碍,成为鼻窦炎的发源地,不仅影响手术操作,而且影响手术后治愈率,所以,如何在去除中鼻甲病变的基础上,保留和恢复其功能是鼻内镜鼻窦外科中的一项重要内容。

下鼻甲为一独立骨片,前端距前鼻孔约 3cm,后端距咽鼓管口约 1cm,为鼻甲中最大者,故下鼻甲肿大时易致鼻塞或影响咽鼓管的通气引流。下鼻道前部顶端有鼻泪管开口,距离下鼻甲前端 1~2cm 下鼻甲附着处骨壁较薄,是上颌窦穿刺的最佳进针部位。下鼻道外侧壁后部有鼻-鼻咽静脉丛,是老年人鼻腔后部出血的好发部位。

(3)顶壁:呈狭小的拱形,主要为筛骨水平板构成,此板薄而脆,并有多数细孔,呈筛状,嗅神经经此穿过进入颅前窝。外伤或手术时易骨折致脑脊液鼻漏,成为感染入颅的途径。

(4)底壁:即硬腭,与口腔相隔,前 3/4 由上颌骨腭突,后 1/4 由腭骨水平部构成。

3. 鼻腔黏膜　与鼻窦的黏膜相连续,按其功能及位置分为嗅区黏膜和呼吸区黏膜两部分。嗅区黏膜主要分布于鼻腔顶中部,向下至鼻中隔上部和鼻腔外侧壁上部,范围较小,黏膜内的嗅细胞受到刺激时,可产生嗅觉。而呼吸区黏膜占鼻腔大部分,黏膜主要由纤毛柱状上皮构成,纤毛的规律摆动可将鼻腔内的尘埃、细菌等异物随分泌物排至鼻咽部;上皮内的杯状细胞具有分泌功能,能产生大量的分泌物,随着纤毛运动不断向鼻咽部移动。

（三）鼻窦

鼻窦为鼻腔周围颅骨含气空腔,左右成对,共 4 对,按其所在颅骨命名为额窦、筛窦、上颌窦及蝶窦(图 2-5-5)。各窦腔均有窦口与鼻腔相通,窦内黏膜也与鼻黏膜相连续。临床上按其解剖部位及窦口所在位置,将鼻窦分为前、后两组,前组鼻窦包括上颌窦、前组筛窦和额窦,其窦口均在中鼻道。后组鼻窦包括后组筛窦和蝶窦,前者窦口在上鼻道,后者窦口在蝶筛隐窝(图 2-5-6)。

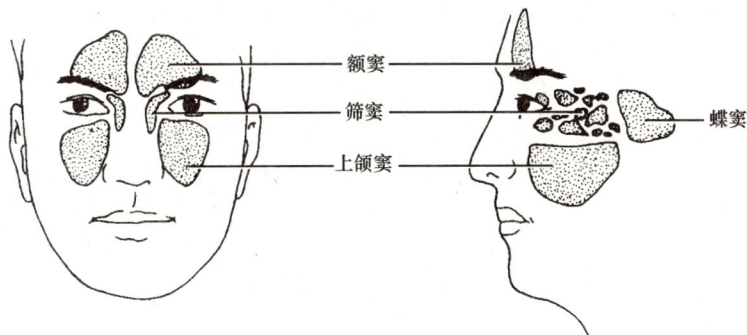

图 2-5-5　鼻窦面部投影

1. 上颌窦　为鼻窦中最大者,平均容积约 13ml,有 5 个壁。上壁即眶底,外伤时常导致眶内容物下垂到上颌窦内,引起眼球活动障碍、眼球内陷。前壁中央最薄并略凹陷,称"尖牙窝",上颌窦手术多经此进入。后外壁与翼腭窝相隔,上颌窦肿瘤破坏此壁侵犯翼内肌时可导致张口困难。

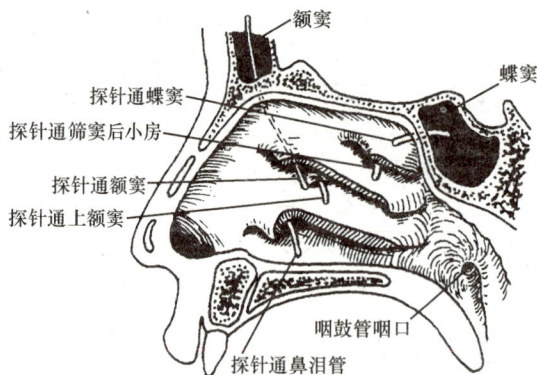

图 2-5-6　鼻腔外侧壁切除鼻甲之后各窦开口

（图中标注）额窦　蝶窦　探针通蝶窦　探针通筛窦后小房　探针通额窦　探针通上颌窦　咽鼓管咽口　探针通鼻泪管

内壁为鼻腔外侧壁下部,有上颌窦窦口通中鼻道,因窦口较高,不易引流,是上颌窦易患炎症的重要原因。底壁为上颌骨牙槽突,常低于鼻腔底部,与上颌第二双尖牙及第一、二磨牙根部以菲薄骨板相隔,故牙根感染可引起牙源性上颌窦炎。

2. 额窦　位于额骨的内、外板之间,左右各一。底壁为眶顶及前组筛窦之顶,其内侧相当于眶顶的内上角,急性额窦炎时该处有明显压痛。额窦开口于窦底内侧,经鼻额管通入中鼻道前端。

3. 筛窦　位于鼻腔外上方和眼眶内壁之间的筛骨内,呈蜂房状小气房。筛窦以中鼻甲附着缘为界,位于其前下者为前组筛窦,开口于中鼻道。中鼻甲后上者为后组筛窦,开口于上鼻道。筛窦外壁菲薄如纸,为眶内侧壁的纸样板,故筛窦或眼眶炎症可相互感染。

考点: 上颌窦的解剖特点

4. 蝶窦　位于蝶骨体内,由蝶窦中隔分为左右两侧,两侧常不对称。顶壁凹陷形成蝶鞍底部,故可通过蝶窦行垂体肿瘤摘除术。外侧壁与视神经、颈内动脉、颅中窝和海绵窦毗邻。后壁为蝶骨体。前壁有蝶窦开口,通过蝶筛隐窝。下壁为鼻咽顶。

二、鼻的生理

（一）鼻腔的生理功能

1. 呼吸功能　呼吸是鼻的主要功能,正常的鼻呼吸有赖于鼻腔适当的阻力,鼻阻力的存在有助于吸气时形成胸腔负压,使肺泡扩张以增大气体交换面积,呼气时使气体在肺泡内停留的时间延长,对肺泡内气体的交换是重要的,鼻腔的某些疾病改变鼻阻力的大小后,直接影响呼吸功能。鼻毛能阻挡空气中较大粉尘,起到清洁过滤作用。鼻黏膜下的血管和大量的腺体对吸入空气能发挥调温和湿润作用,以保护下呼吸道黏膜。

2. 嗅觉功能　含气味的气体分子随吸入气流到达鼻腔嗅沟处,刺激嗅细胞产生神经冲动,经嗅神经到达嗅球、嗅束,再到达延髓和大脑中枢产生嗅觉。

3. 共鸣功能　鼻腔是重要的共鸣器官,发音在喉,共鸣在鼻,以使声音洪亮而清晰。若鼻腔因炎症肿胀而闭塞时,发音则呈"闭塞性鼻音"。若腭裂或软腭瘫痪时,发音时鼻咽部不能关闭,则呈"开放性鼻音"。

4. 反射功能　鼻腔内神经丰富,常出现一些反射现象。如喷嚏为一种保护性反射,可将鼻腔内刺激物清除。

（二）鼻窦的生理功能

鼻窦对增加吸入鼻腔空气的温度及湿度、增强声音共鸣,以及减轻头颅重量等方面都起着一定的作用。

第2节　咽的应用解剖及生理

咽是呼吸道与消化道的共同通道,上起颅底,下达第6颈椎下缘平面,相当于食管入口平面,上宽下窄,前后扁平略呈漏斗形,成人咽的全长约12cm。

一、咽的应用解剖

（一）咽的分部

咽自上而下可分为鼻咽、口咽和喉咽 3 个部分(图 2-5-7)。

1. **鼻咽** 上起颅底，下接口咽，又称上咽，向前经后鼻孔通鼻腔。在顶壁与后壁交界处的淋巴组织称腺样体，鼻咽的左右两侧下鼻甲后端约 1cm 处有一漏斗状开口为咽鼓管咽口，与中耳鼓室相通。此口后上方有一唇状隆起称咽鼓管圆枕。在咽鼓管圆枕后上方有一凹陷称咽隐窝，是鼻咽癌的好发部位，其上方紧邻颅底破裂孔，故鼻咽癌常可循此进入颅内。咽鼓管咽口周围有丰富的淋巴组织称咽鼓管扁桃体(图 2-5-8)。

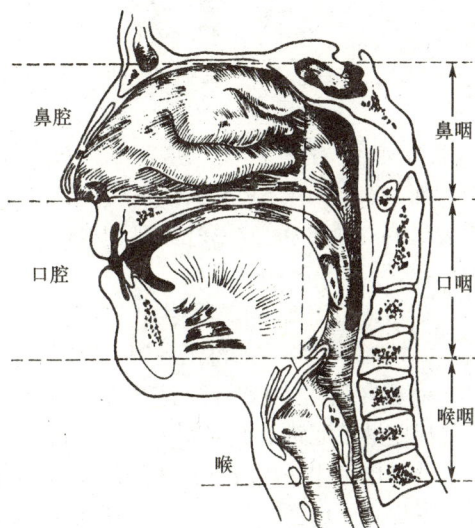

图 2-5-7 咽的分部

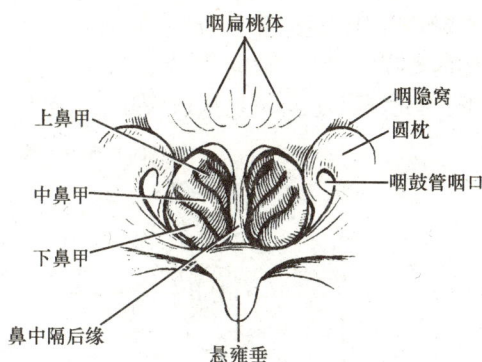

图 2-5-8 鼻咽

2. **口咽** 介于软腭游离缘平面至会厌上缘平面之间，又称中咽，习惯称咽部即指此区。前方借咽峡与口腔相通，咽峡是指由上方的腭垂(又称悬雍垂)和软腭的游离缘、两侧由腭舌弓及腭咽弓、下方舌背所围成的环形狭窄部位。腭舌弓和腭咽弓间的深窝称扁桃体窝，内有(腭)扁桃体。腭咽弓的后方有纵行条索状淋巴组织，称咽侧索(图 2-5-9)。

3. **喉咽** 介于会厌软骨上缘平面至环状软骨下缘平面之间，又称下咽，下方连通食管，在舌根与会厌软骨之间，左右各有一浅凹称为会厌谷，常为异物存留的部位。杓会厌襞的外下方左右各有一较深的隐窝，称梨状窝(图 2-5-10)。

考点：口咽的解剖结构

（二）咽的筋膜间隙

咽壁由内至外分为 4 层，即黏膜层、纤维层、肌肉层和筋膜层。咽筋膜与邻近筋膜之间构成许多疏松间隙，这些间隙有利于吞咽时咽腔的运动，并可协调头颈部活动，其中重要的有咽后隙及咽旁隙。

1. **咽后隙** 位于椎前筋膜与颊咽筋膜之间，内有疏松结缔组织和淋巴组织。上起颅底枕骨部，下达第一、二胸椎平面，可通入食管后的纵隔，在正中由于咽缝前后壁连接较紧，将咽后间隙分为左右各一，鼻、鼻窦及咽部的淋巴都汇入其中，因此，这些部位的炎症可引起咽后淋巴结感染，形成咽后脓肿。由于婴幼儿咽后隙淋巴组织丰富，咽后脓肿常发生于 3 岁以内的婴幼儿。

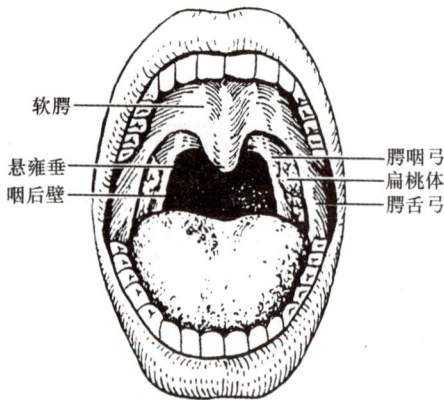

图 2-5-9　口咽

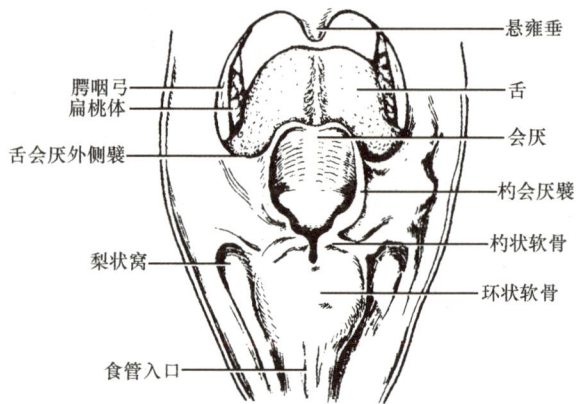

图 2-5-10　喉咽

2. **咽旁隙**　又称为咽上颌间隙,位于咽后间隙两则,左右各一,呈三角形漏斗状。茎突及其附着肌肉将此间隙分为咽旁隙前部和咽旁隙后部,前者较小,内侧与扁桃体窝毗邻,故扁桃体的炎症常扩散至此间隙;茎突后隙较大,其内有重要的血管和神经穿过,内有颈深淋巴结上群,因此,咽部感染可以从颈深淋巴结向此间隙蔓延。

（三）咽的淋巴组织

咽部有丰富的淋巴组织,呈环状排列,主要有腺样体、咽鼓管扁桃体、咽侧索、咽后壁淋巴滤泡、腭扁桃体及舌扁桃体。这些淋巴组织在黏膜下有淋巴管相连构成咽淋巴环的内环,其淋巴流向颈部淋巴结,颈淋巴结又互相连系交通构成外环,内环和外环统称为咽淋巴环(图 2-5-11)。

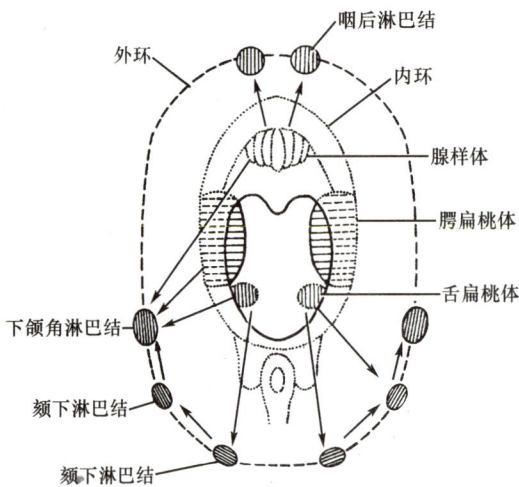

图 2-5-11　咽淋巴环

1. **腭扁桃体**　习惯称扁桃体,位于咽部两侧舌腭弓与咽腭弓间的扁桃体窝中,为咽淋巴组织中最大者,左右各一,表面有 6～20 个内陷称为扁桃体隐窝。隐窝深入扁桃体内成为管状或分支状盲管,深浅不一,常有食物残渣及细菌存留而形成感染的病灶。

2. **腺样体**　又称咽扁桃体,位于鼻咽部顶后壁,形似半个剥皮橘子,表面不平,有 5～6 条纵行沟隙。腺样体出生即存在,6～7 岁最显著,一般 10 岁以后逐渐萎缩。腺样体肥大可引起鼻阻塞、打鼾等,也可影响咽鼓管功能,导致中耳炎。

二、咽 的 生 理

咽具有以下生理功能。

1. **吞咽功能**　吞咽是一种复杂的反射活动,需要许多肌肉协同运动,目的是使食团从口腔进入胃内。当食团到达咽腔时,软腭上举,关闭鼻咽腔,舌根隆起,迫使食团向下移动,此时会厌覆盖喉口,喉肌收缩迫使声门紧闭,食团越过会厌进入食管。

2. 呼吸功能　正常呼吸时的空气经过鼻和咽腔时,咽腔黏膜内富有腺体,故仍有继续对空气加温、湿润的作用。

3. 保护和防御功能　咽肌运动对机体起着重要的保护作用,在吞咽和呕吐时,咽肌收缩可暂时封闭鼻咽和喉部,使食物不致反流入鼻腔或吸入气管。若有异物进入咽部,可因咽肌收缩而阻止下行,产生呕吐反射,吐出异物。

4. 言语形成　发音时咽腔可改变形状而产生共鸣,使声音清晰、悦耳。

5. 扁桃体的免疫功能　扁桃体生发中心含有各种吞噬细胞,并可产生多种具有天然免疫力的细胞和抗体,可以吞噬消灭各种病原体。特别是 3～5 岁,其免疫功能较为活跃,扁桃体会显著增大,此时扁桃体肥大应视为正常生理现象。青春期后,扁桃体体积逐渐缩小。

第 3 节　喉的应用解剖及生理

喉位于颈前正中,舌骨下方,上通喉咽,下接气管。喉以软骨为支架,间以肌肉、韧带、纤维组织及黏膜等构成的锥形管腔状器官(图 2-5-12)。

一、喉的应用解剖

(一)喉的软骨

构成喉支架的软骨有单一较大的甲状软骨,环状软骨及会厌软骨;还有成对较小的杓状软骨、小角软骨、楔状软骨,各软骨之间由纤维韧带组织相连接。其中位于喉入口处的会厌软骨

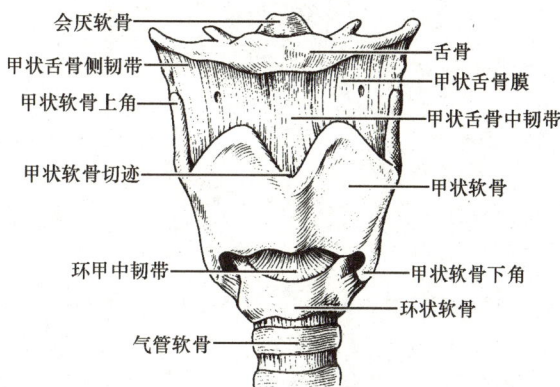

图 2-5-12　喉的前面观

扁平形如树叶,分舌面和喉面,舌面组织疏松故感染时易肿胀。甲状软骨为喉支架中最大的一块软骨,两侧由左右对称的甲状软骨在颈前正中线汇合形成一定的角度,男性的甲状软骨切迹向前突出,称为喉结(图 2-5-13)。环状软骨是喉与气管环中唯一完整的环形软骨,是喉支架的基础,对支持喉腔通畅、保证呼吸甚为重要(图 2-5-14)。

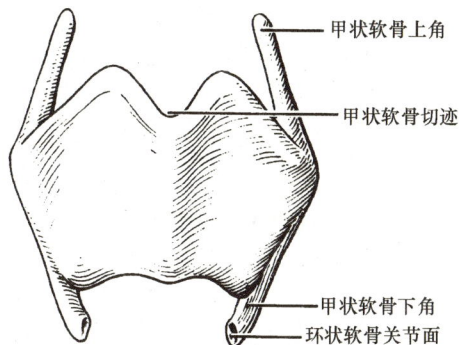

图 2-5-13　甲状软骨(正面观)

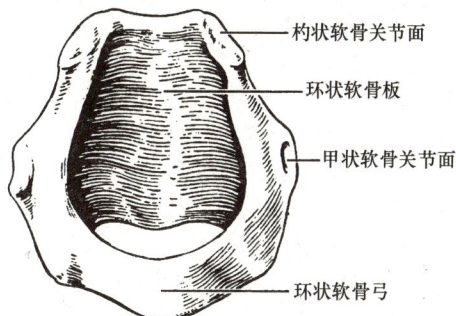

图 2-5-14　环状软骨(后面观)

（二）喉的肌肉

喉肌分为内外两组。喉外肌将喉与周围结构相连,可使喉体上升或下降,亦可使喉固定。喉内肌使声门开闭和声带张弛。

（三）喉腔

喉腔以声带为界分隔为三区(图 2-5-15)。

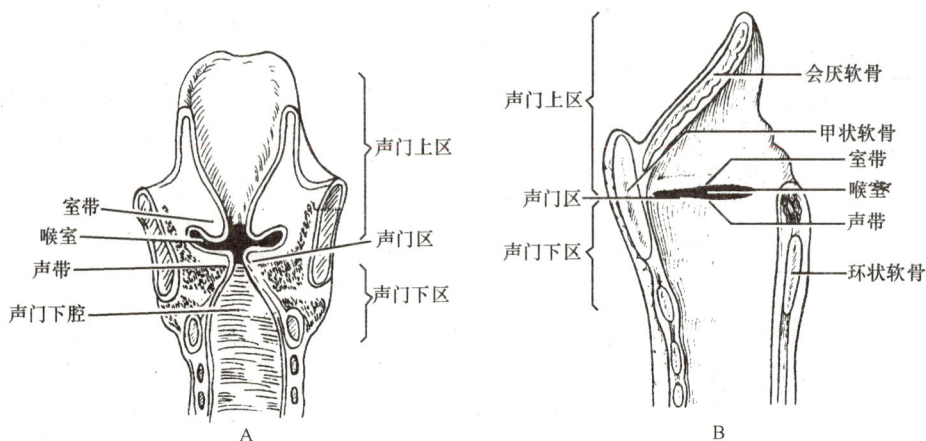

图 2-5-15　喉腔分区

二、喉　的　生　理

喉的生理功能如下。

1. 呼吸功能　喉不仅是呼吸的通道,对气体交换的调节亦有一定作用。平静呼吸时声带略内收,深吸气或体力劳动时声带极度外展,声门扩大,以增加肺内气体交换,调节血与肺泡内二氧化碳浓度。

2. 发音功能　喉是发音器官,呼出的气流冲击声带,使声带振动而发音,声调的高低取决于声带振动的频率,而振动的频率又以声带的位置、长短、厚薄、张力以及呼出气流大小而不同。

3. 保护功能　喉对下呼吸道起保护作用,吞咽时会厌向后下倾斜,盖住喉口,室带、声带关闭,食物沿两侧梨状窝下行进入食管,而不致误入下呼吸道。另外,喉的咳嗽反射能将误入下呼吸道的异物,通过防御性反射性剧咳,迫使异物排出。

4. 屏气功能　喉通过关闭声门,提高胸腔和腹腔的压力来完成咳嗽、呕吐、排便、分娩和上肢用力的动作。

第4节　耳的应用解剖及生理

一、耳的应用解剖

耳分为外耳、中耳和内耳三部分组成,是位置和听觉感受器,除耳郭外,主要结构隐藏于颞骨内(图 2-5-16)。

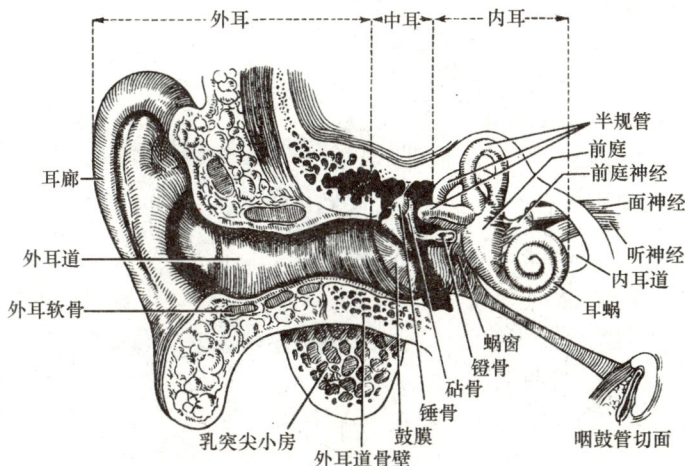

图 2-5-16 外耳、中耳、内耳关系示意图

（一）外耳

外耳由耳郭和外耳道两部分组成。

1. **耳郭** 大部分由软骨构成支架,被覆软骨膜和皮肤,仅耳垂由脂肪与结缔组织构成。耳郭软骨膜与皮肤黏着紧密,炎症时易出现压迫,疼痛剧烈,引起软骨膜炎可致软骨坏死,致耳郭变形。

链接

耳针疗法

在耳郭上用短针进行针刺耳部穴位以诊治疾病的方法叫耳针疗法。根据我国古代医著经络学说,耳与脏腑经络的生理或病理都有密切的联系。因此,当人体发生疾病时,耳郭上的相应区域便出现一定的反应点,耳针疗法就是在这些反应点上进行针刺,以达到治疗疾病的目的。耳针疗法在临床上常用于治疗慢性疼痛性疾病,如头痛、腰腿痛等,能明显改善症状。

2. **外耳道** 起自外耳道口,向内止于鼓膜,成人长 2.5～3.5cm,由软骨部和骨部组成。软骨部约占外侧 1/3,骨部约占内侧 2/3,外耳道略呈 S 形弯曲。软骨部皮肤富有毛囊和皮脂腺,并含有耵聍腺,能分泌耵聍;而骨部皮肤缺乏毛囊等结构,因此耳疖易发生于外耳道外 1/3 处。外耳道皮下组织少,皮肤与软骨附着较紧,故疖肿时疼痛剧烈。

（二）中耳

中耳由鼓室、鼓窦、乳突和咽鼓管组成。

1. **鼓室** 为鼓膜和内耳外侧壁之间的空腔,以鼓膜紧张部上下缘为界,将其分为上、中、下三部分。鼓室向前借咽鼓管鼓口与鼻咽部相通,向后借鼓窦入口与鼓窦相通,内有听骨、肌肉、韧带和神经。鼓室黏膜和咽鼓管、鼓窦黏膜相连续(图 2-5-17)。鼓室形似一竖立的小火柴盒,有 6 个壁。①外壁:主要由鼓膜构成(图 2-5-18)。鼓膜为一向内凹入、半透明的椭圆形薄膜。正常鼓膜有鼓膜脐、锤骨柄、锤骨短凸、光锥等解剖标志。②内壁:即内耳外侧壁,有鼓岬、前庭窗、蜗窗、外半规管凸、面神经管凸等重要解剖标志。③前壁:有咽鼓管的鼓室口。④后壁:面神经垂直段在此通过,上部有鼓窦入口。⑤上壁:又称鼓室盖,与颅中窝的大脑颞叶相隔。婴幼儿时期此壁的岩鳞裂未闭合,中耳炎可循此途径感染颅内。⑥下壁:为一薄骨板,将鼓室与颈静脉球分开。

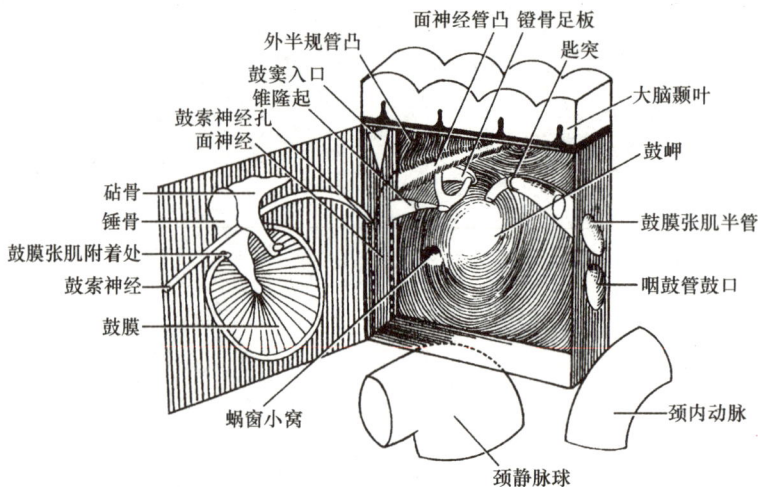

图 2-5-17　鼓室六壁模式图

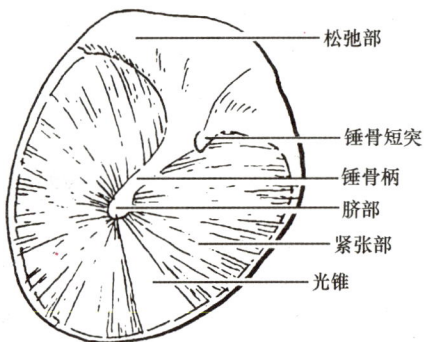

图 2-5-18　正常鼓膜像(右)

鼓室内有 3 块听骨,为人体最小一组骨,由锤骨、砧骨和镫骨借韧带与关节相连构成听骨链。外侧以锤骨柄与鼓膜相接,镫骨足板借周围韧带连于前庭窗(图 2-5-19)。

2. 咽鼓管　起于鼓室前壁,止于鼻咽侧壁。其外 1/3 为骨部,内 2/3 为软骨部。软骨部在静息状态时闭合,仅在张口、吞咽、打呵欠时开放,空气进入鼓室,调节中耳腔与外界气压的平衡,维持中耳正常的生理功能。咽鼓管黏膜为假复层纤毛柱状上皮,纤毛运动朝向鼻咽部,以排除鼓室内分泌物。小儿咽鼓管接近水平位,且较成人短而宽,因此,婴幼儿的鼻咽部感染容易经咽鼓管向中耳蔓延引起化脓性中耳炎。

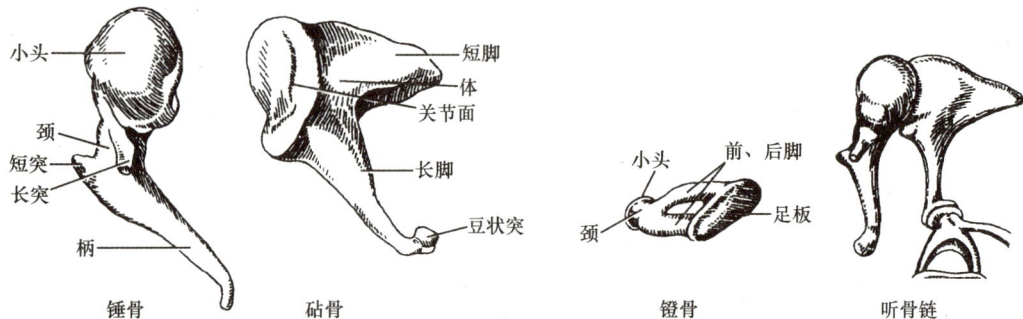

图 2-5-19　听小骨

考点:婴幼儿咽鼓管的生理特点

3. 鼓窦　为上鼓室后上方的含气腔,向后通乳突气房,上方以鼓窦盖与颅中窝相隔。

4. 乳突　为许多大小不等、形态不一、相互连通的气房。根据乳突气房发育程度不同分为气化型、板障型、硬化型和混合型。

（三）内耳

内耳又称迷路，位于颞骨岩部，包括骨迷路和膜迷路，二者形态相似，膜迷路位于骨迷路内，二者之间充满外淋巴，膜迷路内充满内淋巴，内外淋巴互不相通。

1. 骨迷路　由致密的骨质构成，分耳蜗、前庭和骨半规管三部分(图 2-5-20)。

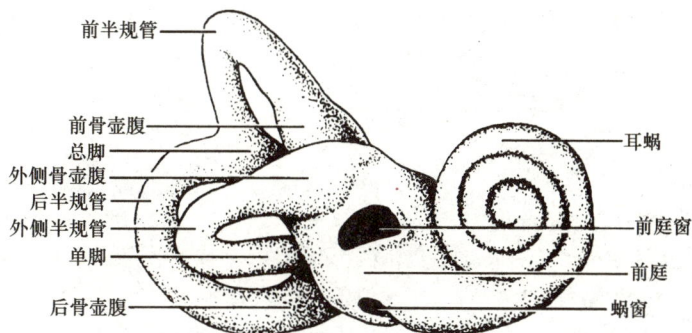

图 2-5-20　骨迷路(右)

2. 膜迷路　借纤维束固定于骨迷路内，可分为膜蜗管、椭圆囊、球囊和膜半规管，各部相互连通(图 2-5-21)。椭圆囊与球囊内分别有椭圆囊斑和球囊斑感受位觉，亦称位觉斑。膜蜗管内基底膜上有螺旋器，又名 Corti 器，是听觉感受器(图 2-5-22)。

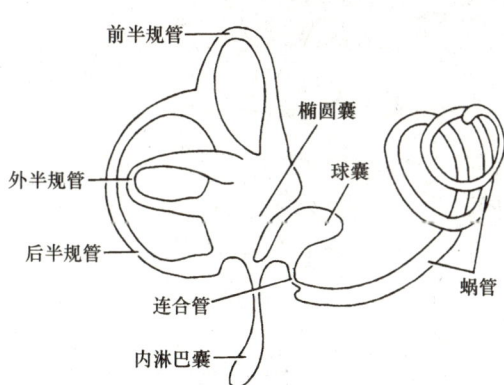

图 2-5-21　膜迷路

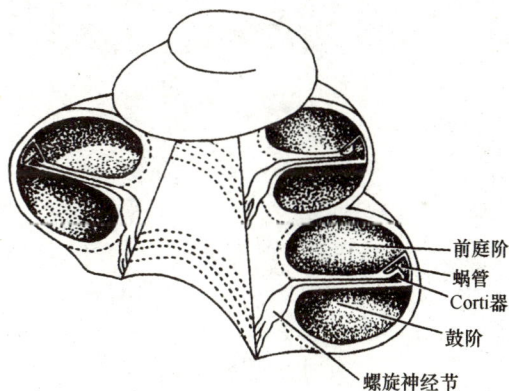

图 2-5-22　耳蜗横切面

二、耳的生理

（一）听觉功能

声音通过空气传导和骨传导两种途径同时传入内耳。正常情况下，以空气传导为主。

1. 空气传导　其过程如图 2-5-23。

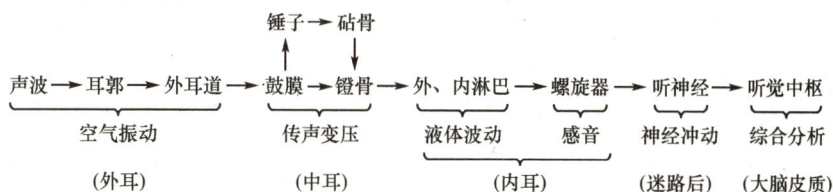

2. 骨传导 声波直接经颅骨使外、内淋巴产生相应波动,并激动耳蜗的螺旋器产生听觉神经冲动,传到听觉中枢形成听觉。

(二)平衡功能

前庭系统是人体最重要的平衡系统。在日常生活中,人体主要依靠前庭、视觉和本体感觉这3个系统的外周感受器感受身体运动、位置以及外界刺激,向中枢传送神经冲动,通过各种反射性运动维持平衡。前庭系统能感知头位及其变化,其中半规管主要感受角加速度的刺激,球囊斑和椭圆囊斑主要感受直线加速度的刺激,维持身体的平衡。

链接

运 动 病

运动病又称晕动病,是人体内耳前庭平衡感受器受到过度运动刺激,出现出冷汗、恶心、呕吐、头晕等一系列症状群。它常常发生在乘坐交通工具时,如晕车、晕船、晕机等。内耳前庭末梢感受器可感受各种特定运动状态的刺激,当我们乘坐的交通工具发生旋转或转弯时(如汽车转弯、飞机作圆周运动),这些神经末梢的兴奋或抑制性电信号通过神经传向前庭中枢并感知此运动状态;一般情况下,人们不会产生不良反应,但每个人对这些刺激的强度和时间的耐受性有一个限度,这个限度就是致晕阈值,如果刺激超过了这个限度就要出现运动病症状。而且每个人耐受程度不同,这除了与遗传因素有关外,还受视觉、个体体质、精神状态以及客观环境(如空气异味)等因素影响,所以在相同的客观条件下,只有部分人出现运动病症状。

第5节 气管、支气管及食管的应用解剖及生理

一、气管及支气管的应用解剖及生理

气管位于颈前正中、食管的前方,是一个由软骨、肌肉、黏膜和结缔组织构成的管腔。上端起自环状软骨下缘,下端在相当第5胸椎上缘处分成左右两主支气管,分叉处称气管隆嵴。气管软骨由16～20个缺口朝后的马蹄形软骨环为支架,以气管环韧带将其互相连接。

右支气管较短而粗,与气管纵轴的延长线成20°～30°;左支气管细而长,与气管纵轴成40°～45°,因此,气管异物进入右侧的机会较左侧多见。

气管、支气管覆以假复层柱状纤毛上皮,纤毛运动呈波浪式,方向向上,下呼吸道分泌物易于排出,以净化与保护呼吸道。气管、支气管黏膜层内的浆细胞能分泌多种与抗感染有关的免疫球蛋白,具有抑制细菌生长及中和毒素的作用。黏膜下还具有丰富的神经末梢,冷、热等机械性刺激和烟尘、刺激性气体等化学性刺激,均能刺激神经末梢而引起咳嗽反射以达到排除呼吸道内分泌物或异物的目的。

二、食管的应用解剖及生理

食管是消化道的起始部,为一肌肉和黏膜所构成的弹性管腔,上接喉咽部,下通贲门。成年男性其长度平均约为24.9cm,成年女性其长度平均约为23.3cm。

食管自上而下有4个生理性狭窄:第1狭窄是食管入口部,由环咽肌收缩所致,距上切牙约16cm处,是食管最狭窄处,为食管异物最易嵌顿处、食管镜最难通过此处,检查时用力不当,可致食管穿孔。第2狭窄为主动脉弓处狭窄,由主动脉弓压迫食管所产生,距上切牙约23cm处,食管镜检查时局部可见搏动。第3狭窄由左主支气管横越食管前壁压迫食管所致,

位于第 2 狭窄下方 4cm 处。第 4 狭窄是由于食管穿过横膈裂孔时因受到横膈肌收缩所致处，距上切牙约 40cm 处。这四个比较狭窄的部位是食管最易受伤和异物最易停留的部位，尤其第一狭窄处更为突出。

食管上接咽部，下通贲门，其主要的生理功能是通过蠕动完成传输作用。食物由口腔进入食管后，食管舒张收缩交替进行，呈波形蠕动将食团送入胃中。食物在食管中通常不能被消化和吸收。

小结

耳、鼻、咽、喉器官在解剖学上的特点是小而复杂，结构部位深在且又相互连通，黏膜互相延续，生理功能上又是相互影响。因此，在接下来学习耳鼻咽喉疾病时，在病理上也是彼此迁延。

自测题

一、名词解释

1. 利特尔区 2. 嗅裂

二、填空题

1. 咽是_____和_____共同通道，分为_____、_____、_____三部分。

2. 喉腔分为 3 个区：_____、_____、_____，两侧声带之间的裂隙称_____。

3. 小儿咽鼓管的特点为_____。

三、单选题

1. 位于腭舌弓与腭咽弓之间的淋巴组织团块称（　　）
   A. 咽扁桃体　　　　　B. 腭扁桃体
   C. 咽鼓管扁桃体　　　D. 舌扁桃体
   E. 咽侧索

2. 鼻咽癌的好发部位是（　　）
   A. 咽隐窝　　　　　　B. 扁桃体窝
   C. 咽鼓管咽口　　　　D. 咽后壁
   E. 腭舌弓

3. 哪个窦腔发病率最高？（　　）
   A. 额窦　　　　　　　B. 前组筛窦
   C. 后组筛窦　　　　　D. 蝶窦
   E. 上颌窦

4. 咽的正确描述是（　　）
   A. 发声器官　　　　　B. 分为 3 腔
   C. 具有屏气功能　　　D. 软骨构成
   E. 下方接气管

5. 哪项不是婴幼儿喉部的解剖特点？（　　）
   A. 声门下区组织疏松　B. 喉腔相对较大
   C. 淋巴组织丰富　　　D. 易发生水肿
   E. 喉软骨较软

6. 开口于上鼻道的鼻窦是（　　）
   A. 上颌窦　　　　　　B. 前组筛窦
   C. 鼻泪管　　　　　　D. 蝶窦
   E. 额窦

7. 中耳不包括（　　）
   A. 鼓窦　　　　　　　B. 鼓室
   C. 迷路　　　　　　　D. 咽鼓管
   E. 乳突

8. 鼓膜标志不包括（　　）
   A. 紧张部　　　　　　B. 光锥
   C. 锤骨柄　　　　　　D. 松弛部
   E. 前庭窗

四、简答题

试述咽鼓管的生理功能。

（夏　菁）

第6章

耳鼻咽喉科患者护理概述

耳鼻咽喉科各器官解剖结构相互关联,往往一个器官的病变可累及多个器官发病;而且耳鼻咽喉器官疾病与全身疾病相关,加之器官的深在和狭小,因此,学习耳鼻咽喉科疾病应树立整体观念,护理患者时应多注意观察病情变化。

第1节　耳鼻咽喉科患者的护理评估及常见护理问题

一、基 本 特 征

耳鼻咽喉科护理是从护理学的角度,观察耳鼻咽喉各器官的健康状况和疾病状态,通过护理程序,与医生密切配合,使耳鼻咽喉科患者尽快康复。

耳鼻咽喉科器官多为深在细小腔洞,结构相互关联,并且具有听觉、平衡、嗅觉、呼吸、吞咽和言语等重要生理功能,与免疫防御系统亦有密切关系,因此,耳、鼻、咽喉各器官的疾病如果治疗不及时,护理不恰当,将严重影响患者的生活、工作和学习,还有可能遗留永久性残疾,如盲、聋、哑,进而会引起患者生理上和心理上的障碍,也给社会和家庭增加诸多负担。

耳鼻咽喉局部同全身有着广泛而紧密的联系,如鼻窦炎和中耳炎可引起眶内、颅内各种并发症,慢性扁桃体炎可成为全身感染的病灶而引起风湿热、关节炎、心脏病和肾炎等;某些全身疾病也可表现为耳鼻咽喉科症状,如高血压、血液病患者可发生鼻出血。因此,耳鼻咽喉科患者可能会有很多主诉,不光是局部的,还有全身的不适,在对耳鼻咽喉科患者进行护理评估时,必须具有整体观念,进行全面的、系统的、动态的评估,配合医生对患者进行正确的诊治。

耳鼻咽喉科急症多且较凶险,有时甚至威胁患者的生命。如鼻出血、喉阻塞和气管及食管异物等,如不及时治疗,可引起严重后果,因此,对该类患者应严密观察生命体征和病情变化,做到积极抢救。

在了解了耳鼻咽喉科患者的特点以后,应通过对患者的正确的评估,发现患者现有的或潜在的生理、病理、心理问题,运用娴熟的护理操作技能,协助医生对患者进行有效的处理。

二、护 理 评 估

在掌握了一般的评估方法与技巧的基础上,应熟悉耳鼻咽喉科患者的特点,理解耳鼻咽喉科患者的症状与体征,运用一定的护理检查方法发现健康问题和了解病情。

(一)健康史

了解患者过去的健康状况及生活环境,评估耳鼻咽喉科疾病由何种因素引起。

1. 既往病史　注意耳鼻咽喉疾病与全身一些疾病的关系,了解发病诱因,以及估计将来可能出现的并发症。

2. 环境与职业 如鼻炎、咽喉炎和长期在有毒粉尘及有毒气体环境下工作有关。长期生活在噪声环境中可引起耳聋。教师、讲解员发音方法不正确,可引起职业性咽喉炎。

3. 生活习惯 如嗜好烟酒的人容易患鼻炎、咽喉炎等。不正确的擤鼻方式可引起鼻窦炎、中耳炎等。

4. 家族史 如变应性鼻炎的发生与家族过敏体质的遗传密切相关。

5. 发病诱因 受凉、过劳导致机体抵抗力下降,容易诱发耳鼻咽喉科疾病。

(二)身心状况

1. 症状与体征

(1)耳漏:指经外耳道流出或在外耳道内聚积的异常分泌物。脓性或黏脓性者多见于急、慢性化脓性中耳炎,水性者应警惕是否脑脊液耳漏。

(2)耳聋:分为传导性聋、感音神经性聋和混合性聋。外耳和中耳病变可表现为传导性聋,而内耳病变多为感音神经性聋。婴幼儿因为耳聋,听到的声音失真或无法感知声音,导致言语功能发育障碍,可能导致聋哑。

> **链接**
>
> **耳 聋**
>
> 正常人耳能听到频率为 20～20000Hz,声强为 0dBHL 的声音。人体听觉系统中的传音、感音或分析综合部位的任一机构出现问题,都可表现为听力下降。我国以 500Hz、1000Hz、2000Hz 3 个频率为标准,根据听阈大小将听力障碍分为 5 级,其中听阈>90dB,耳旁大声呼唤都听不清,称之为极重度听力障碍,又称为耳聋。长期以来,人们对聋病认识不够,如何及早发现及有效治疗聋病,成为当今耳鼻咽喉科医务工作者的一大课题。

(3)耳鸣:患者主观地感到耳内有鸣声,而周围环境并无相应的声源。耳鸣的音调可为高音性或低音性,前者多属神经性,后者多属传导性。

(4)耳痛:为耳部炎性病变的常见症状,如外耳道炎、外耳道疖、急性中耳炎和乳突炎等,可表现为胀痛、跳痛、耳郭牵拉痛或乳突压痛。

(5)眩晕:为一种运动错觉,常感自身或外界景物发生运动。周围前庭系统病变时,可伴有恶心、呕吐、出汗等一系列自主神经系统症状。

> **链接**
>
> **眩 晕**
>
> 人体的平衡是由前庭系统、本体感觉系统和视觉系统三大系统互相作用和整合而维持的。当其中任一部位受到生理性或病理性刺激因素影响,人体会出现眩晕,表现为平衡障碍。眩晕为临床上常见症状之一,除耳科疾病可引起眩晕外,循环系统疾病、血液病、内分泌疾病及精神科疾病等均可引起。临床上常需仔细询问患者及家属眩晕发作时的特点,加上各种临床检查结果作出眩晕定位及定性诊断。

(6)鼻塞:系鼻腔气流阻力增大,由于鼻黏膜充血、水肿或增生肥厚以及鼻腔新生物等原因引起。鼻黏膜感觉迟钝可引起假性鼻塞。由于引起鼻塞的原因和病变程度不同,可表现为持续性、间歇性或交替性鼻塞。鼻塞常可伴有头晕头痛、耳鸣、耳闷、嗅觉障碍等症状。

(7)鼻溢:指鼻内分泌物外溢。由于原因不同,鼻漏性状各异。水样鼻溢多见于急性鼻炎早期和变应性鼻炎,脑脊液鼻漏发生于外伤或手术后,鼻溢清亮、透明、无黏性。慢性单纯性鼻炎鼻溢性质可为黏液性,急性鼻炎恢复期、慢性肥厚性鼻炎、鼻窦炎则为黏脓性,严重的鼻窦炎侵犯骨质、牙源性上颌窦炎的鼻腔分泌物有腐臭味。鼻腔、鼻窦或鼻咽部肿瘤可见到鼻分泌物中带血。

(8) 鼻出血:可有多种原因引起,出血量可多可少,出血量少有时会掩盖病情,延误诊治的最佳时间,如鼻咽癌患者早期出现回吸性血涕;晚期出现鼻腔大出血,甚至有可能危及生命。

(9) 嗅觉障碍:由于病因不同,可表现为嗅觉减退、嗅觉丧失、嗅觉过敏及嗅觉倒错等。最常见的为嗅觉减退或消失,又可分为呼吸性和感受性两种。呼吸性嗅觉减退系由于气流受阻或方向改变达不到嗅区所致,如鼻甲肥大、鼻息肉或肿瘤、鼻中隔穿孔、气管切开或全喉切除等。感受性嗅觉减退或消失系由于嗅觉神经末梢病变,可见于萎缩性鼻炎、颅底骨折、脑血管疾病等。

(10) 咽痛:是咽喉疾病最常见的症状。轻者自觉咽喉部不适,有微痛感,重者常因咽痛影响吞咽及发声功能,常由咽部炎症、特异性感染、创伤、肿瘤、手术、邻近器官及某些全身性疾病等因素引起。

(11) 咽感觉异常:指咽部有异物、搔爬、干燥、堵塞或紧迫等异常感觉。可由器质性病变或功能性因素引起,前者如慢性咽炎、茎突过长、颈椎异常、反流性食管炎、肿瘤等。

(12) 吞咽困难:主要可分为阻塞性和神经性两种。阻塞性吞咽困难见于咽部或食管狭窄、肿瘤或异物、扁桃体肥大等。神经性吞咽困难由咽肌麻痹引起。吞咽困难轻者吞咽不畅,能吃软食或流质食物,吞咽困难严重的患者常处于营养缺乏、饥饿消瘦的状态。

(13) 打鼾:鼾是由于软腭、舌根处软组织随呼吸气流颤动所产生的有节奏的声音。各种病变造成上呼吸道狭窄及某些全身性疾病如肥胖、内分泌紊乱等均可引起打鼾。如同时伴有睡眠呼吸暂停,则称之为阻塞性睡眠呼吸暂停综合征。

(14) 声嘶:为喉部疾病特有症状之一。轻者沙哑,重者可失音。最常见的引起声嘶的原因是炎症,如慢性喉炎、声带小结、声带息肉等。另外,喉部肿瘤、喉神经麻痹、创伤、喉部特异性感染及先天畸形等均可引起声音嘶哑。癔病患者可突然发生声嘶,甚至失声,经治疗后可立即恢复正常。

(15) 呼吸困难:一般可分为吸气性、呼气性和混合性三种类型。喉源性呼吸困难为吸气性呼吸困难,系由于喉部黏膜感染、水肿,喉部肿瘤、外伤、异物及喉畸形或神经性疾病等原因引起。吸气期有胸廓软组织凹陷,可同时伴有声嘶及喉喘鸣等症状。

2. 心理反应　耳鼻咽喉器官功能障碍严重影响患者学习、工作和生活,患者出现焦虑、忧郁、孤独,引起失眠、头晕、情绪激动等,而心理障碍又可加重这些反应,出现恶性循环。例如,鼾症患者由于睡眠型态紊乱可导致白天嗜睡,注意力不集中,记忆力减退,工作效率低,学习成绩下降,易出差错事故。由于鼾声干扰他人睡眠,可影响人际交往。患者可表现出易激动、恐慌、焦虑或抑郁等现象。

<h2 style="text-align:center">三、常见护理问题</h2>

1. 有感染的危险　先天性耳前瘘管、咽鼓管功能不良、鼻腔及鼻窦通气引流障碍、慢性病灶存在、耳鼻咽喉科异物或外伤等危险因素均可使病原体侵犯的危险性增加。

2. 体温过高　主要与耳鼻咽喉科各种炎症,如急性化脓性中耳炎,耳源性颅内、外并发症,急性化脓性鼻窦炎,急性扁桃体炎、急性会厌炎等有关。

3. 体液不足或有体液不足的危险　由于体液丢失过多,如鼻出血、或手术出血以及各种原因引起的呕吐;摄入量不足,如因咽痛不愿或不敢吞咽;水分蒸发过多如发热、气管切开等因素引起。

4. **清理呼吸道无效** 由鼻腔、鼻窦、咽、喉、气管炎症或异物引起分泌物增多,咳嗽、咳痰困难等因素引起。

5. **有窒息的危险** 与呼吸道炎症如小儿急性喉炎、急性会厌炎;外伤如喉挫伤、切割伤;喉、气管异物及肿瘤有关。

6. **语言沟通障碍** 与耳鼻咽喉科有关的相关因素有:鼻阻塞引起闭塞性鼻音或鼻咽腔不能关闭形成开放性鼻音;喉部病变造成声音嘶哑或失声。

7. **吞咽障碍** 由炎症导致疼痛或机械梗阻,如双侧扁桃体Ⅲ度肥大、肿瘤、异物及鼻饲或气管插管等因素引起。

8. **自我形象紊乱** 主要与耳、鼻、咽喉诸器官先天畸形,如驼鼻、歪鼻、鞍鼻、甲状舌管囊肿、耳郭畸形;炎症引起的分泌物过多,如慢性化脓性鼻窦炎、变应性鼻炎、慢性化脓性中耳炎;破坏性手术如上颌骨截除术、全喉切除术等有关。

9. **感知改变** 主要是由于鼻部疾病如炎症、外伤、肿瘤等引起的嗅觉改变及各种因素,如全身的或局部的、先天或后天性因素引起的听觉改变及前庭功能障碍。

10. **知识缺乏** 缺乏有关耳鼻咽喉科疾病预防、保健、治疗等方面的知识和技能。如避免接触过敏源的知识与技能、气管异物的预防与急救的知识与技能、耳毒性药物的使用及其防治知识和有关职业病的防治知识与技能等。

11. **疼痛** 主要由于耳、鼻、咽喉诸器官的炎症、外伤或手术创伤、肿瘤等引起。如鼻源性头痛、咽喉痛、耳痛等。

12. **焦虑** 主要与缺乏耳鼻咽喉科疾病的有关知识,如病情的严重程度、疾病的预后、手术并发症,对住院环境不熟悉以及其他社会因素如担心影响工作、学习,经济负重等因素有关。

考点: 清理呼吸道无效的常见原因

第2节 耳鼻喉科护理管理

一、门诊护理管理

(1)开诊前检查及添补各种检查器械、药品及敷料,备好各种办公用品,并按固定位置放好。

(2)填好病历首页各项内容,请患者按号就诊。对老弱、幼小患者安排优先就诊。

(3)遇外伤、鼻出血、呼吸困难、耳源性颅内并发症等急重症患者安排提前就诊,并密切配合医师准备急救药品和器材,共同救治患者。

(4)陪送危重患者入院或转科转诊。

(5)对婴幼患儿,检查时协助医师固定其头位。耳聋患者应酌情采用笔谈,避免喧哗。

(6)进行各种门诊治疗操作或协助医师进行门诊手术。

(7)开展卫生宣教及健康指导,使患者或家属掌握本科常见病的发病原因,预后及预防保健方法,积极配合治疗与护理。

(8)做好卫生安全管理,保持诊疗室清洁卫生。门诊急救、麻醉及剧毒药品,抢救器械及贵重仪器等应定期检查。

二、隔音室护理管理

(1)隔音室应有专职护士与技术人员共同管理,隔音室室内环境噪声的声压级应符合国家 GB7583-87 的要求。

（2）保持室内整洁，空气清新，注意防潮。

（3）备好检查及办公用品，如音叉、纯音听力计、声导抗仪和结果记录单等。仪器应按规定定期校准，耳塞应用肥皂水清洗，并用75％乙醇溶液擦拭。

（4）测试前去除受试者的眼镜、头饰、耳环及助听器等，并清洁外耳道，调整耳机以免因外耳道软骨部塌陷造成外耳道阻塞。

（5）向受试者解释测试的目的、过程及配合方法。婴幼儿受检者，应结合其年龄及检查目的，选择合适的测试方法或遵医嘱给予镇静药。

（6）测试过程中请受试者尽量坐得舒适，避免说话、吞咽及清鼻等动作，不移动身体，保持安静。

（7）测试结束后，记录、整理检查结果并及时送交医师。

三、内镜检查室护理管理

（1）内镜检查室由专门人员负责管理，

（2）内镜室内设空气消毒机，室内每日消毒2次，每次1小时，确保室内空气清洁。

（3）保持各区的清洁。诊疗室、清洗消毒室操作结束后严格进行终末消毒。

（4）从事内镜诊疗时，医护人员应戴好口罩和帽子，防止呼吸道疾病的感染。

（5）严格遵守卫生部印发的《内镜清洗消毒技术操作规范》进行内镜的清洗消毒。

（6）建立仪器档案以及使用、保养和维修卡，定期检查，及时维修，注意保养，保持仪器功能良好。

小结

在耳鼻咽喉科接诊患者的过程中，应当考虑耳鼻咽喉科解剖、疾病特点及规律，严格依照护理程序，树立整体和系统的观念，认真、仔细、负责地对患者进行护理评估，做出护理诊断，制订护理措施，这样才不会遗漏病情而延误治疗。

自测题

一、名词解释
眩晕
二、填空题
耳聋可分为_____、_____、_____三种。
三、单选题
1. 正常人耳能听到频率为（　　）
　A.20～2000Hz　　　B.20～20000Hz
　C.2～2000Hz　　　D.2～20000Hz
　E.20Hz 以上
2. 由鼻腔、咽、喉、气管炎症或异物引起分泌物增多，咳嗽、咳痰困难等，护理诊断称为（　　）

　A. 呼吸困难　　　B. 有窒息的危险
　C. 清理呼吸道无效　　D. 语言沟通障碍
　E. 焦虑
3. 成为全身感染的病灶而引起风湿热、关节炎、心脏病和肾炎等的耳鼻咽喉科疾病是（　　）
　A. 鼻炎　　　B. 咽炎
　C. 喉炎　　　D. 扁桃体炎
　E. 气管炎

（夏　菁）

第7章

耳鼻咽喉科患者的护理

耳鼻咽喉科护理是从护理学的角度,观察耳、鼻、咽喉各器官的健康状况和疾病状态,通过护理程序,与医生密切配合,使耳鼻咽喉科患者尽快恢复。

第1节　鼻科患者的护理

一、鼻部炎症

案例2-7-1

患者,男,33岁,三年前出现鼻塞、流涕的现象,天气寒冷时加重。近一年来呈持续性鼻塞,脓涕不易擤出,并伴有头痛、嗅觉减退、耳闷塞感。检查:下鼻甲充血肿大,表面不平呈结节状,1％麻黄碱溶液滴鼻后,缩小不明显。鼻腔内有脓性分泌物。

问题:1. 该患者的护理诊断是什么?

　　　2. 制订出相应的护理措施。

(一) 概述

鼻部炎症包括外鼻、鼻腔和鼻窦的急、慢性炎症,临床上以鼻炎、鼻窦炎为常见。

1. **鼻疖**　是鼻前庭毛囊、皮脂腺或汗腺的局限性急性化脓性炎症,有时也可发生于鼻尖或鼻翼处。常因挖鼻、拔鼻毛等致鼻前庭皮肤损伤后继发细菌感染所致,致病菌主要为金黄色葡萄球菌。糖尿病或全身抵抗力低下患者易反复发作。患者表现为局部红、肿、热、痛,可伴有全身不适和低热。初期患部见丘状隆起,周围充血、发硬、疼痛,伴明显触痛。疖肿成熟时可见顶部有黄白色脓点,溃破后流出脓液。炎症扩散可引起上唇及面颊部蜂窝织炎,若疖肿处理不当或挤压,感染可扩散至颅内,造成海绵窦血栓性静脉炎,危及患者生命。患者及家属往往以为鼻疖是小病,不予重视,不及时就医或自行挑破挤压排脓,而造成严重后果。此病主要采取局部处理,疖未成熟时热敷或理疗。患处用10％鱼石脂软膏外敷,促进疖肿成熟穿破;成熟者则用15％硝酸银溶液腐蚀脓头促其溃破,亦可用尖刀轻轻挑破脓头,吸出脓液,严禁挤压。已溃破者局部消毒,促进引流,使用抗生素软膏保护伤口不使其结痂,以免妨碍脓液排出。出现全身症状可按医嘱给予足量抗生素、适当的镇痛剂,或辅以清热解毒中药治疗。

2. **慢性鼻炎**　是鼻黏膜及黏膜下组织的慢性炎症,病程持续数月以上或反复发作,常无明确的致病微生物感染。一般分为慢性单纯性鼻炎和慢性肥厚性鼻炎,两者常有过渡型。本病多因急性鼻炎反复发作或治疗不彻底迁延而成;邻近组织慢性炎症刺激,如慢性化脓性鼻窦炎、慢性扁桃体炎、腺样体肥大也可促进其发生;鼻中隔偏曲、鼻腔异物或肿瘤妨碍鼻腔通气引流,也可发生炎症;长期使用黏膜血管收缩剂如萘甲唑啉,可引起药物性鼻炎。全身慢性疾病,如糖尿病,贫血,营养不良,心、肝、肾疾病或自主神经功能紊乱,可引起鼻黏膜血管长期淤血或反射性充血;内分泌失调、甲状腺功能减退也可引起引起鼻黏膜水肿。长期大量烟酒刺激、长期吸入粉尘或有害气体长期刺激均可引起慢性鼻炎。环境温度和湿度的急剧变化也可导致本病。两型临床特点比较如表 2-7-1:

表 2-7-1 单纯性鼻炎与肥厚性鼻炎的比较

	单纯性鼻炎	肥厚性鼻炎
鼻塞	交替性、间歇性	持续性
鼻涕	黏液性	黏脓性
前鼻镜查下鼻甲	表面光滑、弹性好	表面结节状、硬实感
麻黄碱反应	敏感	不敏感

考点:单纯性鼻炎与肥厚性鼻炎的临床特点的比较

　　慢性单纯性鼻炎的治疗原则是根除病因,消除黏膜肿胀,恢复鼻腔通气功能,而慢性肥厚性鼻炎则通过手术缩小下鼻甲体积,恢复鼻腔通气功能。

　　3. 变应性鼻炎　又称过敏性鼻炎,是在变应原(抗原)作用下经免疫学机制产生的鼻黏膜的变态反应性疾病。临床分为常年性变应性鼻炎和季节性变应性鼻炎两种,后者又称"花粉症"。变应原为诱发本病的直接原因,患者多为易感个体,即特异性体质。季节性变应性鼻炎主要由树木、野草、农作物在花粉传播季节播散到空气中的植物花粉引起;常年性变应性鼻炎主要由尘螨、屋内灰尘、真菌、动物皮屑、羽绒引起。某些食物变应原,如牛奶、鱼虾、鸡蛋、水果也可引起本病。发病机理为 IgE 介导的 I 型变态反应。本病以鼻痒、阵发性、连续性喷嚏,大量水样鼻涕和鼻塞为临床特征。患者每天常有少则 3 个、多则十几个的喷嚏,甚至更多。在季节性变应性鼻炎,患者每天鼻涕如水自流,眼部红肿,鼻塞一般较重,严重者夜不能寐。鼻镜检查可见鼻黏膜苍白水肿,或呈淡蓝色,以双下鼻甲最为显著,鼻腔内可见水样分泌物,反复发作者,可发现中鼻道小息肉。部分患者可有嗅觉减退,并发支气管哮喘、变应性鼻窦炎和分泌性中耳炎等。变应原皮肤试验呈阳性反应,血液或鼻腔分泌物特异性 IgE 检测也呈阳性,鼻分泌物涂片检查见嗜酸粒细胞增多。治疗原则为明确变应原后尽量避免与变应原接触。遵医嘱口服抗组胺药、鼻腔滴缩血管药和特异性免疫疗法。

考点:变应性鼻炎的四大临床特征

　　4. 急性化脓性鼻窦炎　是细菌感染引起的鼻窦黏膜急性化脓性炎症。病毒引起的上呼吸道感染(急性鼻炎),在身体抵抗力低下的情况下容易伴随各种细菌的感染而引起鼻窦炎,尤其在儿童中比较多见。因鼻窦具有窦口小、窦腔结构复杂、各组鼻窦开口位置相邻、鼻窦黏膜与鼻腔黏膜相连续的解剖特点,故邻近组织或器官炎症病灶,如扁桃体炎、上颌第二双尖牙和第一、第二磨牙的根尖感染等可诱发鼻窦感染。常见致病菌多为化脓性球菌,如肺炎链球菌和流感嗜血杆菌。牙源性鼻窦炎常为厌氧菌感染,患者常有畏寒、发热、食欲减退、全身不适等症状。鼻部症状为持续性鼻塞,脓涕多难以擤尽,牙源性感染者脓涕可有恶臭,患者常伴头痛或局部疼痛,且有比较明确的部位和时间规律性,但各有特点:急性上颌窦炎表现为前额部、同侧面颊部胀痛,晨起轻,午后重。急性额窦炎则为前额部周期性疼痛。晨起因脓性分泌物积聚于窦底和窦口,其排出过程缓慢,窦内产生负压,使患者晨起即感头痛,逐渐加重,至午后脓性分泌物逐渐排空,故头痛又逐渐减轻,晚间则完全消失,次日又重复周期。急性筛窦炎表现为内眦或鼻根部疼痛,也可放射至头顶,时间规律前组同额窦炎,后组同蝶窦炎。急性蝶窦炎则为颅底或眼球深处钝痛,可放射至头顶和耳后,甚至枕部痛。早晨轻,午后重。鼻镜检查鼻黏膜充血、肿胀,尤以中鼻甲和中鼻道黏膜明显。前组鼻窦炎中鼻道积脓,后组鼻窦炎嗅裂积脓。前组鼻窦炎相应体表有压痛。患者抵抗力下降时可并发急性咽炎、扁桃体炎、喉炎、气管炎、中耳炎,甚至引起眶内和颅内的感染。治疗原则为全身使用足量抗生素,及时控制感染,防止并发症或转为慢性。鼻内滴用减充血剂和糖皮质激素,改善鼻腔鼻窦的通气与引流,指导患者正确滴药及体位引流。**考点:** 急性鼻窦炎头痛的规律性

5. **慢性化脓性鼻窦炎**　是鼻窦黏膜的慢性化脓性炎症,一般病程超过 12 周。可为单侧发病,但双侧发病或多窦发病很常见。全鼻窦炎则指一侧或双侧各窦都发病。多为急性鼻窦炎治疗不彻底,窦口引流不畅所致。特应性体质与本病关系甚为密切。本病亦可慢性起病(如牙源性上颌窦炎)。全身症状轻重不一,多表现为精神不振、倦怠、头昏、记忆力减退、注意力不集中等慢性中毒症状。局部症状主要为多脓涕和持续性鼻塞,可有嗅觉减退或消失,少数患者可伴视力障碍。检查可见鼻黏膜充血肥厚,中鼻甲肥大或息肉样变,鼻息肉,中鼻道或嗅裂积脓。治疗原则为全身适当应用抗生素,配合中成药如鼻渊舒口服液、藿胆丸等,促进炎症吸收。局部滴用鼻腔减充血剂、皮质类固醇如伯克纳以通气引流,指导患者或家属正确滴鼻。对长期保守治疗无效的患者,可考虑行经典鼻窦清理术和功能性鼻窦内镜手术。

(二)护理评估

1. **健康史**　询问了解患者的居住条件、生活习惯、工作条件、从事的职业、既往病史,询问患者有无接触某种变应原即发生如支气管哮喘、荨麻疹等变态反应性疾病的病史或具有这类疾病的家族史。评估患者有无明确的诱发头痛的因素及规律、性质、特征、治疗经过等。

2. **身心状况**　急性鼻炎及急性鼻窦炎患者的全身症状突出,局部体征明显,如鼻黏膜充血、肿胀,鼻甲增大,细菌感染患者常有鼻道积脓;慢性炎症患者鼻黏膜增生肥厚、鼻甲肥大或鼻息肉变,鼻道或嗅沟积脓。因长期慢性疾病困扰,影响患者学习生活,患者可表现出焦虑、苦闷。

3. **辅助检查**　变应性鼻炎患者变应原皮肤试验呈阳性反应、血液或鼻腔分泌物特异性 IgE 检测也呈阳性,鼻分泌物涂片检查见嗜酸粒细胞增多。急性化脓性炎症患者血液检查白细胞总数和中性粒细胞常增多。细菌培养和药敏试验有助于查明病原微生物和选用抗生素。必要时辅以实验室检查,如血沉、抗链球菌溶血素 O。鼻部炎症患者可通过鼻内镜检查鼻道和窦口及其附近黏膜的病理改变,包括窦口形态、黏膜红肿程度、息肉样变以及脓性分泌物来源等。鼻窦的 CT 扫描可清楚显示鼻窦黏膜增厚、脓液及炎症范围等。

(三)护理问题

1. **舒适改变**　鼻塞、头晕、头痛,与鼻黏膜充血、肿胀、肥厚及分泌物增多有关。

2. **感觉紊乱**　嗅觉减退或丧失,与鼻黏膜炎症肿胀,鼻腔分泌物多或嗅器变性所致。

3. **焦虑**　担心慢性炎症久治不愈和手术治疗效果。

4. **潜在并发症**　可并发鼻窦炎、中耳炎等,因鼻黏膜肿胀阻塞鼻窦及咽鼓管开口所致。

(四)护理措施

1. **心理护理**　慢性炎症和手术患者均会有焦虑或恐惧感,应耐心地向患者介绍病情,告诉患者疾病的恢复过程及注意事项,引导患者树立信心,尽快解除其焦虑或恐惧心理,以配合治疗,消除顾虑,以利于身体的康复。

2. **观察病情**　密切观察患者的体温、分泌物、头痛及鼻塞情况,防止并发症或转为慢性。手术患者要观察术后填塞物的情况,评价治疗效果,以及时预防各种并发症。

3. **治疗护理**　指导教会患者或家属正确滴鼻或擤鼻方法。局部热敷、短波透热或红外线照射等物理治疗,有助急性炎症吸收并缓解疼痛;鼻腔冲洗清除分泌物可选择 0.9% 氯化钠

溶液,或0.9%氯化钠溶液＋甲硝唑＋地塞米松。每日1~2次。急性上颌窦炎患者行上颌窦穿刺冲洗,应在全身症状消退和局部炎症基本控制后施行;鼻窦置换疗法可清除脓性分泌物,使药物直接作用于窦腔黏膜。

4. 用药护理 鼻内滴用减充血剂和糖皮质激素,改善鼻腔鼻窦的通气与引流,全身适当应用抗生素,配合中成药如鼻渊舒口服液、藿胆丸等,促进炎症吸收。

考点:鼻窦炎患者缓解鼻塞的护理措施

5. 手术护理 主要为鼻窦手术和辅助性手术。鼻窦手术可采用经典鼻窦清理术和功能性鼻窦内镜手术。辅助手术的目的是解除中鼻道及其附近区域的阻塞,改善鼻窦通气和引流,如中鼻甲切除、鼻息肉摘除、矫正高位鼻中隔偏曲等。手术治疗者,按鼻部手术护理常规做好围术期护理,以减轻患者的焦虑,缓解术后不适,促进康复。

链接

药物性鼻炎

当人们出现鼻塞症状时,一般最会使用局部减充血剂等收缩充血鼻黏膜的药物,但使用一段时间后,发现停药后鼻塞就反复。临床上把长期滥用局部减充血剂造成鼻黏膜持续性炎症,称为药物性鼻炎。局部减充血剂分为两类:交感胺类(如麻黄碱)和咪唑类(如萘甲唑啉)。使用血管收缩剂后鼻黏膜小动脉立即收缩,可改善鼻塞症状,但若长期使用,血管长期处于收缩状态,可导致缺氧,引起反应性血管扩张,鼻塞症状加重。因此,人们在使用该药时一定要遵医生嘱咐,尽量少用或不用鼻腔血管收缩剂。如必须使用,使用时间最好不超过10天,婴幼儿、新生儿禁用此类药物。

(五)健康指导

(1)向患者进行宣传,提高身体抵抗能力,预防上呼吸道感染。学会正确的擤鼻方法:紧压一侧鼻翼,轻轻擤出对侧鼻腔的鼻涕;或将鼻涕吸到咽部后吐出。切忌紧捏双侧鼻翼用力擤鼻,以免引起鼻窦炎或中耳炎。彻底治愈急性鼻炎或鼻窦炎,避免病程迁延或反复发作。养成良好的生活起居习惯,避免过度劳累,戒除烟酒嗜好。改善生活和工作环境,避免粉尘和有毒、有害气体刺激。避免长期滴用血管收缩剂,防止药物性鼻炎。

(2)指导患者避免接触变应原。花粉传播季节,尽可能避免外出接近树木、花草,必要时戴口罩或易地居住。保持环境和家庭卫生,勤晒衣物、被褥,保持室内通风、清洁、干燥。勿养宠物,不用地毯,尽可能少接触动物皮革、羽毛制品,正确选择化妆品。

二、鼻 出 血

案例2-7-2

患者,男,63岁,今早晨起时感眩晕,继而出现一侧鼻腔出血,自行用干棉球塞入鼻腔后仍出血不止。既往有高血压史。检查:神志清,血压180/100mmHg,鼻腔内有血性分泌物,未见明显活动性出血灶。

问题: 1. 该患者的护理诊断是什么?
2. 制订出相应的护理措施。

(一)概述

鼻出血是鼻窦、鼻腔常见疾病或全身性疾病引起的鼻腔血管破裂出血。它既是鼻腔疾病,也是某些全身性疾病和邻近器官疾病表现在鼻腔的症状之一。鼻出血的病因可分为局部和全身两类。

1. **局部原因**　鼻部的外伤如鼻骨、鼻中隔或鼻窦骨折及鼻窦压力骤变,挖鼻、用力擤鼻,剧烈喷嚏、鼻腔异物,鼻或鼻窦手术及经鼻插管等损伤血管或黏膜均可引起鼻出血。鼻腔和鼻窦各种特异性或非特异性炎症均可损伤鼻黏膜而致出血。鼻中隔偏曲、糜烂、溃疡、穿孔等均可引起不同程度鼻出血。鼻、鼻窦、鼻咽部恶性肿瘤早期可少量反复出血,晚期可因肿瘤组织侵犯大血管而引起大出血,良性肿瘤如鼻咽纤维血管瘤则出血量较多。儿童的鼻腔异物多为单侧脓性血涕。

2. **全身原因**　急性发热性传染病、出血热、麻疹、疟疾、鼻白喉、伤寒和传染性肝炎等均可引起鼻出血。高血压、血管硬化和充血性心力衰竭患者出血前常有头晕、头痛、血液往上涌的不适感。凝血机制异常的疾病,如血友病;血小板量或质异常的疾病,如血小板减少性紫癜、白血病、再生障碍性贫血等;其他,如维生素 C、维生素 K、维生素 P 或钙缺乏;肝、肾等慢性疾病和风湿热;磷、汞、砷、苯等中毒;长期使用水杨酸类药物均可引起鼻出血。

(二)护理评估

1. **健康史**　询问患者或家属发病前的健康状况,有无与鼻出血有关的局部因素或全身性疾病,发病后的诊治经过等。

2. **身心状况**　鼻出血多为单侧,出血量不等,轻者仅涕中带血,重者可致休克。可间歇性,亦可持续性或阵发性,反复出血可导致贫血。出血部位儿童青少年多位于鼻中隔前下方易出血区,中老年则多发生于鼻腔后段鼻—鼻咽静脉丛及鼻中隔后部动脉出血。若短时间内失血量达 500ml 时,患者可出现头晕、口渴、乏力、面色苍白等症状,血压进一步下降至 80mmHg 时,血容量已损失约 1/4。鼻腔检查是最直接的检查方法,借此可以初步了解出血部位,为下一步止血方法的选择提供依据。患者常因大出血或反复出血而情绪紧张和恐惧,患者家属往往情绪激动,唯恐医护人员对患者诊治不及时,造成更严重的不良后果。因此,专科护士应在积极配合医生抢救的同时,注意评估患者及家属的情绪和心理状态,了解其对疾病的认知和期望。

3. **辅助检查**　鼻咽部检查可以判断鼻咽部有无新生物、有无明确出血点。全血细胞计数、出凝血时间、凝血酶原时间、凝血因子等及其他相关检查,有助于了解患者全身情况。必要时可做 CT 或 MRI 检查,排除鼻腔和鼻窦肿瘤。

(三)护理问题

1. **恐惧**　与反复出血、出血量较多及担心疾病的预后有关。

2. **潜在并发症**　失血性休克。

3. **舒适改变**　口干、鼻塞、疼痛,与鼻腔填塞,张口呼吸有关。

4. **知识缺乏**　缺乏鼻出血的防治及自我保健知识。

(四)护理措施

1. **心理护理**　热情接待、安慰患者,消除其紧张恐惧心理。取坐位或半坐位,休克者则取平卧位,嘱患者勿将口腔内血液咽下。必要时可给予镇静剂。

2. **观察病情**　对疑有休克者,应取正确体位,密切监测脉搏、血压等生命体征变化。建立静脉通道、遵医嘱给予镇静剂、止血药、补液、交叉配血、吸氧等。对行鼻内镜下止血的患者,应特别注意观察术后有无再次出血。

3. **治疗护理**　协助医生进行紧急止血处理,先采用简便止血措施如指压双侧鼻翼 10～15 分钟,冷敷前额及后颈,用浸以 1%麻黄碱 0.9%氯化钠溶液的棉片置于鼻腔暂时止血。待出血稳定后再详细检查鼻腔,查明出血部位并给予止血处理。准备进一步止血的器械和药

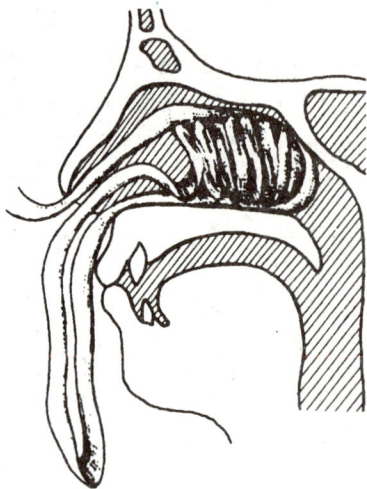

图 2-7-1　前鼻孔填塞

品,协助医生止血:小量鼻出血可采用指压法止血或烧灼法止血法;出血量大,部位尚不明确,出血面广者,采用鼻腔填塞法(图 2-7-1);鼻腔后部出血行后鼻孔填塞法(图 2-7-2)或气囊填塞压迫法止血;大量顽固性出血可采用动脉结扎手术和介入法治疗。

鼻腔填塞后患者的护理:①嘱患者尽量取半卧位休息,减少活动。定时向鼻腔内滴入液状石蜡润滑纱条,加强口腔护理,按医嘱使用抗生素,防止嘴唇干裂和感染。②监测患者的生命体征,密切观察鼻腔有无活动性出血,后鼻孔纱球丝线的固定是否牢固,有无断裂、松动,并及时处理,准备好床旁插灯、吸引器、鼻止血包,以备患者再次出血时紧急处理。③嘱患者勿将后鼻孔的出血咽下,防止刺激胃黏膜引起呕吐;避免打喷嚏、咳嗽、用力擤鼻、弯腰低头,防止纱条松动;避免外力碰撞

鼻部;保持大便通畅,勿用力屏气,防止再次出血及后鼻孔纱球脱落而引起窒息。④鼻腔填塞物一般在 24~48 小时分次取出,碘仿纱条可适当延长留置时间。

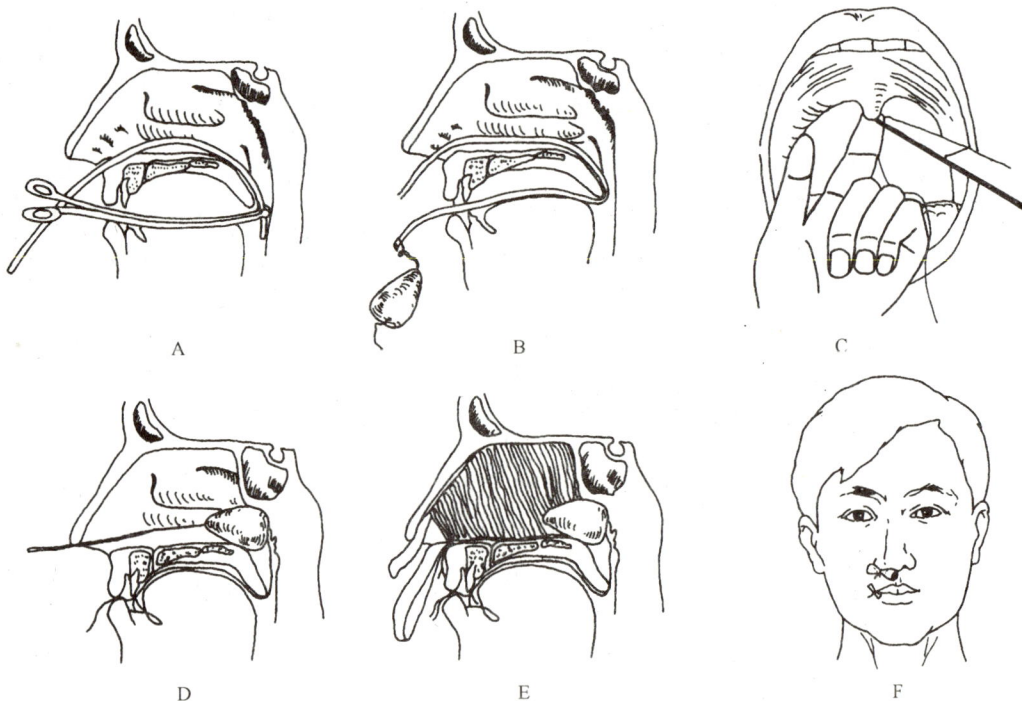

图 2-7-2　后鼻孔填塞

考点:鼻出血的紧急止血方法

4. 用药护理　针对出血原因,酌情全身应用止血药物和抗生素,补充体液并预防感染。

(五)健康指导

向患者介绍鼻出血的有关知识,教会患者指压、冷敷等简便止血方法。戒除挖鼻、拔鼻毛、用力擤鼻等不良习惯,合理饮食,保持大便通畅,戒烟、酒、辛辣食物。

第 2 节　咽科患者的护理

一、咽部炎症

案例2-7-3

　　患者,男,25岁。5天前曾因洗凉水澡受凉感冒,出现高热(38~39℃),咽部剧烈疼痛,吞咽痛,并伴有畏寒、头痛、乏力、食欲下降等,曾在当地医院诊断为化脓性扁桃体炎,采用抗生素治疗,病情无明显缓解。今早突然出现左侧咽痛加剧、不敢吞咽,疼痛向左侧耳部放射。查体:患者急性面容,体温 39.4℃,张口受限,语言含糊不清,左侧软腭及腭舌弓红肿膨隆、腭垂偏向对侧,未见扁桃体,双侧下颌角淋巴结肿大压痛。急诊行左侧腭舌弓隆起处穿刺有脓。

问题:1. 该病例应诊断为什么?
　　　　2. 患者存在哪些护理问题?
　　　　3. 请你为上述病例制订合理的护理计划。

(一) 概述

　　咽部炎症包括咽部黏膜、黏膜下组织、淋巴组织及咽周围间隙的炎症。临床上以扁桃体炎最为常见,扁桃体炎会引起局部和全身性并发症。扁桃体炎为腭扁桃体的非特异性炎症,临床上可分为急性扁桃体炎和慢性扁桃体炎,是一种常见的咽部疾病。

　　1. **急性咽炎**　为咽部黏膜、黏膜下组织及淋巴滤泡的急性炎症。多因受凉、劳累及机体抵抗力下降时,病毒或细菌乘机感染所致。常表现为咽干痛、不适,咽黏膜充血,腭垂水肿,淋巴滤泡增生,如为细菌感染者可有脓点。

　　2. **慢性咽炎**　为咽部黏膜、黏膜下组织及淋巴组织的慢性弥散性炎症,常为上呼吸道炎症的一部分。有时病程冗长,症状顽固,久治不愈。多因急性咽炎演变而来,鼻部慢性炎症、下呼吸道慢性炎症、烟酒等有害物质的长期刺激、消化系统等全身慢性疾病亦是常见的病因。病理上可将本病分为两种类型。

　　(1) 单纯性:咽黏膜呈慢性充血,黏膜下结缔组织和淋巴组织增生,黏液腺肥大,分泌亢进。

　　(2) 肥厚性:黏膜充血肥厚,黏膜下有广泛的结缔组织和淋巴组织增生,形成咽后壁淋巴滤泡呈丘状隆起,咽侧索淋巴组织增生呈条索状增厚。

　　3. **急性扁桃体炎**　是腭扁桃体的急性非特异性炎症,有卡他性和化脓性之分。化脓性扁桃体炎可引起扁桃体周围脓肿、中耳炎、急性淋巴结炎、咽旁脓肿、心肌炎等并发症。

　　(1) 卡他性扁桃体炎:多为病毒感染所致,表现为咽微痛、低热、头痛、全身乏力,检查见扁桃体及腭舌弓表面黏膜充血肿胀、扁桃体实质无显著肿大、表面无脓性分泌物。防治原则为对症支持治疗,预防细菌感染。

　　(2) 化脓性扁桃体炎:常为溶血性链球菌、葡萄球菌等感染所致,表现为高热、咽痛剧烈、扁桃体充血肿大,表面有点片状黄白色脓点,下颌下淋巴结肿大并触痛明显。全身症状有高热、恶寒,伴关节酸痛及全身不适。防治原则为抗感染、对症支持治疗,发生并发症者择期施行扁桃体切除术。

　　4. **慢性扁桃体炎**　是腭扁桃体的慢性非特异性炎症。多因急性扁桃体炎反复发作或因引流不畅、隐窝内致病菌滋生感染演变而来。自身变态反应是引起慢性扁桃体炎的重要因素之一。常表现为扁桃体炎反复发作,平时有咽不适、异物感及微痛,口臭、低热、乏力、消化不良等表现。检查见腭舌弓暗红,扁桃体表面不平有瘢痕,隐窝口扩大或有黄白色脓栓,下颌角淋巴结肿大。如扁桃体过度肥大,可能出现呼吸、吞咽或语言共鸣障碍。慢性扁桃体炎常为全身感染"病灶"之一,易并发风湿热、肾炎等全身性疾病。防治原则:对无并发症或不能施行手术者行保守治疗,反复急性发作或有并发症者应行扁桃体切除术。

(二)护理评估

1. 健康史　询问了解患者的居住条件、生活习惯、工作条件、既往病史,以及有无烟酒等特殊嗜好,有无理化因素的反复或长期刺激,有无鼻部、咽部及下呼吸道邻近组织器官的慢性炎症病史等。

2. 身心状况　咽部慢性炎症者咽部黏膜暗红、淋巴滤泡增生肥大、咽反射敏感;急性炎症患者可有急性发热疾病面容、唇干,患者表情痛苦,不愿意讲话,有咽黏膜充血、淋巴组织充血肿大或表面有脓点、体温高等体征。发病期间不同程度地影响其生活、工作和学习。慢性咽炎患者会因为咽部不适、异物感久治不愈而产生焦虑、烦躁,甚至产生恐癌心理,常表现为求医心切、失眠、多疑、到处诊治。慢性扁桃体炎患者和家属还会有惧怕发生心脏病、肾炎等危险,总想了解是否会发生这些并发症,表现出种种不安的情绪。

3. 辅助检查　急性化脓性炎症患者血液检查白细胞总数和中性粒细胞常增多。细菌培养和药敏试验有助于查明病原微生物和选用抗生素。必要时辅以实验室检查,如血沉、抗链球菌溶血素O。

(三)护理问题

1. 疼痛和吞咽障碍　由咽部炎症、扁桃体急性炎症及扁桃体过度肿大引起。

2. 体温过高　由急性化脓性炎症引起。

3. 焦虑　与长期不愈的咽部异物感、慢性扁桃体炎症久治不愈引起并发症及手术或术后咽痛有关。

4. 潜在并发症　风湿热、肾炎、关节炎、出血/感染(扁桃体术后)等。慢性扁桃体炎常为全身感染病灶之一,易并发风湿热、肾炎等全身性疾病。

(四)护理措施

1. 心理护理　急性炎症和手术患者均会有焦虑或恐惧感,应耐心地向患者介绍病情,告知疾病的恢复过程及注意事项,引导患者树立信心,尽快解除其焦虑或恐惧心理,以配合治疗,消除顾虑,以利于身体的康复。

2. 观察病情　观察体温及局部疼痛,若出现病情加重,提示有引起并发症的可能,应及时报告医生协助处理。

3. 治疗护理　可选用复方硼砂溶液或1:5000呋喃西林溶液漱口,清除口腔及咽部分泌物,减少刺激,解除或减轻口臭。或选用溶菌酶含片等也有较好疗效。按医嘱给高热患者用乙醇溶液擦浴等物理降温。

4. 用药护理　化脓性扁桃体炎多为链球菌感染,抗菌消炎为主要治疗原则,首选青霉素,用药前仔细询问有无药物过敏史,并做过敏试验,用药后严密观察有无不良反应及疗效,待炎症完全消退后还须用药3～5天方可停药。

5. 手术护理　发生扁桃体周围脓肿者,行穿刺抽吸或切开排脓。发生咽后间隙脓肿时行切开排脓。如频繁反复发生急性扁桃体炎者,特别是有并发症史的患者,应待急性炎症消退1个月后施行扁桃体切除术。

(1)术前准备:①详细询问病史和体格检查,注意有无出血倾向,做心肺透视,测量血压。②做

考点:急慢性扁桃体炎患者的临床特点

血、尿常规、血小板计数及出凝血时间检查。③保持口腔清洁,术前用复方硼砂液漱口。④术前 6 小时禁食,手术前夜给予适量镇静剂,使患者安睡。⑤术前半小时给适量阿托品和苯巴比妥肌内注射。

(2) 术后护理:①局麻患者术后取半卧位,全麻者应取平卧位,头部偏向右侧,颈部可用冰袋冷敷。②嘱患者将口内分泌物吐出,不要咽下。唾液中混有少许血丝属正常现象。如持续口吐鲜血,则提示创面有活动性出血,应立即检查伤口,采取适当的止血措施。全麻儿童如不断做吞咽动作,可能提示将血液咽下,应检查伤口,予以止血。③术后第二天开始应用复方硼砂液漱口,以保持局部清洁。④术后 6 小时伤口即有白膜形成,术后 24 小时扁桃体窝已完全覆以白膜,此为正常现象,对创面具有保护作用,白膜于术后 10 天内逐渐脱落。⑤术后 4 小时如无出血,可进冷流食,术后第二日如创面白膜均匀完整,可进半流质饮食,3 日后进软质饮食,两周后方可正常饮食。⑥止痛:术后咽痛重者,可以冰水冷敷下颌下或行针灸止痛,禁止用水杨酸类止痛剂,以防影响凝血功能,引起出血。⑦护嘱:术毕后应嘱患者安静休息、**考点:** 扁桃少语,勿用力咳嗽吐痰,以防出血;次日起鼓励患者多讲话、常伸舌,以防咽部粘连而影响吞咽 体摘除术后和讲话等功能。术后半个月内禁止剧烈运动或参加重体力劳动。 的护理要点

链接　小儿扁桃体切除术应慎重

扁桃体是咽部最大的淋巴组织,在儿童时期具有重要的生理功能。扁桃体产生的免疫球蛋白 IgA 可抑制细菌对呼吸道黏膜的黏附,并可抑制细菌的生长和扩散,对病毒也有中和与抑制作用。扁桃体的免疫功能在儿童 3～5 岁时表现最为活跃,任意将扁桃体摘除会削弱机体的抗病能力,出现免疫监视障碍,故应严格掌握手术适应证。

(五) 健康指导

(1) 积极防治鼻部、咽部及全身的慢性疾病,戒除烟酒,避免用嗓过度。改善工作环境,减少粉尘长期刺激。

(2) 急性化脓性扁桃体炎具有传染性,对患者要适当隔离,减少在公共场所出入,并指导患者平时注意锻炼身体和口腔卫生,提倡冷水浴,注意劳逸适度。

二、阻塞性睡眠呼吸暂停低通气综合征

(一) 概述

阻塞性睡眠呼吸暂停低通气综合征(OSAHS)指上呼吸道塌陷堵塞引起的呼吸暂停和通气不足,为一种睡眠障碍性疾病,通常会出现打鼾。患者在夜间 7 小时的睡眠中,经鼻或口的呼吸气流发生周期性中断 30 次以上,每次气流中断时间为成人 10 秒以上,并伴有血氧饱和度下降等一系列病理生理改变。引起 OSAHS 的常见原因为鼻和咽部阻塞、肥胖、内分泌紊乱、老年期组织松弛等。OSAHS 患者还有家族史或家族聚集现象。应积极寻找和消除病因,保守治疗无效而影响工作和生活者可考虑手术治疗。

链接　打呼噜是一种病吗?

可能很多人会认为,打呼噜是一种普遍存在的睡眠现象,还有人会把打呼噜看成睡得香的表示。现代医学证明严重的打呼噜是一系列疾病的综合体现,称为睡眠呼吸障碍,其中最主要包括阻塞性睡眠呼吸暂停低通气综合征。它是健康的大敌,造成低氧血症,诱发高血压、心律失常,严重者甚至发生猝死。

（二）护理评估

1. 健康史 询问了解患者的饮食、生活习惯、运动情况,有无鼻和咽部疾病,以及家族中有无鼾症患者。

2. 身心状况 本病患者大多肥胖,睡眠中打鼾及呼吸暂停,随年龄增加逐渐加重,因睡眠中反复呼吸暂停,因此晨起头痛,白天嗜睡,工作效率低下,记忆力减退,注意力不集中。也可表现为易激动,性格改变,行为怪异。儿童常有遗尿、生长发育迟缓等。病程较长的患者可并发高血压、心律失常、心绞痛等。因患者夜间鼾声响度超过 60dB,影响同室他人睡眠,严重病例呼吸暂停时间过长,其家属不得不整夜守在患者身旁,反复将其唤醒,为此患者心感不安,严重者患者有性格改变,如性情暴躁、多疑、忌妒、沮丧等,因此影响人际关系。许多患者及其家属还没有认识到 OSAHS 是一种疾病,因此对于治疗并不持积极态度。

考点: 阻塞性睡眠呼吸暂停低通气综合征(OS-AHS) 的常见病因

3. 辅助检查 影像学和内镜检查明确上呼吸道阻塞部位、性质、原因。多导睡眠图(PSG)是诊断 OSAHS 的一项重要检查,主要监测口鼻气流、血氧饱和度、胸腹呼吸运动、脑电图、眼动电图、肌电图、体位等多项指标,综合判断病情程度,并有助于治疗前后的对比。

（三）护理问题

1. 睡眠型态紊乱 打鼾、憋气等,与上呼吸道阻塞性病变有关。

2. 社交孤立 由于鼾声干扰他人休息及性格改变所致。

3. 潜在并发症 缺血性脑中风、猝死、心肌梗死、呼吸衰竭,与憋气、心律失常和心肌缺氧有关。

4. 知识缺乏 不了解疾病的严重性,也不知道如何加以防治,由于科普教育不够所致。

（四）护理措施

1. 心理护理 对患者的痛苦感受给予安慰和疏导。耐心解答患者的疑问,消除其紧张恐惧心理。指导其家属及朋友多鼓励和支持,以配合治疗,消除顾虑,有利于疾病的治疗。

2. 观察病情 定期测量血压,密切观察患者的呼吸暂停情况,发现患者憋气时间过长应及时将其推醒。患者床头准备好抢救用品备用。

3. 治疗护理 建议患者调整睡眠姿势,建立侧卧位睡眠习惯以减轻症状。指导肥胖患者适量运动减轻体重。睡前勿饮酒,勿食安眠药,以免降低中枢神经系统兴奋性,加重呼吸暂停。可根据患者实际情况,按医嘱给予滴鼻剂、抗抑郁药等,也可使用舌保护器、鼻腔持续正压通气(CPAP)、手术等方法缓解症状。

4. 手术护理 本病多数患者需手术治疗,因此,其护理措施包括术前和术后护理两个阶段。

（1）术前护理:①最好能安排本病患者住单人病房,以免鼾声影响其他患者睡眠及休息。②建议患者减肥,制订减肥计划和减肥饮食。适当增加体力活动和减少摄入量,这样可以减轻症状,增加手术的安全性。③忌饮酒,因为乙醇可使肌肉松弛和肌张力降低,进而使睡眠呼吸暂停加重;切忌随意应用中枢神经抑制药,以免加重病情。④调整睡眠姿势,建议患者取侧卧位或半坐卧位,常可减轻睡眠呼吸暂停和鼾声。⑤可采用舌保护器,睡前置于口中,使舌保持轻度前置位,增加咽腔前后径距离,从而减轻上呼吸道阻塞症状。⑥定期测量血压,密切观察呼吸暂停情况,尤其于凌晨时要加强巡视,如果患者憋气时间过长,应将其推醒。⑦对患者进行有关 OSAHS 的科普教育,并对其进行心理护理,同情和关心患者的疾苦,使其消除对手术治疗的紧张和恐惧心理。

（2）术后护理：①饮食：术后患者咽痛明显、吞咽困难者应在术后3天内给予流质或半流质食物。②床边备吸引器，嘱患者及时将咽部分泌物或血液吐至口边吸出。③密切观察术后出血情况，对高血压患者应注意控制血压，并采取适当的止血措施。④少数患者术后数日内因暂时性软腭功能障碍，进食过程中易发生食物自鼻呛出，此时应嘱患者取坐位或半坐位进食，并消除其进食时的紧张情绪。⑤保持口腔卫生，经常用0.9％氯化钠溶液或含漱液漱口。

（五）健康指导

（1）指导患者控制饮食，适当减肥，戒除烟酒，多做健身运动。

（2）防止感冒，避免咳嗽，禁止大声喊叫。

（3）建议不从事驾驶、高空作业等有潜在危险的工作，以免发生意外。

第3节 喉科患者的护理

一、喉部炎症

案例2-7-4

患儿，男，4岁，因发热、咳嗽4天，伴气喘、呼吸困难一天入院。查体：体温39.4℃，咽喉部充血明显，声带肿胀，声门下区黏膜肿胀。

问题：1. 该患者的护理诊断是什么？

2. 制订出相应的护理措施。

（一）概述

喉部炎症包括喉黏膜和黏膜下组织的炎症，本节着重描述急性会厌炎和急性喉炎，其中特别是小儿急性喉炎和急性会厌炎。由于这两种疾病起病后可迅速发生喉阻塞，导致窒息死亡，因此，临床上要严密观察生命体征，积极救治。

1. 急性会厌炎 是一种以声门上区会厌为主的危及生命的严重感染。成人、儿童均可患病，多发于成人，男性多于女性。全年都可发生，但以冬春季发病较多。由于会厌舌面黏膜松弛，炎症常局限于此，具有起病急、发展快、易发生显著水肿和脓肿形成引起喉阻塞而窒息死亡。本病常因邻近器官的细菌性感染，或外伤、变态反应等引起。表现为起病急骤，出现畏寒、发热，体温多在38～39℃。儿童及老年患者症状则更为严重，病情进展迅速，有精神委靡、四肢发冷、面色苍白、血压下降，甚至可发生昏厥或休克。多数患者喉痛剧烈，且在吞咽时加重，致咽下困难。语声因会厌肿胀而含糊不清。会厌高度肿胀可引起吸气性呼吸困难等，严重者可发生窒息，但很少有声音嘶哑。检查见口咽部无明显充血，间接喉镜下见会厌舌面充血肿胀，重者形成脓肿，会厌呈球形。防治原则为一旦确诊，给以足量抗生素和糖皮质激素，形成脓肿者应切开引流，及时用吸引器吸出脓液，以防止窒息。密切观察呼吸形态及其他生命体征的变化，做好随时行气管切开术的准备。

2. 急性喉炎 为喉黏膜的急性卡他性炎症，好发于冬、春两季，是一种常见的呼吸道急性感染疾病。儿童患者的病情远较成人为重。原因是小儿患者免疫功能低下，喉软骨柔软，喉腔狭小，喉部黏膜下组织较疏松，喉黏膜淋巴管丰富，发生感染后极易因组织肿胀而导致喉阻塞。同时小儿喉部神经敏感性强，受刺激后易引起喉痉挛。又因其咳嗽力量不强，喉及气管内分泌物不易排出，更易加剧呼吸困难。因此小儿急性喉炎如不及时治疗，可并发喉阻塞而危及生命。急性喉炎常发生于感冒、上呼吸道感染之后,受凉和疲劳致机体抵抗力下降为内在诱因。先为病毒感染,后继发细菌感染。其常见致病菌为金黄色葡萄球菌、溶血性链球菌、肺炎链球菌等。成人常因说话过多、大声喊叫、剧烈久咳等引起。

表 2-7-2　小儿急性喉炎与成人急性喉炎的比较

	小儿急性喉炎	成人急性喉炎
发热、畏寒	早期即可出现	较小儿轻
声音嘶哑	声音粗糙	较小儿重,甚至很快发展为失声
咳嗽、咳痰	阵发性犬吠样咳嗽	呈痉挛性,伴喉痛
	夜间较重,伴喘鸣	分泌物黏稠不易咳出
吸气性呼吸困难	最为明显	少有
治疗原则	解除喉梗阻	声带休息
	给氧、解痉、化痰	抗感染、消水肿
	安静休息、降低氧耗	

考点: 小儿急性喉炎容易引起喉阻塞的解剖特点

3. **慢性喉炎**　是指喉部黏膜的慢性非特异性炎症,为喉科常见病之一,多发生于成人。反复发作的急性喉炎,烟酒及理化因素的长期刺激,用嗓过多或发音不当,邻近器官如鼻、鼻窦、扁桃体、气管、肺等部位的慢性疾病直接蔓延或脓性分泌物的刺激,全身性疾病如糖尿病、肝肾疾病、内分泌紊乱、风湿等,均可为本病诱因。不同程度的声音嘶哑为其主要症状,用声后加重,伴有喉部不适、异物感、干咳,但很少有疼痛,常做干咳以缓解喉部不适。检查可见喉黏膜慢性充血肿胀,声带呈浅红色,喉黏膜表面有稠厚分泌物、声带闭合不良等体征。治疗原则为休息声带,局部使用消炎药物,戒除烟酒等不良嗜好,积极治疗鼻部、咽部及全身疾病。

(二)护理评估

1. **健康史**　了解患者有无急性鼻炎、咽炎的反复发作史,有无过度发声、疲劳、声音嘶哑发作史,患者从事的职业及爱好,有无粉尘及有害物质的长期接触,有无烟酒嗜好等。

2. **身心状况**　喉部炎症患者主要表现为咳嗽、咳痰,急性患者还有喉痛,炎症累及声带出现声音嘶哑。声嘶久治不愈者,给工作和生活带来不便,尤其是教师、声乐演员、播音员等职业用嗓者常有焦虑感。会厌及小儿的声门下区黏膜的炎症肿胀可导致吸气性呼吸困难,严重者引起窒息死亡。多数急性会厌炎患者缺乏对疾病的认识,不了解其严重性,忽略呼吸困难等重要症状,而常以为是普通的咽喉炎症疾病。有些患者不愿住院治疗观察,这是十分危险的。婴幼儿急性喉炎出现喉阻塞时,因症状严重,家属常有恐惧感。

3. **辅助检查**　小儿急性喉炎患者可做喉分泌物细菌培养,以排除白喉、喉部异物等疾病。

(三)护理问题

1. **语言沟通障碍**　喉部病变造成声音嘶哑或失声。因急性会厌感染所致。

2. **疼痛**　咽喉痛,与喉黏膜炎症刺激有关。

3. **吞咽障碍**　与会厌高度充血肿胀以及剧烈咽痛有关。

4. **体温过高**　与喉部炎症有关。

5. **潜在并发症**　窒息、气管切开术后的感染、出血、皮下气肿等,与喉部病变、手术等有关。

6. **知识缺乏**　缺乏有关耳鼻咽喉科疾病预防、保健、治疗等方面的知识和技能。

链接

艺术嗓音保健

嗓音是人类表达的重要器官,要想保护嗓子,预防声音嘶哑,做好嗓音保健工作尤为重要。首先是要经常锻炼身体,预防上呼吸道感染。其次应保证充足休息,保持良好的饮食习惯,不可暴饮暴食,少食糖分过多、干燥、刺激性食物,以免引起口腔、咽喉黏膜的慢性炎症,影响发音和共鸣;禁用烟酒,尤其在用声前后不要吸烟,否则易使咽喉干燥,喉肌疲劳也不易恢复。饮酒后可引起声带水肿,咽喉黏膜充血,分泌物增多,直接影响发音。最重要的是培养良好的用声习惯:讲话要适量,切勿过度用嗓,正确地运用呼吸,善于利用共鸣器官。

(四)护理措施

1. 心理护理 耐心向患者及患儿家属解释病情,消除焦虑、恐惧心理,鼓励其配合治疗。

2. 观察病情 严密观察呼吸型态,必要时吸氧。对于严重病例应做好气管切开术的准备,以防发生窒息。

3. 治疗护理 急性炎症全身给予抗生素和激素,局部采用抗生素和激素超声雾化吸入,积极消除喉部黏膜的充血水肿。给高热者用乙醇擦浴等物理降温。急性会厌炎及小儿急性喉炎患者行吸氧时,清除鼻腔分泌物,注意通气情况,吸管放置位置正确,保证氧气通畅吸入。

4. 手术护理 已施行气管切开术者,则按气管切开术后护理。

(五)健康指导

向患者进行宣传,提高身体抵抗能力,预防上呼吸道感染。改善生活和工作环境,避免粉尘和有毒、有害气体刺激。提高对急性会厌炎和小儿急性喉炎的认识,不可掉以轻心。一旦出现呼吸困难应及时诊治。

考点: 急性会厌炎和小儿急性喉炎的护理要点

二、喉 阻 塞

喉阻塞并非一独立的疾病,而是一组症候群。由于喉阻塞可引起缺氧,如处理不及时可引起窒息,危及患者生命。

案例2-7-5

患儿,男,2岁1个月。因急起喉喘鸣、呼吸困难逐渐加重7小时急诊入院。该患儿有轻度气喘病史,未发生过喉鸣及呼吸困难。前一天晚上燃用蚊香(购自地摊)驱蚊,当夜未见异常。次日晚继续燃用该蚊香,约11时许患儿突然出现声嘶、鼾鸣,继之呼吸困难,烦躁不安,口唇发绀,辗转床上。家长急抱至我院急诊室。检查:体温39.5℃,脉搏156次/分,呼吸56次/分,血压106/68mmHg。

问题:1. 该患儿的护理问题是什么?

2. 制订出相应的护理措施。

(一)概述

喉阻塞亦称喉梗阻,是因喉部或其邻近组织的病变使喉腔变窄或发生阻塞,导致出现以呼吸困难为主的综合征,严重者可发生窒息,是一种危及生命的急症。若不及时救治,可窒息死亡。由于婴幼儿喉腔狭小,黏膜下组织疏松,喉部气流进入呈曲线,神经系统不稳定,易受刺激而致痉挛。故婴幼儿发生喉阻塞的机会较成人多,年龄越小,病情越重。

引起喉阻塞的原因包括:

1. 炎症 如小儿急性喉炎、急性会厌炎、急性喉气管支气管炎、咽白喉、喉结核、咽后脓肿等。

2. 外伤 喉部挫伤、切割伤、烧灼伤、毒气或高热蒸气吸入等。

3. 肿瘤 喉癌、多发性喉乳头状瘤、甲状腺肿瘤等。

4. 异物 喉部、气管异物不仅造成机械性阻塞,还可引起喉痉挛。

5. 水肿 喉血管神经性水肿、药物过敏和心、肾疾病引起的水肿。

6. 畸形 喉蹼、喉软骨畸形、喉瘢痕狭窄。

7. 声带瘫痪 各种原因引起的两侧声带外展性瘫痪。

考点:喉阻塞的定义及常见病因

(二)护理评估

1. 健康史 注意了解患者近期有无上呼吸道感染史,有无喉外伤史或有害粉尘等物质接触史。对于小儿患者,尤其要重视有无异物接触史的询问,并注意患者咳嗽、呼吸困难的特征。

2. 身心状况 吸气性呼吸困难是喉阻塞的主要特征。表现为吸气运动加强,时间延长,吸气深而慢,但通气量并不增加,如无显著缺氧,则呼吸频率不变。患者吸气时伴随出现吸气性喉喘鸣,阻塞越重,喉越响;吸气性软组织凹陷;疾病累及声带出现声嘶。重者可因缺氧和二氧化碳潴留,出现心、肺、脑、肾等重要脏器功能衰竭的表现。多数患者因呼吸困难,唯恐危及生命,都十分紧张和恐惧。临床上为便于观察病情和拟订治疗方案,根据呼吸困难程度将喉阻塞分为以下四度:

一度:安静时无呼吸困难,活动或哭闹时出现轻度吸气期呼吸困难、吸气喉喘鸣和软组织凹陷。

二度:安静时也出现吸气期呼吸困难、喉喘鸣和软组织凹陷,活动时加重,但不影响睡眠和进食,无烦躁不安,脉搏尚正常。

三度:吸气期呼吸困难、喉喘鸣和软组织凹陷明显,而且因缺氧而出现烦躁不安、脉搏加快、血压升高、不易入睡、不愿进食等症状。

四度:呼吸极为困难,由于严重缺氧和二氧化碳蓄积,患者坐卧不安、手足乱动、面色苍白或发绀、出冷汗、定向力丧失、心律不齐、脉搏细弱、血压下降、大小便失禁等。如不及时抢救,则很快发生窒息死亡。

考点:喉阻塞的分度及临床特征

3. 辅助检查 要查明喉阻塞的原因,应根据病情轻重而定。病情轻者先做有关检查,确诊后治疗。病情危重者则应首先施行抢救,待喉阻塞缓解后,再进行进一步的检查和诊治。主要有影像学和内镜检查,必要时做血气分析。

(三)护理问题

1. 有窒息的危险 由喉阻塞引起。

2. 语言沟通障碍 发声嘶哑或失音,与喉部疾病有关。

3. 低效性呼吸型态 因吸气性呼吸困难所致。

(四)护理措施

1. 心理护理 与患者家属交流气管切开术的意义,取得配合,缓解其紧张、焦虑心理。

2. 观察病情 密切观察患者的脉搏、血压、神志、呼吸及缺氧的变化。

3. 治疗护理 必要时吸氧或超声雾化吸入。及时正确地执行医嘱,对于小儿急性喉炎、急性会厌炎、喉水肿、气管插管或气管镜检查所引起的急性喉阻塞,要及时地加用激素治疗。重症喉阻塞患者床边备气管切开包,以备急需,积极完善术前准备,为手术创造条件。

气管切开术护理:气管切开术是抢救患者生命的急救手术(图2-7-3),常用于喉阻塞、下呼吸道阻塞、头面部及颈部严重创伤的患者。此术系将颈段气管前壁切开,经切口放入合适的气管套管,空气即可经套管进入气管,从而缓解缺氧和排出潜留的二氧化碳,并可经套管处吸除下呼吸道的分泌物。

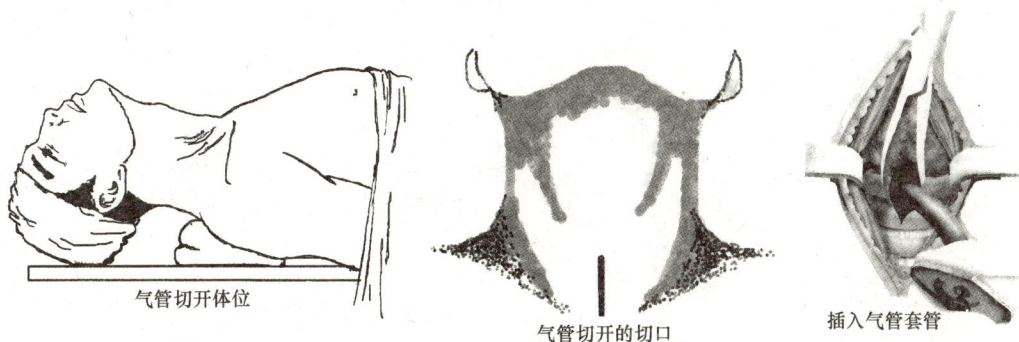

气管切开体位　　　　　气管切开的切口　　　　　插入气管套管

图 2-7-3　气管切开术

（1）术前护理：重点在做好手术准备和病情观察,常规气管切开术取仰卧头后伸位,其肩下应垫有小枕头。

（2）术后护理：重点在保持气管套管通畅和预防并发症。①体位与饮食：早期取平卧位,头部稍低,以利气管内分泌物引流,恢复期可取半卧位,进流质或半流质易消化之食物。②专人护理：严防昏迷、自杀患者、儿童等抓脱套管,应备好急救器械,以防万一。③保持套管通畅：按时清洗和消毒内管,通常每 6～12 小时 1 次,分泌物多时可每小时 1 次,但内管不宜离外套管时间过久,最好用两个同型号的内管交替使用,以防外套管被分泌物阻塞。可用 0.5％ 新霉素溶液和 0.5％ 脂凝乳蛋白酶溶液滴入气管套管内,以利于分泌物排出,防止结痂阻塞,并能防止感染。④保持局部清洁：鼓励患者咳嗽,及时吸除分泌物,更换被污染浸湿的套管垫,但操作应轻巧、准确、无菌,减少伤口及肺部感染的机会。⑤保持室内适宜的温度和湿度。应控制病室温度在 20℃ 左右,湿度在 80％ 左右,以利于痰液咳出。⑥生活护理：因患者不能发音,可让患者书写或打手势告知其要求,并细心照料患者起卧、饮食、洗漱、大小便等日常生活。⑦护理观察：严密观察伤口血性分泌物的量,颈部皮下有无气肿,其血压、脉搏、呼吸等情况,如发现有异常,应及时与医生联系。⑧预防脱管：应经常检查系带松紧度和牢固性,系好后以能容纳 1 指为度。⑨预防误吸食物：患者进食时取坐位或半卧位,头稍前倾,吞咽前作深吸气,然后屏气将食物吞下。⑩带气囊套管的护理：为防止气管黏膜的压迫性坏死和溃疡,每小时应放气 5 分钟,放气前应吸除口咽部分泌物,放气后嘱患者作咳嗽动作,预防误吸。⑪更换外套管：术后 10 日内一般不作更换,长期带管者 2～3 周更换 1 次,但应在手术室内由有经验者施行。⑫拔管护理：当喉阻塞解除,病因消除,全身情况允许拔管时,可进行堵管,作拔管准备,先行半堵管 24 小时,再行全堵管。全堵管后应注意观察体温、呼吸、咳痰多少,如观察 24～48 小时无异常可行拔管。拔管不能在休息日或下午进行,对拔管后的患者应特别注意病情变化,发现异常时,应及时和医生联系。⑬带管出院患者的护理：应教会患者和家属取出、清洗、消毒和放入内套管的方法,脱管等意外的紧急处理措施和方法。

4. 用药护理　针对出血原因,酌情全身应用止血药物和抗生素,补充体液并预防感染。 考点：气管切开术后的护理要点

（五）健康指导

（1）指导病情缓解的患者进行生活起居、饮食、心理调节。

（2）避免小儿进食瓜子等带壳食物,防止吸入气道。

（3）介绍喉阻塞的常见病因和预防知识。

第4节　耳科患者的护理

一、耳部炎症

　　患者，男，10 岁。近来述耳朵听力下降，并伴耳鸣、耳闷塞感。十天前曾感冒，在家自行治疗未见明显好转。检查见右耳外耳道无明显充血，鼓膜周边部及锤骨柄充血，鼓膜中央见一液平面。

问题：1. 请列出该患者的护理诊断。

　　　　2. 应如何进行护理？

（一）概述

　　耳部炎症主要包括外耳炎症和中耳的急慢性炎症。

　　1. **外耳道炎**　是指外耳道皮肤或皮下组织的弥漫性非特异性炎症，常由细菌感染引起。根据病程分为急性外耳道炎和慢性外耳道炎，多见于潮湿的热带地区。当外耳道皮肤本身抵抗力下降或因挖耳、异物损伤时，致病菌进入引起急性弥漫性外耳道炎症。若患者有全身慢性病或抵抗力较差时，疾病可迁延为慢性。急性外耳道炎患者发病急，耳内灼热感、疼痛逐渐加剧，耳内分泌物先为稀薄的浆液性渗出，继而黏稠变为脓性。检查有典型的耳屏压痛和耳郭牵引痛，外耳道皮肤弥漫性充血、肿胀、糜烂，鼓膜可大致正常。皮肤肿胀严重者，可遮蔽鼓膜。慢性外耳道炎患者病程长，感耳痒不适，不时有少量分泌物流出。外耳道皮肤充血或增厚，或覆有痂皮，痂皮下有少许脓液或碎屑，有时揭去痂皮会发生出血。防治原则是清洁外耳道，保持外耳道干燥，选择敏感抗生素滴耳液滴耳，可适当联合可的松滴耳液。教育患者改掉不良的挖耳习惯，避免在脏水中游泳。

　　2. **分泌性中耳炎**　是指一类以鼓室积液和听力下降为主要特征的中耳非化脓性炎性疾病。本病病因及发病机制复杂，目前看来与多种因素有关：由腺样体肥大、慢性鼻窦炎、鼻咽癌等导致咽鼓管阻塞或自洁功能障碍，或中耳发生病毒及低毒性细菌感染，或Ⅲ型变态反应等有关。鼓室积液可呈浆液、黏液或胶冻状物质，儿童及成人均可发生，按病程长短不同分为急性和慢性。患者急性期常主诉轻微耳痛、耳闷塞感、听力下降、自听增强、低音调耳鸣，擤鼻时耳内可出现气过水声，检查见鼓膜周边部及锤骨柄放射状充血，鼓膜呈淡黄色，有时鼓膜上可见发丝状液平面，偶可见到气泡。慢性期诉耳闷塞感、听力下降，可有低音调或高音调耳鸣，儿童常表现对呼唤反应迟钝、学习成绩下降，检查见鼓膜内陷、光锥消失，或鼓膜混浊、增厚、钙化、萎缩。治疗原则为改善咽鼓管功能，清除中耳积液和病因治疗。

　　3. **急性化脓性中耳炎**　是指细菌感染引起的中耳黏膜的急性化脓性炎症。病变主要位于鼓室，本病多见于儿童。正常鼓室内无菌，皮肤黏膜表面的致病菌可沿咽鼓管、鼓膜穿孔、血液循环等进入鼓室引起中耳感染，如上呼吸道感染时用力擤鼻、给婴幼儿哺乳时呛奶、游泳时呛水、鼓膜外伤处理不当、严重细菌感染等。常见致病菌有肺炎链球菌、流感嗜血杆菌、溶血性链球菌、金黄色葡萄球菌。由于鼓膜穿孔前，鼓室积脓，鼓室内压力增高，压迫鼓膜引起剧烈耳痛，婴儿表现为拒绝哺乳、哭闹不安、抓耳，细菌毒素吸收引起寒战、高热等全身症状；鼓膜穿孔后，外耳道流出脓液，耳痛及全身感染症状有所减轻，患耳听力下降。婴幼儿时期鼓室上壁岩鳞裂尚未闭合，感染可向颅内扩散引起呕吐、嗜睡、惊厥。检查见鼓膜弥散性充血、向外膨出、正常解剖标志分不清，或见鼓膜紧张部穿孔，有黄白色脓液自穿孔处溢出。治疗原则为控制感染和通畅引流。全身及时应用足量有效抗生素控制感染。鼓膜穿孔前用 2% 酚甘油溶液滴耳消炎止痛；穿孔后禁用 2% 酚甘油溶液，以免腐蚀鼓室黏膜。穿孔后先用 3% 双氧水溶液彻底清除外耳道脓液，再滴无耳毒性的抗生素溶液。减充血剂喷鼻,如1%麻黄碱溶液以帮助咽鼓管功能恢复。

4. 慢性化脓性中耳炎　是指中耳黏膜、骨膜,甚至深达骨质的慢性化脓性炎症。多因急性化脓性中耳炎治疗不当迁延而来,若化脓性中耳炎病程超过2个月应考虑本病,营养不良、疲劳过度、寒冷受凉导致机体抵抗力下降时常反复发作。致病菌种类较多,近年发现常有两种以上细菌混合感染。慢性化脓性中耳炎的主要临床特点是长期耳流脓、听力下降、鼓膜穿孔。一般根据病变性质和引起并发症的可能性大小,将其分为单纯型、骨疡型和胆脂瘤型。

(1) 单纯型:最多见,病变局限于中耳黏膜。间歇性耳流脓,上呼吸道感染时流脓量增多,脓液呈黏液性或黏脓性,一般无臭味。鼓膜紧张部中央性穿孔,听力检查多为轻度传导性聋。

(2) 骨疡型:病变深达骨质,造成听小骨破坏,肉芽组织或息肉增生。持续性耳流脓,脓液黏稠,常有臭味,可混有血丝。鼓膜紧张部边缘性穿孔,锤骨柄破坏残缺,鼓室内可有肉芽组织或息肉,较大者可脱出堵塞外耳道,听力检查多为重度传导性聋。

(3) 胆脂瘤型:来自鼓膜及外耳道皮肤的复层鳞状上皮进入中耳腔内生长,上皮脱落产生的角化物质堆积成团,常伴有腐败菌生长及胆固醇结晶,称为胆脂瘤。胆脂瘤可逐渐增大,压迫并破坏周围骨质,引起严重的耳源性颅内、外并发症。长期耳流脓,脓量多少不等,有恶臭味。鼓膜紧张部边缘性大穿孔或松弛部穿孔,甚至只有少许萎缩鼓膜残留,鼓室内有灰白色鳞屑状或棕褐色无定形物质,奇臭难闻,听力检查多为重度传导性聋或混合性聋。

治疗原则为单纯型应消除病因、控制感染、修复鼓膜、防止复发;骨疡型和胆脂瘤型应保证引流通畅,尽早行手术治疗,彻底清除病灶,重建听力。

5. 耳源性并发症　是由于化脓性中耳炎感染直接或经血行扩展至周围邻近结构,引发多种颅内、外并发症。急、慢性化脓性中耳炎均可引起耳源性并发症,其中以胆脂瘤型和骨疡型多见。常见的颅外并发症有耳后骨膜下脓肿、迷路炎;颅内并发症有乙状窦栓塞性静脉炎、耳源性脑膜炎、耳源性脑脓肿等。如出现下列表现时提示有并发症的可能:急性炎症或慢性炎症急性发作久治不愈或反而加重者;耳道流脓甚多,拭而不净,或突然增多、减少者;出现耳后红肿,触痛明显者;出现头痛,而夜间加重,用一般止痛剂不能缓解者;弛张热、血象升高,或长期低热、体温不升、脉搏缓慢、血压升高者;出现眩晕、耳鸣、恶心呕吐、精神、意识和运动等异常表现者。

考点:慢性化脓性中耳炎三期的临床特征

疑有并发症时,进行眼底检查、耳部影像学检查等提供重要诊断依据。防治原则为积极有效治疗化脓性中耳炎,给予激素和全身支持对症治疗,并适时采取手术治疗。

(二) 护理评估

1. 健康史　询问了解患者的既往病史,尤其有无鼻、咽部慢性炎症性疾病史,了解患者耳痛、耳闷、耳流脓、耳鸣、眩晕等症状发生时间、性质和特点。

2. 身心状况　外耳道炎有局部充血、红肿。急性化脓性中耳炎患者体温升高,全身和局部症状突出,慢性化脓性中耳炎有耳流脓、耳聋、鼓膜穿孔等体征。因单纯型病情较轻,常不能引起患者重视,疏于规范治疗。患者常因耳闷塞感、耳痛、耳流脓、听力下降影响生活学习而烦躁不安。因担心穿孔不能治愈而焦虑。

3. 辅助检查　听力下降患者常规做音叉检查和纯音听阈测试判断耳聋性质及程度。声导抗检查对分泌性中耳炎患者有重要的诊断价值,必要时可做纤维鼻咽镜、CT、MRI检查了解有无鼻咽癌。急性炎症抽血查血常规示白细胞总数增多,白细胞分类中性粒细胞增多。慢性化脓性中耳炎的骨疡型和胆脂瘤型做CT检查常提示有不同程度骨质破坏。

(三) 护理问题

1. 感知改变　听力损失,与鼓室积液过多、鼓膜穿孔、听小骨破坏有关。

2. **疼痛** 耳痛,与炎症刺激鼓室黏膜或耳部手术损伤有关。

3. **体温过高** 与鼓室内细菌感染有关。

4. **缺乏知识** 对耳部炎症病情、治疗以及预后不了解。

5. **潜在并发症** 颅、内外感染。

6. **焦虑** 担心听力下降及术后效果。

(四)护理措施

1. **心理护理** 做好病情解释工作,消除紧张焦虑情绪,焦虑严重者遵医嘱给予镇静剂,听力下降明显者可使用助听器。急性炎症和手术患者均会有焦虑或恐惧感,术前向患者及家属说明手术的必要性及手术可能出现的反应,做好心理护理。

2. **观察病情** 观察体温及局部疼痛,出现病情加重,提示引起并发症的可能,应及时报告医生并协助处理。术后注意观察病情变化,出现面瘫、眩晕、剧烈头痛、呕吐等应及时报告医生,遵医嘱给予抗感染、镇静、止痛治疗。

3. **治疗护理** 遵医嘱给予抗生素控制感染,采用呋麻滴鼻液、盐酸羟甲唑啉等收缩鼻腔及咽部黏膜,通畅咽鼓管。按医嘱给高热患者用乙醇擦浴等物理降温。病情较轻者应指导并协助患者正确清洁外耳道及滴耳药,保持局部清洁,尽早控制感染。

4. **用药护理** 感染难以控制者应留取中耳脓液标本送实验室作细菌培养及药敏试验,有助于医生正确选用抗生素。

5. **手术护理** 鼓膜成形术和乳突根治术前常规做好手术区皮肤准备,注意有无上呼吸道感染及严重心、脑、肝、肾、糖尿病、血液病等手术禁忌证。术后耳外部每天换药,注意观察切口有无红肿及耳内渗出情况,5~7天拆线,10~14天逐步取出耳内碘仿纱条。

考点: 慢性化脓性中耳炎患者施行乳突根治术或加鼓室成形术后的护理措施

> **链接**
>
> ### 助听器与人工耳蜗
>
> 助听器与人工耳蜗都是通过特殊的电子设备改善听力,都可称为助听设备,但两者的工作原理不同:助听器是一种利用电频振动放大声音响度,再传入听力障碍者的耳道内,从而使听力障碍者能够听到这种"放大"了的声音,而人工耳蜗实质上是将环境中的机械声信号转换为电信号,电信号传到耳蜗,直接刺激蜗神经产生听觉。人工耳蜗可绕过内耳受损的部分,用电流直接刺激蜗神经,可使患者重获听觉,这是助听器无法做到的。两者的适用人群不同,助听器适合于轻度至重度听力损失的患者,而人工耳蜗适用于双侧重度或极重度感音神经聋患者。适合人工耳蜗植入的儿童,如果短期内因各种原因无法进行手术植入,在之前多建议选配助听器,虽不能达到应用交流水平的听力,但可刺激听觉和言语中枢的发育,为人工耳蜗植入奠定更好的基础。

(五)健康指导

(1)戒除不良挖耳习惯,游泳、洗头时污水入耳后应及时拭净,保持外耳道清洁干燥。积极治疗原发病,如化脓性中耳炎、糖尿病、贫血等。

(2)指导患者正确运用捏鼻吞咽法或捏鼻鼓气法改善中耳通气。坚持体育锻炼增强体质,分泌性中耳炎久治不愈时应警惕鼻咽癌的可能。

(3)嘱家长给婴幼儿哺乳时不宜平卧或哺乳过饱,以免诱发急性化脓性中耳炎。

二、鼓膜外伤

(一)概述

鼓膜外伤是指外力作用导致的鼓膜破裂。直接外力作用见于患者自身挖耳不慎、小虫飞入,或医生给患者取外耳道耵聍及异物时操作不慎、动作粗暴等引起机械性损伤;间接外力作用见于掌击耳部、颞骨骨折,放鞭炮、爆破、潜水等引起气压伤。治疗原则为应用抗生素预防感染,穿孔不愈者可择期行鼓膜修补术。

(二)护理评估

1. **健康史**　有无鼓膜外伤史及致伤原因,患病后作过何种治疗,有无药物过敏史。

2. **身心状况**　受伤时突感剧烈耳痛,受伤后耳鸣、听力下降、外耳道少量出血。气压伤时外力通过听骨链传至内耳,出现眩晕、恶心。鼓膜检查常呈裂隙状或不规则形穿孔,穿孔边缘有少量血迹。鼓膜穿孔后愈合时间较长甚至不愈合,患者常感焦虑。

3. **辅助检查**　听力检查属传导性聋或混合性聋。

(三)护理问题

1. **疼痛,耳痛**　与鼓膜穿孔有关。

2. **感知改变**　听力损失,与鼓膜穿孔、内耳受损有关。

3. **潜在并发症**　急性化脓性中耳炎。

(四)护理措施

1. **心理护理**　对患者解释病情,以消除焦虑,一般穿孔在伤后 3～4 周可自行愈合。

2. **观察病情**　若出现耳痛加重及耳流脓时应立即就诊。

3. **治疗护理**　耳郭及外耳道口用 75% 乙醇溶液消毒,消毒干棉球保护外耳道口,以免灰尘污水入耳。

4. **用药护理**　遵医嘱给予抗生素预防感染。

(五)健康指导

做好健康指导,挖耳时身旁不可有人;取耵聍或外耳道异物时观察判断仔细,不可动作粗暴;远离爆炸爆破场所,或用手指塞耳、戴防护耳塞。

三、梅尼埃病

(一)概述

梅尼埃病是指原因不明的、以膜迷路积水为主要病理特征的内耳病。本病多见于青壮年,多为单耳发病,常反复发作。目前认为本病可能与内耳微循环障碍、病毒感染、变态反应、维生素缺乏、内分泌失调、精神因素等内淋巴生成过多及(或)内淋巴吸收减少有关。膜迷路积水使囊斑、壶腹嵴、螺旋器受压,患者出现眩晕、耳鸣、听力下降等症状。治疗原则为调节自主神经功能,减轻内耳积水,改善内耳微循环。

(二)护理评估

1. **健康史**　询问了解既往有无眩晕发作史,有无全身慢性疾病,工作性质及环境,有无药物过敏史。

2. **身心状况**　表现为突发性旋转性眩晕、颠簸感或倾倒感,常伴有高音调耳鸣、听力下降、耳内胀满感以及面色苍白、恶心呕吐、出冷汗、脉搏细缓、血压下降等自主神经兴奋症状,一般持续数十分钟至数小时,发作时意识清楚。间歇期症状可完全消失,反复多次发作可导致永久性耳鸣,听力下降逐渐加重。耳镜检查见外耳道及鼓膜正常。

3. **辅助检查**　前庭功能检查,发作期可见到旋转性水平性自发性眼震;动态平衡功能检查结果异常。听力检查为感音神经性聋。脱水剂试验阳性。

考点:梅尼埃病患者眩晕发作时的特点

（三）护理问题

1. 感知改变　听力损失，与膜迷路积水有关。

2. 恐惧　眩晕、耳鸣发作时，患者意识清楚，倍感痛苦。

3. 有受伤的危险　与眩晕发作时平衡失调有关。

（四）护理措施

1. 心理护理　多关心安慰患者，解释病情，消除其恐惧心理，特别是久病、频繁发作伴神经衰弱的患者更应多耐心解释，争取治疗护理配合。

2. 治疗护理　发作期嘱患者卧床休息，进食高蛋白、高维生素、低脂肪、低盐饮食，保持病房安静整洁，全程协助患者进行必要的辅助检查，防止摔倒。

3. 用药护理　遵医嘱给予前庭神经抑制剂、抗胆碱能药、利尿脱水剂、血管扩张剂及钙离子拮抗剂等，对症治疗。

（五）健康指导

指导患者平时保持良好的心态，生活和工作有规律，保证充足的睡眠，避免受凉、劳累过度及精神紧张。

第5节　喉、气管及支气管异物患者的护理

一、喉　异　物

（一）概述

喉异物是指外界物质嵌顿或刺入喉腔，多见于5岁以下小儿，是一种非常危险的疾病。本病常因儿童口含异物或进食时突然大笑、哭闹、惊吓、跌倒、咳嗽、打喷嚏等将异物吸入喉腔，小儿喉腔狭小，异物可堵塞喉腔入口或诱发喉痉挛，数分钟内发生窒息死亡。喉部的异物有多种，常见的为花生米、各种豆类及坚果；果冻、糖块、鱼刺、小玩具、米饭、铁钉等也可引起。

（二）护理评估

1. 健康史　了解有无异物误吸史，有无药物过敏史。

2. 身心状况　突发剧烈呛咳、喉痛、声嘶、憋气、呼吸困难、喉喘鸣等，严重者口唇或全身皮肤发绀。治疗不及时或治疗不当可导致患者窒息死亡。突发剧烈强烈呛咳及憋气甚至窒息会使者情绪紧张和恐惧，小儿家长也会紧张、担心和焦虑。

3. 辅助检查　喉镜检查可见喉异物，喉部X线侧位片及CT检查常能显示异物存留部位。

（三）护理问题

1. 清理呼吸道无效　与气管切开术有关。

2. 有窒息的危险　与异物阻塞喉腔、喉黏膜水肿有关。

3. 有感染的危险　与异物损伤喉黏膜继发细菌感染有关。

4. 知识缺乏　缺乏喉异物的相关防治知识。

（四）护理措施

1. 观察病情　密切观察病情变化，若缺氧发绀明显，应立即协助医生作紧急气管切开或环甲膜穿刺。气管切开术后注意保持呼吸道通畅，切口每天换药保持清洁。

2. 治疗护理　立即了解异物吸入情况，若为光滑异物，可将患儿俯屈于成人大腿之上，用力拍背将异物排出，并迅速通知医生作进一步处理。准备好直接喉镜、喉异物钳、1%地卡

因溶液,甚至气管镜、支气管镜等,协助医生取出异物。术后遵医嘱给予抗生素及糖皮质激素,预防感染及喉水肿。

　　3. 手术护理　已施行气管切开术者,则按气管切开术后护理。

　　（五）健康指导

　　教育幼儿进食时不要大声哭笑,平时不要将针、钉、硬币等物含于口中,食物中的鱼刺、碎骨等要挑出,果冻类食物不要吸食,以免误入呼吸道。

二、气管及支气管异物

　　（一）概述

　　气管与支气管异物是指外界物质或自身的牙齿、血块、鼻痂等被误吸进入气管与支气管。3 岁以下幼儿咀嚼功能差,不易将较硬食物嚼碎,易将食物误吸入下呼吸道;全麻或昏迷患者咽反射弱,易将唾液吸入下呼吸道;口鼻部治疗操作不当可引起医源性异物吸入。异物存留部位一般以气管异物最多,其次是右支气管异物、左支气管异物。

　　（二）护理评估

　　1. 健康史　有无异物误吸史,有无支气管肺炎、支气管哮喘病史,有无食物药物过敏史。

　　2. 身心状况　突发剧烈呛咳、憋气、呼吸困难、发绀,气管黏膜损伤可咯血。体征:气管触诊活动性异物有撞击感,气管前听诊有撞击声。异物进入支气管后咳嗽减轻,但不久可因异物反应及继发感染,再度引起咳嗽、痰多、气喘、发热。肺部听诊出现呼吸音减弱或消失,或闻及湿性啰音。症状较轻者不易引起家长重视,继发感染后因久治不愈又容易引起家长焦虑不安。某些医务人员因经验不足容易误诊误治,最终发生严重并发症。

　　3. 辅助检查　X 线检查可发现不透光金属异物、肺气肿、肺不张改变,最可靠的确诊方法是支气管镜检查。

　　（三）护理问题

　　1. 清理呼吸道无效　与气管与支气管异物存留及继发感染有关。

　　2. 有窒息的危险　与较大异物阻塞气管与支气管有关。

　　3. 有感染的危险　与气管与支气管黏膜污染及损伤有关。

　　4. 知识缺乏　缺乏气管与支气管异物的相关防治知识。

　　（四）护理措施

　　1. 心理护理　向患者及家属解释手术治疗的必要性,争取配合治疗护理。

　　2. 观察病情　严密观察病情变化,发现呼吸困难加重及发绀应立即报告医生。

　　3. 治疗护理　做好气管切开、吸氧、支气管镜检查的器械准备,向患者及家属解释手术治疗的必要性,争取配合治疗护理。术前 4 小时禁饮食,遵医嘱给予阿托品及镇静剂,检查有无松动牙。全麻患者清醒前应将头偏向一侧,防止舌后坠及误吸分泌物阻塞气道。术后遵医嘱给予抗生素及糖皮质激素,预防感染及喉黏膜水肿。

　　（五）健康指导

　　(1)气管及支气管异物是完全可以预防的,应加强宣教工作,向人们讲解预防知识。①教育小孩不要将玩具含于口中玩耍,若发现后应婉言劝说,让其自觉吐出,切忌恐吓或用手指强行挖取,以免引起哭闹而误吸入呼吸道。②奉劝家长及保育人员管理好小孩的食物及玩具,避免给 3～5 岁以下的婴幼儿吃花生、瓜子、豆类等带硬壳的食物。③小孩进食时不可哭闹、嬉笑、追逐、打骂或恐吓。④成人要纠正口中含物(针、钉及扣等)作业的不良习惯。

考点:预防喉、气管及支气管异物的健康宣教内容

（2）帮助患者及家属正确认识气管、支气管异物的危险性及预后,积极配合治疗及护理。

（3）重视全身麻醉及昏迷患者的护理,防止呕吐物吸入下呼吸道,活动义齿应取下。

小结

　　鼻腔的炎症经常迁延不愈,累及窦腔而产生鼻窦炎,因此,鼻部炎症的患者应强调尽早治疗,平时注意提高自身抵抗力,避免感冒。中耳的炎症多由于鼻腔及鼻咽部炎症累及造成,在护理患者时,应同时治疗鼻及鼻咽疾病。鼻和耳部疾病在临床上往往互相影响。扁桃体是重要的免疫器官,特别是在儿童时期,因此,扁桃体摘除术应严格选择适应证。喉部的炎症、异物及外伤等和气管、支气管异物可引起喉通道狭窄,造成患者吸气性呼吸困难甚至窒息,在护理这类患者时,应严密观察患者生命体征,做好随时行气管切开的准备。

自测题

单选题

1. 不符合慢性单纯性鼻炎的临床特征是(　　)
   A. 鼻塞呈交替或间歇性
   B. 嗅觉正常或稍减退
   C. 下鼻甲肥厚呈结节状
   D. 对减充血剂敏感
   E. 鼻腔分泌物黏液性

2. 变应性鼻炎鼻腔分泌物的特点是(　　)
   A. 黏液性分泌物　　B. 水样分泌物
   C. 脓性分泌物　　　D. 血性分泌物
   E. 浆液性分泌物

3. 慢性单纯性鼻炎与慢性肥厚性鼻炎临床上最主要的鉴别点是(　　)
   A. 头痛程度　　　　B. 鼻分泌物性质
   C. 有无鼻音　　　　D. 有无咽痛
   E. 对血管收缩剂的反应

4. 对1%麻黄碱溶液不敏感的是(　　)
   A. 慢性单纯性鼻炎　B. 正常鼻黏膜
   C. 慢性肥厚性鼻炎　D. 变应性鼻炎
   E. 急性鼻炎

5. 急性额窦炎的头痛表现为(　　)
   A. 晨重午轻　B. 无规律　C. 晨轻午重
   D. 不定时　　E. 内眦或鼻根处疼痛

6. 下列哪项护理措施对急性鼻窦炎高热、头痛时不宜?(　　)
   A. 上颌窦穿刺　　　B. 全身抗生素
   C. 热敷　　　　　　D. 理疗
   E. 局部应用1%麻黄碱溶液滴鼻液

7. 急性化脓性鼻窦炎首选治疗是(　　)
   A. 滴1%麻黄碱溶液　B. 全身抗生素

　　C. 热敷　　　　　　D. 滴抗生素滴鼻药
　　E. 鼻窦负压置换

8. 哪项不属于慢性上颌窦炎的临床表现?(　　)
   A. 鼻塞　　　　　　B. 头痛明显
   C. 流脓涕　　　　　D. 嗅觉障碍
   E. 中鼻道可见脓液

9. 下列哪项不是上颌窦穿刺后注入窦腔内药物?(　　)
   A. 抗生素　　　　　B. 止血剂
   C. α-脂凝乳蛋白酶　D. 减充血剂
   E. 糖皮质激素

10. 变态反应性鼻炎健康教育不包括(　　)
    A. 经常到公园运动　B. 清洁家庭墙壁
    C. 搞卫生戴口罩　　D. 经常洗晒衣被
    E. 勿养宠物

11. 喉部疾病常见症状包括下列哪项?(　　)
    A. 咽喉痛　　　　　B. 异物感
    C. 声音嘶哑　　　　D. 呼吸困难
    E. 以上均是

12. 喉阻塞患者呼吸困难主要表现下列哪项除外?(　　)
    A. 吸气性呼吸困难　B. 吸气性喘鸣
    C. 软组织凹陷　　　D. 发绀
    E. 淋巴滤泡增生

13. 气管切开术术后早期应采取哪种体位?(　　)
    A. 半卧位　B. 坐位　C. 平卧位
    D. 仰卧头高位　E. 侧卧位

14. 喉阻塞的护理诊断之一语言沟通障碍主要与下列哪种因素无关?(　　)
    A. 声音嘶哑　　　　B. 佩戴气管套管

C. 喉痛　　　　　　D. 呼吸困难

E. 水肿

15. 急性扁桃体炎的主要致病菌是（　　）

　　A. 溶血性链球菌　　B. 非溶血性链球菌

　　C. 肺炎链球菌　　　D. 葡萄球菌

　　E. 以上都不是

16. 急性扁桃体炎常见的并发症有（　　）

　　A. 口底蜂窝织炎　　B. 咽后脓肿

　　C. 扁桃体周围脓肿　D. 急性会厌炎

　　E. 食管周围脓肿

17. 小儿吸气时呼吸困难可见于（　　）

　　A. 哮喘　　　　　　B. 肺炎

　　C. 气管炎　　　　　D. 急性咽炎

　　E. 急性喉炎

18. 喉阻塞一般分为Ⅳ度，其主要依据为（　　）

　　A. 病程长短　　　　B. 病变范围

　　C. 声嘶程度　　　　D. 喉腔大小

　　E. 呼吸困难程度

19. 一度喉阻塞的治疗原则是（　　）

　　A. 气管切开术

　　B. 大量抗生素

　　C. 大量激素

　　D. 检查病因，针对病因治疗

　　E. 给氧

20. 临床上诊断喉阻塞的主要依据是（　　）

　　A. 直接喉镜检查　　B. 喉部摄片

　　C. 症状和体征　　　D. 病史

　　E. 喉部CT扫描

21. 咽喉部检查时，如遇患者咽反射敏感，应局部喷雾（　　）

　　A. 1%～2%的麻黄碱液

　　B. 1%～2%奴夫卡因溶液

　　C. 1%～2%普鲁卡因溶液

　　D. 1%～2%丁卡因溶液

　　E. 0.9%氯化钠溶液

22. 使用压舌板检查口咽时，压舌板应轻压舌前（　　）

　　A. 1/3　　　B. 2/3　　　C. 3/3

　　D. 全部　　E. 两侧

23. 外耳道炎的常见诱因不包括（　　）

　　A. 感冒　　　　　　B. 不洁挖耳

　　C. 污水入耳　　　　D. 营养不良

E. 糖尿病

24. 鼓膜外伤穿孔若不继发感染，愈合时间一般为（　　）

　　A. 1～2周　　　B. 3～4周　　　C. 1～2个月

　　D. 3～4个月　　E. 1～2年

25. 分泌性中耳炎的主要病理特征是（　　）

　　A. 变态反应　　　　B. 鼓室内陷

　　C. 鼓室积液　　　　D. 鼓膜充血

　　E. 咽鼓管阻塞

26. 急性化脓性中耳炎鼓膜穿孔后外耳道内禁止滴用（　　）

　　A. 2%酚甘油溶液

　　B. 3%过氧化氢溶液

　　C. 0.25%氯霉素溶液

　　D. 2.5%林可霉素溶液

　　E. 0.3%左氧氟沙星溶液

27. 慢性化脓性中耳炎单纯型的特点不包括（　　）

　　A. 病变局限于黏膜

　　B. 鼓膜紧张部中央性穿孔

　　C. 间歇性耳流脓

　　D. 脓液无臭味

　　E. 易发生颅内、外并发症

28. 梅尼埃病的发病部位在（　　）

　　A. 听骨链　　　B. 膜迷路　　　C. 咽鼓管

　　D. 位听神经　　E. 小脑

29. 小儿喉入口被果冻噎塞时，首先应（　　）

　　A. 紧急转送上级医院

　　B. 俯屈躯体并拍背

　　C. 紧急气管切开

　　D. 给氧

　　E. 遵医嘱给予糖皮质激素

30. 确诊气管与支气管异物最可靠的是（　　）

　　A. 异物吸入史　　　B. 呼吸困难的程度

　　C. 有无哮鸣音　　　D. X线检查

　　E. 支气管镜检查

31. 食管异物的严重并发症不包括（　　）

　　A. 窒息　　　　　　B. 循环衰竭

　　C. 大血管破裂　　　D. 气管食管瘘

　　E. 胃内异物

（夏　菁）

第3篇　口腔科护理

第8章

颌面部解剖生理

口腔颌面部为人体最显露、最具有特征性的部位，极易遭受损伤且手术难度大。口腔颌面部解剖关系复杂，因此，掌握熟悉其解剖生理特点，了解口腔颌面部疾患与全身的关系，正确认识、评估、护理口腔科疾病可使人体的健康状况和生活质量得以改善和提高。

第1节　口腔应用解剖与生理

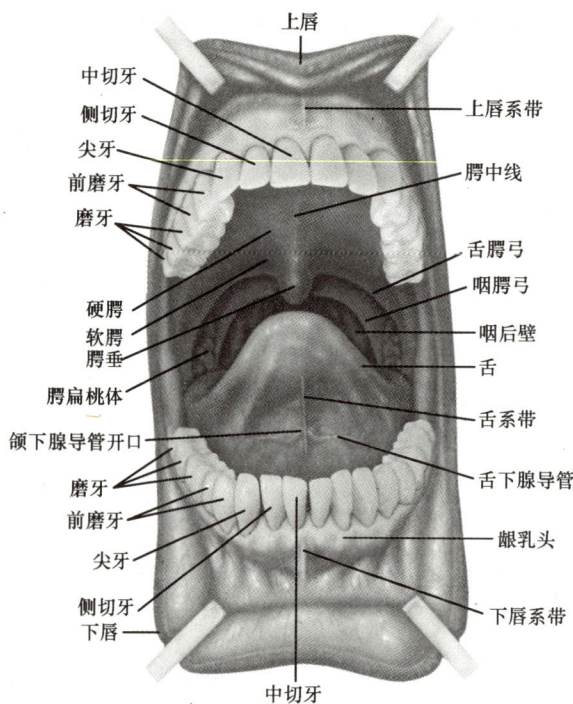

图 3-8-1　口腔

口腔是消化道的起始端，以牙列为界，分为前外侧部的口腔前庭和后内侧部的固有口腔两部分(图3-8-1)。

一、口腔前庭

上下牙列、牙槽突与唇颊之间的潜在腔隙，称口腔前庭(图3-8-2)。其两端借第三磨牙后方的间隙与固有口腔相通，牙关紧闭或颌间结扎的患者，可经此通道输入流质食物。

(一)唇

唇分上唇和下唇，构成口腔的前壁。上下唇间的裂隙称口裂；上下唇的游离缘系皮肤与黏膜的移行区，称唇红；唇红与皮肤的交界处为唇红缘；上唇的唇红缘呈弓背状，称唇弓；上唇中央、鼻小柱下方的纵行沟称人中；口腔前庭沟中线上扇形或线性的黏膜小皱襞称唇系带。唇结构松软、血运丰富，感觉灵敏，是面部疖、痈、血管瘤、痣及痤疮的好发部位(图3-8-3)。

图中标注：上唇、中切牙、侧切牙、尖牙、前磨牙、磨牙、硬腭、软腭、腭垂、腭扁桃体、颌下腺导管开口、磨牙、前磨牙、尖牙、侧切牙、下唇、中切牙、上唇系带、腭中线、舌腭弓、咽腭弓、咽后壁、舌、舌系带、舌下腺导管、龈乳头、下唇系带

（二）颊

颊位于面部两侧，构成口腔外侧壁，由皮肤、肌肉和黏膜构成。上界起于颧骨下缘，下界止于下颌骨下缘，前至鼻唇沟，后至嚼肌前缘。大张口时，上、下后牙𬌗面间颊黏膜上的三角形隆起，称颊垫（图 3-8-4）。颊垫深面为颊脂垫，由脂肪组织构成。颊垫的垫尖为下牙槽神经阻滞麻醉进针点的重要标志。

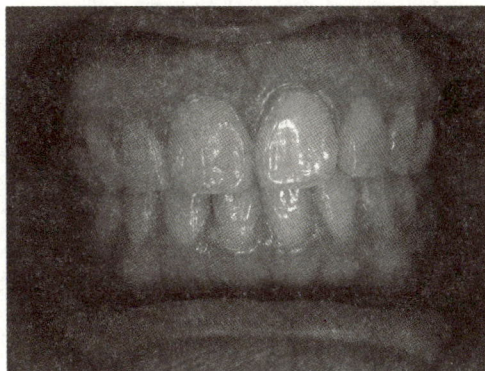

图 3-8-2　口腔前庭

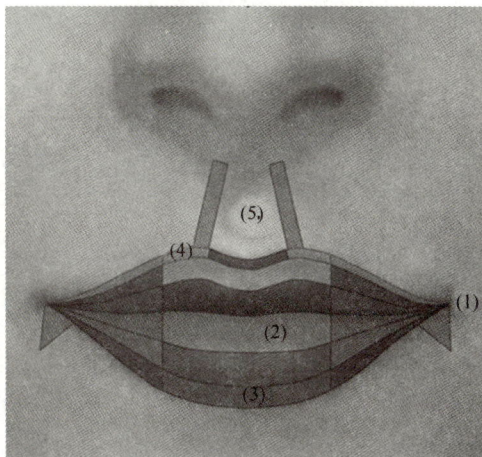

图 3-8-3　唇

二、固有口腔

固有口腔为闭口时从牙列的舌侧到咽部之间的腔隙。其上界为硬软腭，下界为舌和口底，前界和两侧界为上下牙列，后界为咽门（图 3-8-5）。

考点：固有口腔的分界

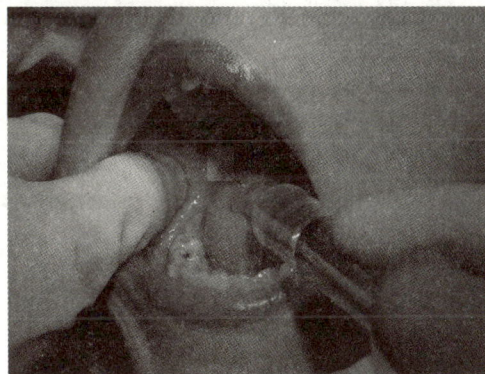

图 3-8-4　颊垫

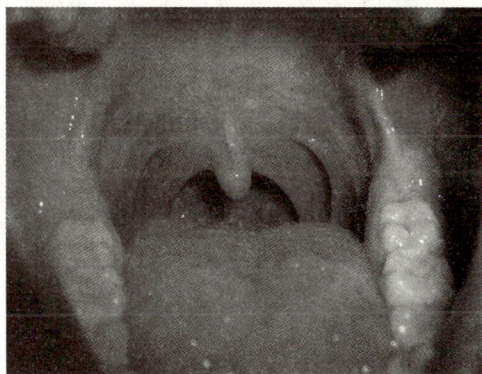

图 3-8-5　固有口腔

（一）腭

腭是固有口腔的上界，分隔口腔和鼻腔，前 2/3 为硬腭（有一部分骨质），后 1/3 为软腭（后有一部分肌肉）。软腭后缘正中突出部位为腭垂（悬雍垂），后部向两侧形成舌腭弓和咽腭弓，其间容纳腭扁桃体。通过腭肌和咽肌的协调运动，完成腭咽闭合，对呼吸、吞咽、言语等功能起重要作用。

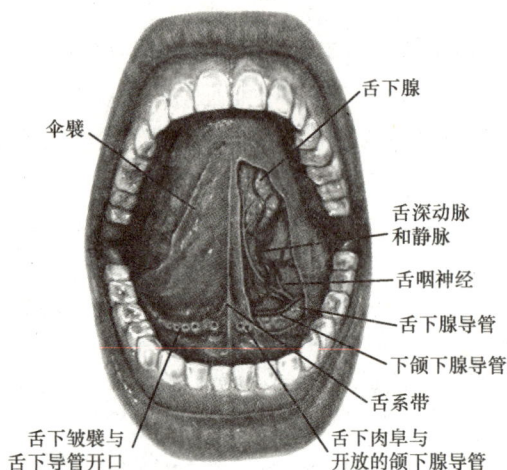

图 3-8-6　口底

（二）舌

舌司味觉，运动灵活，搅拌食物、参与吞咽和语言功能。舌的上面为舌背，下面为舌腹。以人字沟为界，舌前2/3为舌体，后1/3为舌根，舌根活动度小；舌腹面中线基底部为舌系带，如果发育异常（过短或附着过前）则限制舌的运动，造成吸吮、咀嚼及语言障碍，须行系带修整术矫正。正常舌质为淡红色，舌面上有舌苔，观察其变化，可作为疾病诊断的依据之一。

（三）口底

口底为舌腹以下和下颌舌骨肌、舌骨舌肌以上的组织结构（图 3-8-6）。口底黏膜下有颌下腺导管和舌神经走行。组织疏松，外

考点： 口底的解剖特点　　伤或感染时易形成水肿、血肿或脓肿等，将舌推压向上，易引起呼吸和吞咽困难甚至造成窒息，应特别注意。

第 2 节　牙体及牙周组织应用解剖生理

一、牙　齿

牙齿是人体最坚硬的器官，有咬切、磨碎食物和辅助发音的作用。

（一）牙的发育

人的一生中有两副牙齿，根据萌出的时间和形态不同，分为乳牙和恒牙，其特点见表3-8-1。

表 3-8-1　乳、恒牙的区别

	乳牙	恒牙
数目	20颗	28～32颗
萌出时间	6个月至2岁半出齐	6～7岁换牙，12～13岁出齐（智齿除外）
名称	分上下左右四区，从中线起向两旁，分别为乳中切牙、乳侧切牙、乳尖牙、第一乳磨牙、第二乳磨牙	分上下左右四区，从中线起向两旁，分别为中切牙、侧切牙、尖牙、第一前磨牙、第二前磨牙、第一磨牙、第二磨牙、第三磨牙（少数人缺如）
表示方法	用罗马数字表示 Ⅰ Ⅱ Ⅲ Ⅳ Ⅴ	用阿拉伯数字表示 1 2 3 4 5 6 7 8

（二）牙位记录法

通常用"+"符号将牙列分为 A、B、C、D 四区，以被检查者的方位为准，A 为右上区，B 为左

上区，C为右下区，D为左下区，即 $\dfrac{A\ |\ B}{C\ |\ D}$ ， $\dfrac{V\ |}{\ \ |}$ 也可记作 VA，读为右上颌第二乳磨

牙； $\dfrac{\ \ |}{\ \ |\ 2}$ 也可记作 2D，读为左下颌侧切牙；以此类推（图3-8-7）。

乳牙　右 $\dfrac{V\ IV\ III\ II\ I\ |\ I\ II\ III\ IV\ V}{V\ IV\ III\ II\ I\ |\ I\ II\ III\ IV\ V}$ 左

恒牙　右 $\dfrac{8\ 7\ 6\ 5\ 4\ 3\ 2\ 1\ |\ 1\ 2\ 3\ 4\ 5\ 6\ 7\ 8}{8\ 7\ 6\ 5\ 4\ 3\ 2\ 1\ |\ 1\ 2\ 3\ 4\ 5\ 6\ 7\ 8}$ 左

图 3-8-7　牙位的记录

（三）牙齿的形态

牙齿由牙冠、牙根与牙颈三部分组成。

1. 牙冠　是牙齿暴露在口腔内的部分。每个牙齿的牙冠分5个面，即近中面、远中面、舌（腭）面、唇（颊）面和𬌗面（切缘）。牙冠的形态及命名因其功能而不同，切牙的牙冠边缘扁平锐利，用于咬切食物；尖牙呈楔形如锥状，用于撕咬食物；磨牙的牙冠大，呈方形，𬌗面多尖呈凹陷和隆起两部分，用于磨碎食物。

2. 牙根　包埋于牙槽骨中，其形态与数目各不相同，切牙、尖牙为单根；上颌第一前磨牙多为双根（颊根、舌根），其余前磨牙多为单根；下颌磨牙为双根（近、远中根），上颌磨牙为3根（近中根、远中根、腭侧根），第三磨牙牙根变异大，多为融合根，也有双根和多根。

3. 牙颈　是牙冠与牙根的交界处，也是牙釉质与牙骨质的分界处。

（四）牙的组织结构

牙齿由牙釉质、牙骨质、牙本质和牙髓构成（图3-8-8）。

1. 牙釉质　牙冠表面乳白色、半透明的组织。牙釉质钙化程度很高，含无机物 96%～97%，是人体最硬、最耐磨的组织。牙釉质在窝沟处较薄，牙颈部最薄，切缘、牙尖处最厚。

2. 牙骨质　牙根表面覆盖的黄色类骨组织，比较硬，与全身其他部位的骨质相比硬度稍低。牙骨质在牙颈部较薄，根尖处较厚。

3. 牙本质　牙釉质、牙骨质内包含的组织，呈淡黄色，内有神经末梢分布，遇冷热酸甜会出现刺激痛。在牙本质内有一空腔，称牙髓腔。

4. 牙髓　是充填于髓腔内的疏松结缔组织，内含神经、血管、淋巴等；其功能是形成牙本质和营养牙体组织。

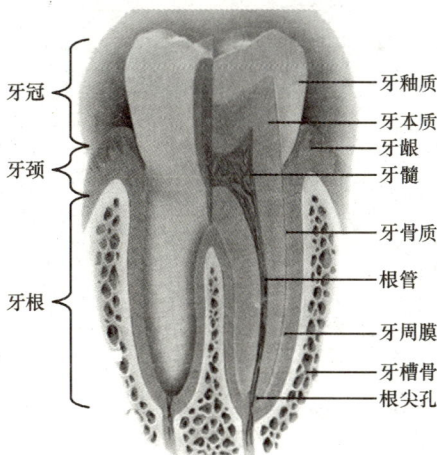

图 3-8-8　牙体及牙周组织

二、牙周组织

牙周组织即牙齿周围的组织，由牙龈、牙周膜和牙槽骨三部分组成，具有支持、固定、营养

牙齿的功能。

1. **牙龈**　是口腔黏膜包围牙颈及牙槽骨的部分,分游离龈、附着龈和龈乳头。

2. **牙周膜**　是牙根与牙槽骨之间的结缔组织,其间含有血管、神经,具有感觉、营养、缓冲咀嚼压力的作用。发生炎症或脓肿时会导致牙齿松动。

3. **牙槽骨**　又称牙槽突,是包围着牙根的颌骨突起,容纳牙根的凹陷称牙槽凹,两牙之间的牙槽骨称牙槽间隔。当牙齿脱落后,牙槽骨会逐渐萎缩。

链接

牙齿问题对健康的影响

1. 危害口腔健康　牙列拥挤错位时不易清洁,易发生龋齿、牙结石、牙龈炎、牙周病等。
2. 影响口腔正常功能　牙列不齐时,咀嚼、发音、呼吸或吞咽功能都受影响。
3. 影响颌面部发育　如生长发育过程中发生错𬌗畸形,会影响口腔及面部软硬组织的正常发育。
4. 影响全身健康　可导致消化不良或胃肠疾病,有损身体健康。
5. 影响心理健康　牙齿缺陷引人注目,让人在社交中处于不利地位,久之影响心理健康。

第3节　颌面部应用解剖生理

一、颌　骨

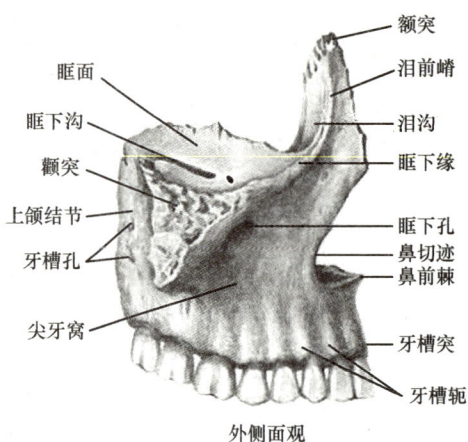

图 3-8-9　上颌骨

眶面
眶下沟
颧突
上颌结节
牙槽孔
尖牙窝

额突
泪前嵴
泪沟
眶下缘
眶下孔
鼻切迹
鼻前棘
牙槽突
牙槽轭

外侧面观

考点: 下颌骨的解剖特点

(一)上颌骨

上颌骨是颜面部中 1/3 最大的骨,左右各一,互相对称,形态不规则,由"四突"(额突、颧突、腭突及牙槽突)、"一体"(上颌骨体)组成。体的中央形成空腔称上颌窦。上颌骨血运丰富,抗感染能力强,骨折愈合快,但外伤骨折时出血较多(图 3-8-9)。

(二)下颌骨

由下颌骨体和升支构成,是颌面部唯一可活动而坚实的骨骼。下颌骨体分为内外两面和上下两缘,升支分为内外两面和上下前后四缘。升支的上端为喙突(前方)和髁状突(后方)。体内有下颌管,内有下牙槽神经和下牙槽动脉等重要结构。下颌骨血运较上颌骨为差,因此骨髓炎多见,骨折时愈合也较上颌骨慢(图 3-8-10)。

二、肌　肉

表情肌与咀嚼肌是构成颌面部肌肉的两大肌群。口轮匝肌、眼轮匝肌、上下唇方肌、笑肌等表情肌具有表情功能;咀嚼肌由升颌肌群(闭口肌)和降颌肌群(开口肌)构成,升颌肌群包括嚼肌、翼内肌和颞肌等,降颌肌群包括下颌舌骨肌、颏舌骨肌和二腹肌等,此外还有翼外肌和颊肌等,在开口运动中,翼外肌牵拉下颌前伸和侧向运动,颊肌参与表情运动。

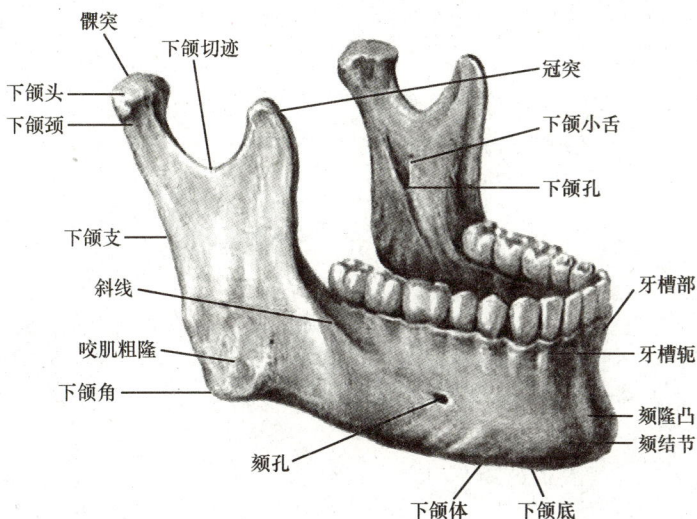

图 3-8-10 下颌骨

三、神　　经

颌面部的运动神经有面神经、舌下神经和三叉神经第三支的前支发出的运动神经,分别支配表情肌、舌与咀嚼肌的运动。感觉神经主要是舌咽神经与三叉神经,三叉神经分为眼神经、上颌神经和下颌神经。上颌神经又分出鼻腭神经、腭神经、上牙槽前中后神经,分布于上颌牙、牙周膜、牙龈与牙槽骨;下颌神经又分出舌神经、下牙槽神经、颊神经,分布于下颌牙、牙周膜、牙龈与牙槽骨。

四、血　　管

口腔颌面部血供主要来自颈外动脉的分支,如舌动脉、颌外动脉、颌内动脉和颞浅动脉等,静脉与动脉伴行,形成深浅静脉网。面静脉走行于肌肉中,且其内缺乏瓣膜,又与颅内海绵窦相通,尤其是鼻根至两侧口角的危险三角区发生疖痈时,如处理不当,感染可向颅内蔓延,形成严重的海绵窦血栓性静脉炎等并发症而危及生命。

考点: 危险三角区与海绵窦血栓性静脉炎的关系

小结

　　口腔是消化道的起始端,以牙列为界,分为口腔前庭和固有口腔两部分。牙齿是人体最坚硬的器官,分为乳牙和恒牙,乳牙 20 个,恒牙 28～32 个。牙齿按形态分为牙冠、牙颈和牙根三部分,其周围的牙周组织由牙龈、牙周膜和牙槽骨三部分组成。颌面部最大的骨是上颌骨,其血运丰富,抗感染能力强,骨折愈合快,但外伤骨折时出血多。

自测题

一、名词解释

1. 口腔前庭　2. 固有口腔　3. 牙釉质

二、填空题

1. 口腔是消化道的起始端,以牙列为界,分为_____和_____两部分。

2. 口腔前庭与固有口腔可借_____间隙相通,牙关紧闭或颌间结扎的患者,可经此通道输入流质食物。

3. 牙齿由_____、_____、_____和_____构成。

4. 临床上为便于记录牙位,通常用"+"符号将牙列分为 A、B、C、D 四区,以被检查者的方位为准,A 为_____、B 为_____、C 为_____、D 为_____。

5. 牙周组织由_____、_____和_____三部分组成,具有_____、_____、_____的功能。

三、选择题

1. 下牙槽神经阻滞麻醉进针点的重要标志是（　　）

    A. 牙槽突　　　　　B. 颊垫的垫尖

    C. 腭垂　　　　　　D. 舌腭弓

    E. 咽腭弓

2. 临床上为记录牙位采用牙位记录法,5A 是指（　　）

    A. 中切牙

B. 侧切牙

C. 右上区第一前磨牙

D. 右上区第二前磨牙

E. 左上区第一磨牙

3. 具有支持、固定牙齿功能的是（　　）

    A. 牙周组织　　　　B. 口腔前庭

    C. 固有口腔　　　　D. 唇颊部

    E. 舌腭部

4. 唯一位于颌面部可活动又很坚实的骨骼是（　　）

    A. 上颌骨　　　　　B. 下颌骨

    C. 颧骨　　　　　　D. 眶骨

    E. 牙槽骨

四、简答题

1. 牙冠的形态与其功能有何关系?

2. 试述乳牙和恒牙的名称及临床记录方法。

（郭金兰　黄沁园）

第 9 章

口腔科患者护理概述

"民以食为天,食以齿为先",口腔疾病在人群中的发病率非常高,且有逐年递增的趋势,人们对口腔科诊疗服务的要求也不断提高。因此,掌握口腔科患者的护理评估及常见护理问题、口腔科诊疗感染的控制与常规工作程序,熟悉口腔科常用护理技术操作,才能为口腔科患者提供高效优质的服务。

第1节 口腔科患者的护理评估及常见护理问题

一、基本特征

(一)易损伤

口腔颌面部位于人体显露部位,极易遭受损伤。随着社会的进步和发展,交通事故等意外伤的增多,颌面部创伤的发生率逐年上升且伤情复杂、损伤广泛,以出血、肿胀、张口受限、语言功能障碍等为主要特点,常合并颅脑损伤、呼吸道梗阻、休克、感染等。因此,口腔科护士应有急救意识和敏锐观察力、判断力及解决问题的能力,做到常用仪器设备使用娴熟、应急反应快、抢救技术熟练。

(二)易感染

颌面部手术多是经口途径的手术或创伤伤口与口腔相通,故术前、术后的口腔护理极为重要。颌面部手术后,因口腔机械性自洁作用受限,加上口内分泌物、食物残渣的滞留及组织损伤等诸多因素的影响,口腔不洁加重,极易造成口内伤口的感染,因此口腔护理对颌面部手术及外伤患者尤为重要。

(三)密切观察的重要性

口腔颌面部解剖关系复杂,窦腔多,手术难度大,手术范围涉及面广,可涉及如颅脑、眼、耳、鼻、咽、喉等诸多部位。所以伤时及伤后密切观察、严密护理对预防感染,减少并发症尤为重要。

二、护 理 评 估

口腔患者的护理评估是确定护理诊断、制订护理计划的依据,在评估时,不但要了解患者的身心状况,还要关心他的社会、文化、经济等情况,才能作出全面的评估,为护理诊断、护理计划及护理实施提供系统的、完整的、可靠的资料。

(一)健康史

1. 患病经过 了解发病的诱因、起始情况、时间、主要症状体征,包括部位、性质、程度、症状出现和缓解的规律等。

2. 检查及治疗经过 以往检查、用药情况及疗效,目前治疗情况,包括正在使用的药物种类、剂量和用法,以及特殊的治疗、饮食等。

3. 个人史 出生地、生活地、年龄、文化层次、职业、口腔卫生及饮食习惯、口腔保健知识等,如龋病患者是否有良好的刷牙习惯。

4. 既往史 了解患者既往的健康状况及口腔卫生状况,注意口腔疾病与全身性疾病的关系,估计将来可能出现的并发症。

5. 家族史 如复发性口疮常有家族遗传史。

（二）身心状况

1. 身体状况

（1）疼痛:是口腔科常见的症状之一。最常见的疼痛是牙痛,刺激痛多为龋病、牙髓炎、牙本质过敏症;自发痛、阵发性、夜间剧烈放射痛多为急性牙髓炎;自发性持续性钝痛、咬合痛多为急性根尖周炎;剧烈跳痛可能为急性化脓性根尖周炎;口腔黏膜自发性疼痛可能为复发性口疮、疱疹性口炎等。

链 接

牙痛怎么办?

牙痛也是病! 牙痛是牙齿龋坏后炎症波及牙髓的重要表现之一。引起牙痛的牙齿疾病主要有牙髓炎、根尖周炎、冠周炎等,常表现为"冷热刺激痛、夜间自发痛"。牙髓发生炎症后不能自行好转,服用抗生素、消炎药、止痛药只能暂时缓解症状,不经正规治疗会向牙髓坏死方向发展,久之细菌、毒素还可通过根尖孔向外扩展,引起根尖周炎等,所以发生牙痛一定要去医院进行正规治疗。

（2）口腔黏膜病损:主要评估病损的部位和特点。牙龈红肿呈暗红色,多为牙龈炎及牙周炎;口腔黏膜溃疡多为复发性口疮;口腔黏膜白斑多为口腔念珠菌病。

（3）牙龈出血:引起牙龈出血的疾病很多,常见的有牙龈炎、牙周炎等局部病变;血液病、肝硬化、脾功能亢进及维生素C缺乏等全身病变。

（4）牙齿松动:常见原因为牙周炎、根尖周炎等,也可见于颌骨内囊肿及肿瘤所波及的牙位。

（5）张口受限:一般为累及颞下颌关节或闭口肌群的炎症、肿瘤所致。如冠周炎、颌面蜂窝织炎、颌骨骨折、颞下颌关节损伤或强直等均可引起张口受限。

（6）口臭:引起口臭的原因有口腔卫生不良,牙垢、牙石堆积,口腔黏膜糜烂或溃疡,龋病或残冠、残根的存在,牙龈炎、牙周炎和脓肿,智齿冠周炎以及某些全身性疾病的局部表现,如消化不良、糖尿病、尿毒症等。

2. 心理状况 口腔疾病引起的疼痛、治疗中的疼痛和不良感受以及牙科器械发出的声音和陌生的环境等因素可引起患者恐惧、紧张、痛苦。患者因牙齿缺失影响其美观和发音,给其社会交往、工作、生活及学习带来不便,导致患者心理压力增加,因此容易表现为焦虑、失眠、悲观、情绪低落、孤独等心理失衡。

三、常用检查

口腔颌面部检查是诊断和治疗口腔科疾病的前提和基础,也是指导护理活动的客观依据,因而检查应力求全面、仔细,有整体意识,检查时要动作轻柔,有顺序且主次分明。

（一）检查前准备

1. 环境准备　诊室布置要光线明亮,保持整洁、舒适、安静,若有条件可配置背景音乐,使患者在温馨的环境下接受治疗。器械、设备及材料要严格消毒、摆放合理,既方便操作又不违反无菌操作原则。

2. 患者准备　为了便于进行口腔检查,首先要调节好患者的椅位,根据检查部位不同,椅位的调整也不同:诊治上颌牙时,应将椅背后仰,使患者张口后的上颌牙平面与地面呈45°,其高度平齐医生的肘关节;诊治下颌牙时,要使下颌平面与地面大致平行,椅背与座位平面大体垂直,略向后仰。

3. 器械准备　口腔科常用检查器械有口镜、探针和镊子(图 3-9-1)。

口镜由镜头和镜柄组成,镜头带一小圆镜,可增加局部照明和检查不能直视的部位,还可用来牵拉唇颊,镜柄叩诊牙齿。探针两端尖锐,可用于探测牙周袋深度及瘘管方向,检查牙齿殆面、邻面的龋洞及发现敏感痛点等。镊子用于夹持异物、药物、敷料及叩诊牙齿。

考点:口腔科常用器械及其功能

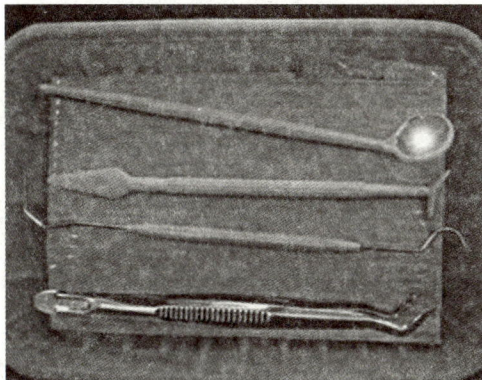
图 3-9-1　口腔科常用检查器械

（二）常用检查方法

1. 基本检查　对患者做一般性观察,如患者的意识和精神状态是否正常,体质、发育、营养状况、皮肤色泽、身体及颌面部有无畸形等。

2. 问诊　主要针对患者的主诉、现病史、既往史、家族史和用药史进行询问。

3. 视诊　着重观察颌面部发育是否对称,有无畸形、肿胀,下颌运动情况,上下颌骨关系是否正常,有无龋齿,充填材料的种类,修复体情况,口腔黏膜的颜色及完整性等。

4. 探诊　利用探针检查和确定牙齿的病变部位、范围、疼痛反应,确定龋洞的部位、深度、牙髓暴露及反应情况,充填物边缘的密合度、有无继发龋,牙周袋深度和瘘管方向。

5. 叩诊　利用镊子或口镜柄末端叩击牙冠,根据患者的感觉判断根尖牙周膜的反应。

6. 触诊　用戴指套的手指按压患部,依患者的反应和感觉进行判断。了解病变的硬度、范围、形状、活动度,有无触痛、波动感等。

7. 嗅诊　通过嗅觉进行检查,牙髓坏疽和坏死性牙龈炎均有腐败性恶臭。

8. 冷热诊　正常牙齿对20～50℃的温度刺激不产生反应,当牙髓病变时,常对温度刺激产生一定的敏感性。如牙本质过敏,牙髓充血时,对冷刺激敏感,除去刺激物,疼痛立即消失;急性牙髓炎早、中期,冷刺激时会引起剧烈疼痛;急性化脓性牙髓炎或慢性牙髓炎时牙髓已化脓,对热刺激疼痛敏感,冷刺激却能减轻疼痛。

9. X线检查　是一项重要的辅助检查手段,分口内牙片、口外摄片及造影等。可用于牙体、牙周、关节、涎腺及颌骨等部位疾病的检查,以了解病变范围、部位、程度及阻生齿的方向、位置等。

考点:口腔科常用检查方法及检查前准备

（三）口腔前庭检查

1. 唇　注意其色泽、形态、运动,有无肿胀、疱疹、皲裂,口角有无红肿、糜烂,有无新生物、色素沉着、色斑等。健康人口唇呈淡粉红色,口唇苍白时见于营养障碍、贫血、虚脱等,青紫多

127

为缺氧、慢性心脏病、汞中毒等。

2. 颊 注意颊部色泽,对称性,颊部有无肿胀、变硬、压痛、瘘管,有无感觉障碍、感觉过敏等。颊黏膜的变化常可反映全身疾病,如麻疹患者的颊黏膜上会出现直径 0.5～1mm 大小的斑点,周围伴有红晕,称克氏斑。正常人两颊对称,颊黏膜不对称可见于先天性畸形,还可见于外伤、骨折、瘢痕、下颌关节脱臼、面瘫等。

3. 牙龈 注意观察牙龈有无红肿、出血、增生、萎缩,牙周袋内有无溢脓、瘘管等,牙龈点彩有无减少或消失。

4. 系带 观察其数目、形状、位置及其附着情况,对口腔运动及修复体有无影响。

5. 腮腺及导管开口 检查腮腺局部有无压痛、肿胀、硬结,导管口有无充血、水肿、溢脓、触痛等。

(四)固有口腔检查

1. 腭 观察有无腭裂、缺损,黏膜下骨质有无异常;黏膜有无充血、溃疡、假膜、白斑等异常变化。

2. 舌 观察舌质的色泽、舌苔的变化,以协助诊断其他全身性疾病。

3. 口底 可用视诊和触诊了解有无淋巴结浸润、压痛和硬结,检查舌系带有无异常。

4. 口咽部 观察有无充血、水肿、糜烂、溃疡,有无咽腔缩小,是否影响呼吸及吞咽功能。

(五)牙齿检查

1. 视诊 先检查主诉部位,再观察牙齿的数目、形态、色泽、位置、牙体、牙周组织等。

2. 探诊 用牙科探针或口腔镊子探测有无龋洞及其深度、大小,探痛是否明显,牙周破坏情况及瘘管方向等。还可用钝头探针探测牙周袋的深度、牙周袋内牙石情况等。

3. 触诊 手指轻压牙周组织进行触诊,轻压牙龈观察有无脓液流出,触诊根尖部的牙龈注意有无压痛及波动感。

4. 叩诊 分垂直叩诊和水平叩诊,用口镜或镊子柄垂直轻叩牙齿𬌗面或切缘,先叩健齿再叩患齿以对比反应。正常叩诊音清脆,如声音混浊表示根尖有损害。水平轻叩牙冠唇(颊)面,可判断牙周膜有无破坏。

5. 牙齿松动度 正常牙齿具有一定的活动度,范围在1mm以内,超出此松动范围为病理性。利用牙科镊子夹住牙冠前后摇动来检查牙齿的松动度。

6. 牙髓活力检查 运用物理或化学方法测定牙髓的反应,以确定牙髓病及其发展程度,牙髓组织的生活状况。常用温度检测法和电流测试法,其中电流测试法禁用于心脏安有起搏器的患者。

(六)颌面部检查

1. 视诊 观察颜面部表情与意识形态,颜面部外形与色泽等。

2. 触诊 了解病变范围、大小、形态、深度、硬度、温度、动度、有无触痛、波动感等。

3. 探诊 探测瘘孔、涎腺导管部位及深度,应注意避免穿破瘘管及导管壁。

4. 颞下颌关节检查 请患者做开闭口运动,观察张口度是否正常,关节部位是否疼痛及开口是否偏斜等。

四、护 理 问 题

1. 疼痛 与龋病、牙髓炎、牙周病、口腔颌面部外伤及手术有关。

2. 焦虑 与担心预后不良和影响美观有关。

3. **知识缺乏** 缺乏有关口腔科疾病预防、保健、治疗等方面的知识。

4. **口腔黏膜受损** 与口腔黏膜溃疡、损伤、炎症、肿瘤、颌面部手术、放疗后机体抵抗力低、口腔卫生不良等有关。

5. **营养失调** 与颌面部损伤、张口受限、咀嚼吞咽困难、缺乏营养知识有关。

6. **有感染的危险** 与颌骨骨折、颌面部组织损伤、口腔卫生、机体抵抗力降低、营养不足有关。

7. **语言沟通障碍** 与疼痛、口腔敷料填塞及手术固定（如颌间结扎固定等）有关。

8. **体温过高** 与口腔颌面部炎症有关。

9. **潜在的并发症** 出血、感染、窒息等。

考点：口腔科患者常见护理问题

链接

感冒后最好换牙刷

有的人感冒或上呼吸道感染后，经医治仍绵绵不断，除与个体抵抗力差有关外，还可能与其使用的牙刷有关。如果不换牙刷的话，感冒也不容易痊愈，或更容易反复。牙刷应放在通风干燥处，如患过感冒，最好将牙刷用消毒液浸泡消毒或更换一把新牙刷。此外，家庭成员的多把牙刷最好不要放置在一起，而是多牙缸放置，这样更有利于传染性疾病的预防和控制。

第 2 节 口腔科护理管理

一、诊疗室护理管理

（一）建立消毒隔离制度

建立诊室的清洁消毒制度，对室内空气、桌椅、地面进行常规消毒。无菌物品应贴有灭菌日期标签，与非无菌物品分别放置，专人负责，定期检查。加强个人防护，防止交叉感染。

（二）注意口腔常用器械设备的消毒

口腔诊疗器械应一人一份，一用一消毒，特别是机头、钻头要采取有效的消毒措施，建议使用一次性用品。

链接

口腔科护士如何做好个人防护？

口腔科患者流动性大，传染病隐蔽，口腔科护士常通过直接或间接途径接触患者的血液或唾液等分泌物，成为高危易感人群。作为口腔科护士应增强自我防护意识，采取七步洗手法严格洗手；护理操作时戴手套、口罩、防护眼镜，穿防护服，养成用钳子取尖锐物的习惯；减少和避免生理、心理性疲劳；按时计划免疫；每年体检 1 次，发现问题及时治疗。

二、门诊护理管理

（一）诊前准备

1. **卫生** 诊室应保持清洁、整齐、通风、明亮，备好消毒洗手液、肥皂、毛巾等。

2. **物品** 备好诊疗所需用物、药品、材料、器械等。

（二）诊中护理

1. **分诊** 对患者初步问诊后根据情况分诊，优先安排急、重症及年老体弱、残疾人就诊。

2. **椅旁护理** 热情接待患者，安排指导患者舒适坐在牙科椅上，根据治疗部位调整光源、椅位高低、靠背及头枕位置。诊疗过程中,主动、及时配合医生操作,调拌、递送所需材料,及时吸唾,保持术野清晰,随时调整患者的体位,保证患者治疗过程的安全、舒适。

(三)诊后护理

1. 交代注意事项 对需复诊患者,做好登记,叮嘱患者按时复诊及诊后注意事项,指导患者诊后用药及离开诊室后的自我护理方法。根据病情预约复诊和手术时间,术前了解患者情况及病史,如有无高血压、心脏病、血液病等,女患者须了解月经史、妊娠史。

考点:椅旁护理要点

2. 整理器械 及时收检可再用的诊疗器械,按规定清洁消毒后备用,对于一次性器械,按规定合理处理。

小结

　　口腔科疾病因口腔颌面部解剖关系的复杂性,具有易损伤、易感染、易引起并发症的特点,故口腔颌面部检查是诊断和治疗口腔科疾病的前提和基础,要做好检查前准备,了解常用检查方法,熟悉常见护理问题,掌握诊前、诊中、诊后护理要点。

❶ 自 测 题

一、填空题

1. 可以用来叩诊的器械是_____、_____。
2. 牙齿检查主要包括视诊、触诊、探诊、叩诊、_____和_____。

二、选择题

1. 口腔科常用检查器械有(　　)
   A. 压舌板、探针、喉镜　B. 叩诊锤、探针、口镜
   C. 平镜、镊子、探针　D. 口镜、探针、镊子
   E. 口镜、钳子、镊子
2. 引起牙龈出血的局部病变有(　　)
   A. 牙龈炎及牙周炎　B. 龋病
   C. 血液病　D. 肝脏疾病
   E. 脾功能亢进
3. 正常牙髓能耐受(　　)的温度刺激而无不适感。
   A. 5~10℃　B. 10~30℃
   C. 20~50℃　D. 40~60℃
   E. 50~80℃

4. 以下治疗配合错误的是(　　)
   A. 诊治上颌牙时,应使患者张口后的上颌牙平面与地面呈15°,其高度略高于医生的肘关节
   B. 诊治下颌牙时,要使下颌平面与地面大致平行,椅背与座位平面大体垂直,略向后仰
   C. 及时吸唾,保持手术视野的清晰
   D. 协助医生调拌各种材料和药剂,做到及时、保质、保量
   E. 诊治上颌牙时,应将椅背后仰,使患者张口后的上颌牙平面与地面呈45°,其高度平齐医生的肘关节

三、简答题

1. 口腔科患者常见护理问题有哪些?
2. 简述口腔科常用检查方法。

（郭金兰　黄沁园）

第10章

口腔科患者的护理

口腔和牙齿健康状况,对于人体健康有着至关重要的意义。口腔疾病被世界卫生组织(WHO)列为第三位的防治疾病。正确认识、评估、护理口腔科疾病可使大多数的口腔疾病得以避免或治愈,利于整体健康。

第1节　牙体及牙髓病患者的护理

一、龋　病

案例3-10-1

患者,女,38岁,因左下后牙遇酸、甜食物不适一月余就诊,查体: 7̄ 近中面有一墨浸斑,直径约3mm,探诊稍敏感,洞深3mm,去净腐质未见穿髓孔。

问题:1. 你评估该患者患了什么疾病?
　　　2. 应采取什么护理措施?

(一) 概述

龋病是在细菌为主的多种因素作用下,牙体硬组织中无机物脱钙、有机物分解,使牙体硬组织发生慢性进行性破坏的一种疾病。其特点是发病率高,分布广,是口腔科的常见病及多发病。龋病再向纵深发展,则可引起牙髓炎、根尖周炎、牙槽脓肿等,影响整个身体健康。

(二) 护理评估

1. 健康史　目前被普遍接受的龋病病因学说是"四联因素论",即细菌、食物、宿主、时间共同作用的结果(图3-10-1)。

(1) 细菌:是引起龋病的主要因素。常见致龋菌是变形链球菌、乳酸杆菌及放线菌等。这些细菌和食物中的糖蛋白结合,形成牙菌斑,黏附于牙齿的表面,使食物中的糖发酵、产酸,致牙齿硬组织被破坏,形成龋病。

(2) 食物:与龋病的关系十分密切。龋病的发生与蔗糖及其他低分子糖类的作用直接相关。

(3) 宿主:牙齿的形态、结构、成分、排列均与龋病的发生有关,窝、沟、邻面、牙颈部是龋病的好发部位,唾液的分泌量、性质及成分与龋病的发生也有关。

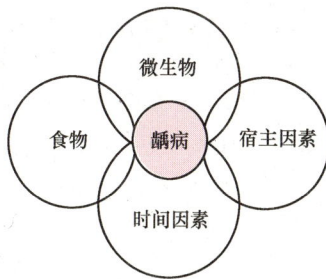

图 3-10-1　龋病四联因素

考点：龋病
的四联因素

（4）时间：龋病的发生发展是一个慢性过程，从早期损害发展为一个龋洞，一般需要1.5～2年，2～14岁这段时间是乳恒牙患龋的易感期，所以时间因素在龋病发生中具有重要意义。

2. 身体状况 主要引起牙体硬组织色、形、质的改变。颜色可呈白垩色、黄褐色、墨浸状的黑色等，质变软，形态各异。

（1）好发部位：牙齿表面一些不易得到清洁，细菌、食物碎屑易于滞留的场所，菌斑积聚较多，易于发生龋病。牙体的窝沟、邻面、牙颈部是龋齿的好发部位，其病变是由牙釉质或牙骨质表面开始，由浅入深逐渐累及牙本质，呈连续破坏过程。

（2）龋病的分度：临床上根据龋程度分为浅龋、中龋及深龋（图3-10-2）：

1）浅龋：龋蚀只限于牙釉质或牙骨质。初期在牙表面可有脱钙而失去固有色泽，呈白垩色点或斑，继之成黄褐色或黑色，患者无自觉症状。探诊有粗糙感或有浅层龋洞形成（图3-10-3）。

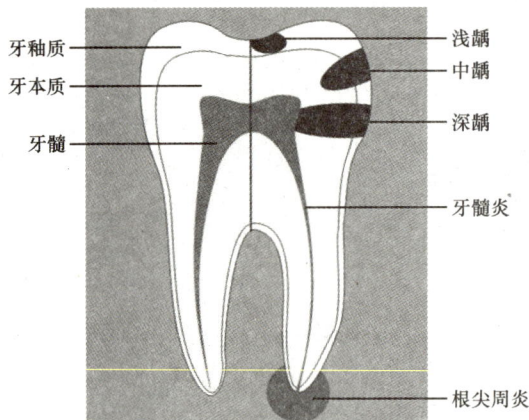

图 3-10-2　龋病的分度　　　　图 3-10-3　浅龋

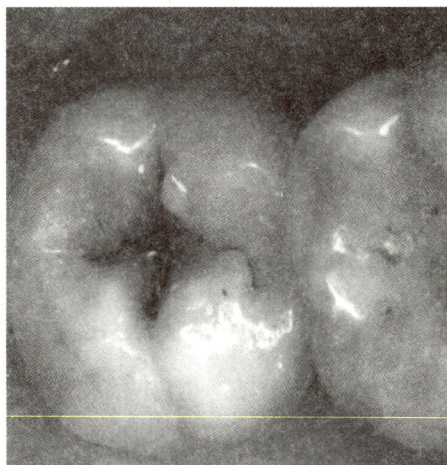

2）中龋：龋蚀已进展到牙本质浅层，形成龋洞，洞内除了病变的牙本质外还有食物残渣、细菌等。患者对冷、热、酸、甜等刺激较为敏感。外界刺激去除后，症状即可消失（图3-10-4）。

考点：龋病
的分度

3）深龋：龋蚀已进展到牙本质深层，形成较深的龋洞。由于深龋病变接近牙髓，所以对温度变化及化学刺激敏感，尤其冷刺激更为明显，无自发痛。如食物嵌入洞内压迫发生疼痛，探查龋洞时酸痛明显，说明龋蚀已接近牙髓组织（图3-10-5）。

3. 心理-社会状况 病变初期患者无自觉症状，当牙齿出现龋洞，食物嵌塞引起疼痛时患者才来就医。部分患者对牙病不重视，认为牙疼不是病，以至牙髓炎、根尖周炎、牙槽脓肿等严重的口腔疾患发生。患者对钻牙普遍存在恐惧心理，也是不愿意到医院及时就医的原因之一。

4. 辅助检查

（1）X线检查：了解龋洞深度、有无邻面龋、颈部龋、隐匿龋等。

（2）透照检查：用光导纤维装置进行透照检查，了解龋损范围及部位。

（3）牙髓活力测试：了解深龋的牙髓状况，以确定治疗方案。

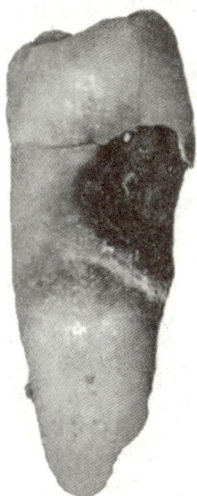

图 3-10-4　中龋

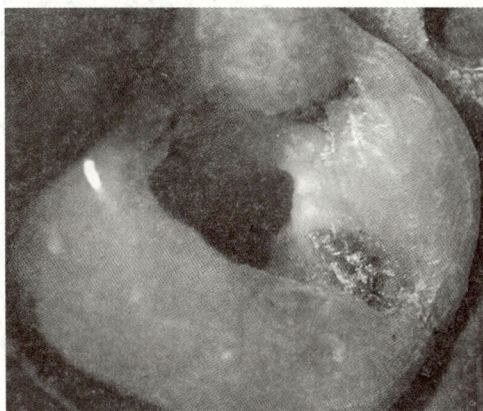

图 3-10-5　深龋

5. 治疗要点　终止病变发展,保护牙髓活力,恢复牙的形态、功能及美观。

（三）护理问题

1. 组织完整性受损　与龋坏造成牙体硬组织缺损有关。

2. 知识缺乏　缺乏有关龋病的防治及自我保护知识。

3. 潜在并发症　牙髓炎、根尖周炎等,与治疗不及时、病变进行性发展、患者抵抗力下降有关。

（四）护理措施

1. 心理护理　向陪诊人员及患者介绍龋病的治疗方法,做好解释工作,消除患者对钻牙的恐惧心理,使其积极配合。

2. 治疗配合　牙体是高度钙化的组织,一旦遭到破坏后需采用充填术恢复缺损。一般包括两个步骤:第一步是洞形制备,医生须先用牙钻将牙齿上的病变组织去除并将洞按要求做成一定形状;第二步是充填,即选用适当充填材料填入洞内,恢复牙齿的形态和功能。在进行充填术的过程中,护士应做好如下配合。

（1）术前准备

1）器械及用物:备好检查盘、黏固粉充填器、双头挖器、银汞充填器、各型车针、成形片及成形片夹、咬合纸、橡皮轮、纱团、小棉球。

2）药品:备好 25% 麝香草酚酊溶液、75% 乙醇溶液、樟脑酚合剂、丁香油、银汞合金、复合树脂、玻璃离子黏固粉、磷酸锌黏固粉、氧化锌丁香油黏固粉、氢氧化钙黏固粉。

（2）术中配合

1）安排患者体位:根据治疗的需要调节椅位及光源。

2）制备洞形:医生制备洞形时,协助牵拉口角,用吸唾器及时吸净冷却液,保持术野清晰。如使用电动牙钻机无冷却装置时,用水枪对准钻头缓慢滴水,防止因产热刺激牙髓而引起疼痛。

3）隔湿、消毒:协助医生用棉条隔湿、吹干牙面;准备窝洞消毒的小棉球,消毒药物根据龋洞情况、充填材料及医嘱选用。

133

4）调拌垫底及充填材料：浅龋不需垫底；中龋用磷酸锌黏固粉或玻璃离子黏固粉单层垫底；深龋则需用氧化锌丁香油黏固粉及磷酸锌黏固粉双层垫底。遵医嘱调拌所需垫底材料，再选用永久性充填材料充填。后牙多选用银汞合金，前牙可选用复合树脂或玻璃离子黏固粉。

5）清理用物：术后及时清理用物，并将所用牙钻、车针消毒后备用。

（3）术后指导：嘱患者银汞合金填充术后的牙齿24小时内不能咀嚼硬物，深龋填充后如有疼痛应及时到医院复诊。

（五）健康指导

1. 保持口腔卫生 龋病的发生与口腔卫生状况密切相关，应养成早晚刷牙、饭后漱口的好习惯，尤其是睡前刷牙更为重要，可减少菌斑及食物残渣的滞留时间。

2. 采取特殊的防护措施 如儿童可进行牙齿窝沟封闭防龋；中老年人要经常做牙龈按摩或叩齿运动，有利于牙齿的稳健。

3. 定期进行口腔检查 一般2～12岁半年一次，12岁以上1年1次，以便早期发现龋病，及时治疗。

4. 限制蔗糖的摄入频率 教育儿童和青少年少吃甜食，尤其在临睡前勿进甜食。可使用蔗糖替代品，如木糖醇、甘露醇等。多吃富含纤维的耐嚼食物，这样会增加唾液分泌，利于牙面清洁。

考点：龋病的预防措施

5. 卫生宣教 向健康人群和患者宣传预防龋病的有关知识，增强人们的健康意识。

二、牙 髓 病

案例3-10-2

患者，男，30岁，诉3天前起左侧上颌后牙剧痛，进食及夜间疼痛加重。一年前曾患有龋齿。检查：左上颌第一磨牙有深龋穿髓，探痛明显。

问题：1. 试述该患者主要的护理诊断。

2. 试述该患者的护理要点。

3. 试制订健康教育计划。

（一）概述

牙髓病是牙髓组织的疾病。按其临床经过将其分为急性牙髓炎和慢性牙髓炎，其中以急性牙髓炎多见。急性牙髓炎多由深龋发展而来，或为慢性牙髓炎急性发作。

1. 病因 多种原因可引起，其中最主要的致病因素是细菌因素。

（1）细菌感染：以口腔内潜在细菌感染为主，如链球菌、葡萄球菌和厌氧菌等，牙髓的炎症程度与感染细菌的数量和作用时间呈正相关。主要经牙体缺损处、牙周逆行性感染，血源性感染较少见。

（2）物理因素：如急性牙外伤、咬合创伤或慢性创伤，过高的温度刺激或温度骤然改变，电流刺激等均可引起牙髓退变、发炎或坏死。

（3）化学刺激：均为医源因素。引起牙髓炎的化学刺激主要来自牙髓治疗时窝洞的消毒药物、垫底物和充填物。

（4）免疫因素：进入牙髓和根尖周的抗原物质可诱发机体的特异性免疫反应，导致牙髓和根尖周组织的损伤。

2. 临床表现

（1）急性牙髓炎：主要特征是自发性、阵发性剧烈疼痛。疼痛夜间较剧，卧倒时尤甚，早期冷热刺激或化学刺激常激发疼痛或使疼痛加重；疼痛不能准确定位，可沿三叉神经支配区放射到同侧的上下颌或面部、耳颞部。随炎症的进一步加重，当牙髓化脓时冷刺激能缓解疼痛，热刺激则使疼痛加重。上颌第一磨牙最多见，男性多于女性。

考点： 急性牙髓炎的疼痛特点

（2）慢性牙髓炎：临床表现轻重不一，一般无剧烈自发痛病史，为隐痛、钝痛或胀痛；疼痛呈间歇发作，时常反复。温度刺激或食物嵌入龋洞中可产生较剧烈的疼痛，去除刺激后较长时间疼痛才减轻，患牙有咬合不适感。

（二）护理评估

1. 健康史　了解患者是否患有龋齿；患牙近期有无受到物理及化学药物刺激；询问疼痛的性质、发作方式和持续时间。

2. 心理-社会状况

（1）牙髓炎多由龋病引起，当病情不严重、疼痛症状不明显或对咀嚼无明显影响时，患者常不重视，延误治疗。

（2）当牙髓炎急性发作，出现难以忍受的痛苦，才促使患者就诊，解除痛苦愿望迫切，但又惧怕钻牙，表现为紧张、焦虑。

3. 辅助检查　急性牙髓炎有深龋、穿髓改变；慢性牙髓炎显示患牙有广泛的牙周组织破坏或根分叉病变。

4. 治疗要点　减轻患者的痛苦，尽量保存活髓，保存患牙。

（三）护理问题

1. 疼痛　牙痛，与炎症、牙髓腔内压力增高有关。

2. 焦虑　与疼痛反复发作、咀嚼不适、牙体颜色改变有关。

3. 睡眠形态紊乱　与疼痛干扰睡眠致患者无法获得充分休息有关。

4. 知识缺乏　缺乏牙病防治的相关知识，与患者对牙体硬组织病的预防及早期治疗的重要性认识不足有关。

（四）护理措施

1. 一般护理　嘱患者遵医嘱服用镇痛剂、维生素等药物，并注意休息及口腔卫生。

2. 对症护理　急性牙髓炎的主要症状是难以忍受的疼痛，故应首先止痛。

（1）开髓引流：是最有效的止痛方法。开髓后可见脓血流出，护士遵医嘱抽吸 3% 过氧化氢溶液及 0.9% 氯化钠溶液协助冲洗髓腔，备丁香油或牙痛水小棉球置于髓腔内，暂封窝洞。

（2）药物止痛：对于未开髓患者，遵医嘱给予丁香油或樟脑酚棉球置于龋洞内暂时止痛，同时口服止痛药。

3. 治疗配合

（1）应急处理：开髓引流、药物止痛。

（2）保存牙髓的治疗护理（以活髓切断术为例）：①术前护士准备好各种无菌器械、局麻药剂及暂封剂。②隔湿、消毒。选用橡皮障或棉条和排唾器吸唾隔湿，备 2% 碘酊棉球消毒牙面，75% 乙醇溶液棉球窝洞消毒，棉球擦干窝洞。③切除冠髓后，护士协助用 0.9% 氯化钠温溶液冲洗髓腔，备棉球压迫止血。如出血较多，可用 0.1% 肾上腺素棉球置根管口牙髓断面上止血。④遵医嘱调制盖髓剂（如氢氧化钙糊剂）覆盖牙髓断面，调拌用具（玻板及调拌刀）必须严格消毒，无菌操作。盖髓完成后，调制氧化锌丁香油黏固粉暂封窝洞。术中避免温度刺激及加压。嘱患者2～4周复诊,无自觉症状后可用复合树脂或银汞合金做永久性充填。

(3)保存患牙的治疗护理(以根管治疗术为例)

1)术前准备:准备牙钻、根管扩挫针、光滑髓针、拔髓针、根管充填器等充填术所需器械及根管充填材料、消毒棉捻和消毒用的药品等。

2)术中配合

A. 根管预备:对活髓牙,应在局麻下或失活下拔除根髓,用0.9%氯化钠溶液冲洗根管,消毒、吹干后即可进行根管充填。对感染根管,除去牙髓后,用2%的氯胺-T液和3%过氧化氢溶液交替冲洗,再用0.9%氯化钠溶液冲净余液,用根管扩挫针反复扩挫管壁,冲洗拭干。

B. 根管消毒:将蘸有消毒药液的棉捻置于根管内,用氧化锌丁香油糊剂暂封窝沟。待复诊时自觉症状消失,根管内取出的棉捻无分泌物,无异味,无叩痛,即可进行根管充填。

C. 根管充填:调制氧化锌丁香油糊剂、碘仿糊剂双层垫底做根管充填,最后做永久性充填。

4. 病情观察 观察患者开髓及根管治疗后疼痛的变化。

5. 心理护理 开髓前,积极向患者介绍疾病的治疗方法、目的及步骤,消除其恐惧、紧张心理,使其积极配合治疗,树立治愈疾病的信心。

(五)健康指导

向患者介绍牙髓病的病因、治疗方法和目的以及牙病早期治疗的重要性。

第2节　根尖周病患者的护理

(一)概述

根尖周病是指牙齿根尖部及其周围组织病变的总称,包括牙骨质、牙周膜和牙槽骨的炎症。临床上分为急性根尖周炎和慢性根尖周炎,以慢性根尖周炎多见。

(二)护理评估

1. 健康史 了解患者是否患有龋齿、牙髓炎,有无牙髓病治疗史。

2. 症状、体征

(1)急性根尖周炎:按其发展过程可分为浆液期与化脓期。炎症初期,患牙有浮起感,咀嚼时疼痛,患者能指出患牙。检查时有叩痛,当形成化脓性根尖周炎时有跳痛。若病情加重,可出现颌下区域性淋巴结肿大,疼痛剧烈,伴有发热、畏寒、体温升高、白细胞升高、全身不适等症状。当脓肿达骨膜及黏膜下时,可扪及波动感。脓肿破溃或切开引流后,急性炎症可缓解,转为慢性根尖周炎(图3-10-6)。

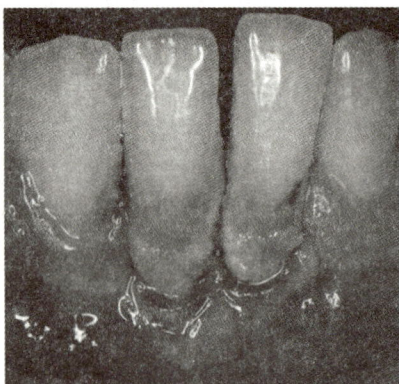

图3-10-6　急性根尖周炎

(2)慢性根尖周炎:多无明显自觉症状,常有反复肿胀疼痛的病史。口腔检查可发现患牙龋坏变色,牙髓坏死,无探痛但有轻微叩痛,根尖区牙龈可有瘘管。

3. 心理-社会状况

(1)当病情不严重,疼痛症状不明显或对咀嚼无明显影响时,患者常不重视,延误治疗。

（2）当根尖周炎急性发作,出现难以忍受的痛苦,或患牙出现脓肿及瘘管时,才促使患者就诊,但又惧怕钻牙,表现为紧张、焦虑。由于患者对治疗过程缺乏了解,期望一次治愈,缺乏治疗耐心。

4. 辅助检查 慢性根尖周炎 X 线显示根尖区有稀疏阴影,或圆形透射区。

5. 治疗要点 急性根尖周炎应首先缓解疼痛,然后进行根管治疗或牙髓塑化治疗。慢性根尖周炎用机械或化学方法,消除髓腔内的感染源,再用根管充填术严密封闭根管,防止根尖再次感染,促进根尖病变逐渐修复。

考点: 急性根尖周炎的处理方法

（三）护理问题

1. 体温过高 与根尖周组织急性感染有关。

2. 疼痛 牙痛、颌面部疼痛与牙髓感染、根尖周炎急性发作、牙槽脓肿未引流或引流不畅有关。

3. 焦虑 与疼痛反复发作、咀嚼不适、牙体颜色改变有关。

4. 口腔黏膜改变 与慢性根尖周炎引起瘘管有关。

5. 知识缺乏 缺乏根尖周病治疗及预防的相关知识。

（四）护理措施

1. 一般护理 嘱患者遵医嘱服用抗生素、镇痛剂、维生素等药物,并注意休息及口腔卫生。高热患者多饮水,进食流质及半流质食物。

2. 对症护理 急性根尖周炎的主要症状是难以忍受的疼痛,故应首先止痛。开髓引流或药物止痛。

3. 根尖周病的治疗配合

（1）开髓引流的治疗配合:开髓引流是控制急性根尖周炎最有效的方法。在局麻下,医生用牙钻开髓后,拔除根髓,护士遵医嘱抽吸 3% 过氧化氢溶液及 0.9% 氯化钠溶液协助冲洗髓腔,吸净冲洗液,吹干髓腔及吸干根管,备消毒棉球置于根管及髓腔内,窝洞不封闭,以利引流。

（2）脓肿切开的治疗配合:对急性根尖周炎骨膜下或黏膜下已形成脓肿者,除根管引流外,须同时切开排脓,才能有效控制炎症。切开脓肿前,护士遵医嘱准备麻醉药物,协助医生对术区进行清洁、消毒、隔湿准备。黏膜下脓肿可用 2% 丁卡因表面麻醉或氯乙烷冷冻麻醉,骨膜下脓肿多用阻滞麻醉。若用氯乙烷喷射麻醉,嘱患者闭合双眼,以免药物溅入眼内。术中协助医生冲洗髓腔,并及时吸净冲洗液,吹干髓腔及干燥根管,备消毒棉捻及小棉球供医生置于髓腔,避免食物堵塞髓腔,术后窝洞保持开放以利引流,深部脓肿术后需放置橡皮引流条。

（3）牙髓塑化治疗的护理配合:牙髓塑化治疗是将塑化液注入根管内,使其与残存牙髓组织及感染物质聚合固定为无害物质,起到封闭根管、消除炎症的作用,常用于多根牙。进行塑化治疗前,护士准备好所需器械(同根管治疗)及塑化剂(常用酚醛树脂液),协助医生进行消毒、隔湿、窝洞冲洗,保持术野清晰。遵医嘱用注射器配制塑化剂。往髓腔送塑化剂时,注意防止液体外溢,避免烧伤口腔黏膜及软组织。

4. 病情观察 观察患者根管治疗后疼痛的变化;脓肿切开后症状是否缓解、体温是否恢复;正常牙髓塑化治疗术后是否疼痛及疼痛是否加剧等。

5. 心理护理 向患者介绍根管治疗方法、目的及步骤,以及治疗过程中可能出现的问题;做好患者的解释工作,消除其对钻牙、开髓的恐惧心理,使其积极配合治疗,按时复诊,树立治愈疾病的信心。

（五）健康指导

（1）向患者讲明根尖周病开髓减压及脓肿切开均是应急处理，当急性炎症消退后，必须继续采取根除病原的治疗方法，如根管治疗或牙髓塑化治疗，才能达到根治目的。

（2）早期治疗对保存牙齿有着十分重要的意义。对于已经失去治疗价值的残冠、残根应及时拔除镶复。

（3）嘱患者按时复诊，以达到最佳治疗效果。

第3节　牙周组织病患者的护理

牙周组织包括牙龈、牙周膜、牙槽骨及牙骨质等牙齿支持组织，牙周组织病以牙龈炎和牙周炎最为常见。

案例3-10-3

患者，男，56岁，一周前发现刷牙时出血，未予重视，2天前左下颌牙龈红肿疼痛剧烈，口臭明显。有糖尿病史。检查：左下颌牙龈肿胀呈暗红色，探诊易出血。5D牙齿Ⅱ度松动，牙周袋形成，局部呈卵圆形突起，发红肿胀，按压后见脓液溢出，叩痛明显。

问题：1. 你评估该患者患了什么疾病？
　　　2. 应采取什么护理措施？

一、牙　龈　炎

（一）概述

牙龈炎指炎症只局限于龈乳头和龈缘，严重时累及附着龈，未侵及深部的牙周组织。其病变是可逆的，病因去除，炎症消退，牙龈即可恢复正常。

病因多是由于口腔卫生不良，如牙菌斑、牙石、牙垢以及食物嵌塞、不良修复体和牙颈部龋的刺激引起。

（二）护理评估

1. 健康史　了解患者的口腔卫生状况及全身健康状况。如妇女妊娠期、糖尿病及全身抵抗力下降时，可诱发牙周病或使其症状加重。

2. 症状体征

（1）症状：一般不明显，偶有牙龈发痒、发胀等不适感，当受到刷牙、进食、发音等刺激时牙龈出血，可有口臭。

（2）体征

1）牙龈红肿出血：个别或一组牙齿的牙龈充血、水肿呈暗红色，点彩消失。

2）假性牙周袋形成：炎症刺激导致牙龈缘及龈乳头增生肥大，覆盖牙冠形成假性牙周袋，袋内偶有炎性分泌物溢出。但牙齿无松动，牙槽骨无破坏、无真性牙周袋形成。

3. 心理-社会状况　牙龈炎症状较轻，常未引起患者重视，部分患者因口臭影响其社会交往而产生自卑心理。

4. 治疗要点　去除局部刺激因素，如行龈上洁治术或龈下刮治术，注意口腔卫生，教会患者正确刷牙和使用牙线的方法。

（三）护理问题

1. 口腔黏膜改变　由牙周组织炎症造成牙龈充血、水肿、色泽改变所致。

2. 知识缺乏　与患者对牙龈炎的预防及早期治疗的重要性认识不足,缺乏口腔卫生保健知识有关。

（四）护理措施

1. 一般护理　嘱患者注意口腔卫生,教会患者刷牙及使用牙线的正确方法。指导患者加强营养,增加维生素 A、维生素 C 的摄入。

2. 治疗配合

（1）有假性牙周袋形成者应进行龈沟冲洗术:协助医生用 3% 过氧化氢溶液与 0.9% 氯化钠溶液交替冲洗龈沟,冲洗毕局部涂碘甘油或碘酚,注意避免灼伤邻近黏膜组织。

（2）去除致病因素,口内有食物嵌塞、不良修复体或牙根部龋时应及时协助医生进行相应治疗。如可行龈上洁治术或龈下刮治术去除牙结石和牙菌斑等。

（3）病情严重者遵医嘱服用抗生素。

3. 病情观察　密切观察洁治术中的出血情况,如出血过多,应配合医生及时止血。

4. 心理护理　治疗前向患者解释治疗目的及步骤,消除其紧张、恐惧心理,取得患者的合作。告知只要经过积极治疗,口臭等症状会很快消失,恢复其社交信心。

（五）健康指导

（1）指导患者采取正确的刷牙方法及其他保持口腔卫生的措施,如牙线及牙签的正确使用,并定期复查,以巩固疗效。

（2）让患者了解牙龈炎如不及时治疗,发展到牙周炎将对口腔健康带来很大危害,增强患者的防病意识。

链接

为什么孕期牙龈会出血?

　　孕期牙龈出问题的现象很常见,最常见的是在刷牙或用牙线时牙龈会出血。这一方面是由于黄体酮(也叫孕酮)荷尔蒙使牙龈变软了,另一方面则是由于血液供给增加后,牙龈更容易和牙菌斑中的细菌起反应。怀孕本身不会引起牙龈炎,但由于怀孕期间内分泌改变,会促使牙龈中微小血管丛扩张、扭曲及微循环滞留,使牙龈对机械刺激较为敏感,破坏牙龈肥大细胞,引起一些隐血现象,这是正常生理现象。以前有"生一个孩子,掉一颗牙"的说法,所以怀孕期间照顾好牙齿非常重要。

二、牙 周 炎

（一）概述

牙周炎是指发生在牙周组织的慢性破坏性疾病,牙龈、牙周膜、牙槽骨及牙骨质均有改变。除牙龈炎的症状外,牙周袋的形成是其主要临床特点。

引起牙龈炎的原因均是牙周炎的重要原因,牙龈炎不及时治疗或致病因素强、机体抵抗力低下,则牙龈炎可能发展为牙周炎。

（二）护理评估

1. 健康史　了解患者的全身健康状况,口腔卫生状况。如妇女妊娠期、糖尿病及全身抵抗力下降时,可诱发牙周炎或使其症状加重。

2. 症状、体征

（1）牙龈红肿、出血：一组牙齿或个别牙齿的牙龈充血、水肿，颜色深红，点彩消失。在刷牙、进食、说话时牙龈出血。

（2）牙周袋形成：由于牙周膜被破坏，牙槽骨逐渐吸收，牙龈与牙根面分离，龈沟加深而形成牙周袋。用牙周探针测牙周袋深度超过 2mm 以上。

（3）牙周袋溢脓及牙周脓肿：牙周袋出现慢性化脓性炎症。轻按牙周袋外壁，有脓液溢出，并常伴有口臭。当机体抵抗力下降或牙周袋渗出液引流不畅时可出现急性炎症，形成牙周脓肿。局部表现为近龈缘处局部呈卵圆形突起，红肿疼痛。

（4）牙齿松动：由于牙周膜破坏，牙槽骨吸收，牙齿支持功能丧失，出现牙齿松动、移位，牙齿咀嚼功能下降或丧失。

3. 心理-社会状况　早期未引起患者重视，当病情进一步发展，出现牙周脓肿、咀嚼无力或疼痛、牙齿松动时才来就诊，此时常需拔除松动牙。牙缺失后，严重影响咀嚼功能及面容美观，患者表现出焦虑情绪。由于口臭明显，常影响患者的社会交往，使其产生自卑心理。

4. 辅助检查　X线显示牙槽骨呈水平式吸收，牙周膜间隙增宽，硬骨板模糊，骨小梁疏松等。

5. 治疗要点　早期进行洁治、刮治和根面平整等基础治疗消除感染，配合药物辅助治疗。

（三）护理问题

1. 口腔黏膜改变　与牙龈炎症导致充血、水肿、色泽改变有关。

2. 知识缺乏　与患者缺乏口腔卫生保健知识有关。

3. 社交障碍　与牙齿缺失、口臭有关。

（四）护理措施

1. 一般护理　指导患者合理饮食，增加维生素A、维生素C等营养物质的摄入，禁烟酒。

2. 治疗配合

（1）局部治疗：协助医生进行牙周袋冲洗，并使用0.1%氯己定溶液（洗必泰）抗菌类漱口剂漱口等。

（2）全身治疗：病情严重者选取有效抗生素如甲硝唑等口服。

（3）去除局部刺激因素：协助医生进行龈上洁治术或龈下刮治术去除牙结石和牙菌斑等。消除口腔内不良修复体及食物嵌塞等。

（4）消除牙周袋：经局部治疗，牙周袋仍不能消除者，协助医生进行手术切除。术后，嘱患者注意保护创口，24小时内不要漱口、刷牙，进食温软饮食，术后1周拆线，术后6周勿探测牙周袋。

3. 病情观察　观察患者术中出血情况，术后创面愈合情况，如有局部红肿加重等感染情况应及时报告医生并协助进行处理。

4. 心理护理　向患者介绍牙周炎的预防保健知识，消除患者的心理压力和思想顾虑、增强信心，使其积极配合治疗。

（五）健康指导

（1）介绍牙周炎的危害，使患者了解牙周炎与口腔卫生习惯密切相关。做好口腔卫生保健，指导牙线及牙签的正确使用、牙龈按摩等。

（2）牙周炎术后定期复诊，以巩固疗效。

链接

牙洁治术的注意事项

（1）牙洁治术时少量出血、轻微酸痛属正常现象，一般会在一两天内消失，如一周后仍有出血，则须到医院复诊。

（2）洁牙后勿吸烟或食用含色素较深的食物，以免影响洁牙效果。

（3）患有出血性疾病的人群，如血小板减少症、白血病、未控制的 2 型糖尿病患者等，术前应预先应用促凝血药物。

（4）患牙龈肿瘤、口腔颌面部急性感染、急性传染病、严重心脏病、装有心脏起搏器和血压未控制的高血压患者，不宜接受常规洁牙治疗。

第 4 节　口腔黏膜病患者的护理

口腔黏膜病是发生在口腔黏膜和软组织的疾病，病因复杂，常与全身疾病因素有关，常在机体抵抗力降低时发生。现将几种临床常见的口腔黏膜病介绍如下。

一、复发性口疮

案例3-10-4

患者，女，48 岁，口腔反复发生溃疡 1 年，每次发作持续 7～10 天左右，可自愈。3 天前发生溃疡，自觉口腔内灼痛难忍，影响进食及工作。查体：患者上下唇内侧黏膜及舌腹部可见数个溃疡，散在分布，呈圆形，直径 2～3mm，边缘光整，中央稍凹陷，表面覆以灰黄色假膜，周围红晕。

问题：1. 该患者的医疗诊断和护理诊断是什么？

2. 应采取什么护理措施？

（一）概述

复发性口疮是口腔黏膜呈周期性、复发性及自限性的溃疡性损害。一般 7～10 天可自愈。病因复杂，临床上观察到的发病因素很多，如消化不良、精神紧张、情绪不佳、疲劳、便秘、感冒、精神刺激、睡眠不足等，女性月经期或更年期也常伴发。有学者认为本病是一种自身免疫性疾病。

（二）护理评估

1. **健康史**　询问患者近期有无呼吸道感染、消化道不适、过度疲劳、精神紧张等诱因。

2. **症状、体征**　临床上将此病分为轻型、重型和疱疹样溃疡。

（1）轻型阿弗他溃疡：好发于口腔黏膜未角化或角化程度低的部位，如唇、颊、舌尖、舌缘、前庭沟等处。病初口腔黏膜充血、水肿、有烧灼感，随即出现单个或多个粟粒大小的红点或疱疹，很快破溃成圆形或椭圆形溃疡，直径 2～3mm，边缘光整，中央稍凹陷，周围红晕，表面覆以灰黄色假膜。遇刺激疼痛加剧，影响患者说话与进食。经 7～10 天可自愈，

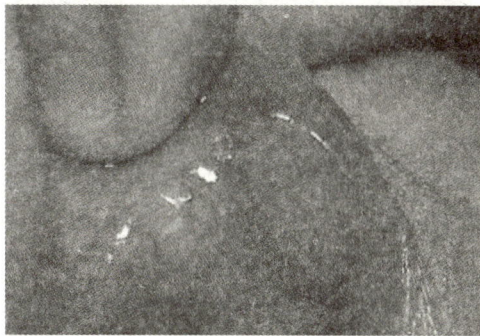

图 3-10-7　轻型阿弗他溃疡

溃疡面假膜消失,出现新生上皮,溃疡底变平,疼痛减轻,愈合后不留瘢痕,一般无明显全身症状。易复发,轻者数月发生一次,重者数十年迁延不愈(图3-10-7)。

(2)重型阿弗他溃疡:又称复发性坏死性黏膜腺周围炎或腺周口疮。较少见,好发于颊、咽旁、硬腭、软腭交界处及腭垂。溃疡一般为单发,发作时溃疡面大而深,直径可达10～30mm,并向深层发展,累及黏液腺或腺周组织,形成中央凹陷、边缘不规则而隆起的"弹坑状"损害。疼痛较剧,病程可长达数月或更久。也具有自限性、复发性,愈后常有瘢痕(图3-10-8)。

(3)疱疹样阿弗他溃疡:又称阿弗他口炎。溃疡小而多,散在分布于口腔黏膜的任何部位,以舌腹、口底多见,直径小于2mm,可达数十个之多。邻近溃疡可融合成片,周围黏膜充血,疼痛剧烈,可伴有头痛、低热、全身不适、局部淋巴结肿大等全身症状。有自限性,不留瘢痕(图3-10-9)。

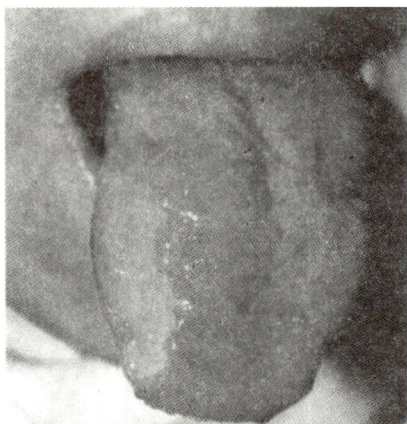

图3-10-8 重型阿弗他溃疡　　图3-10-9 疱疹样阿弗他溃疡

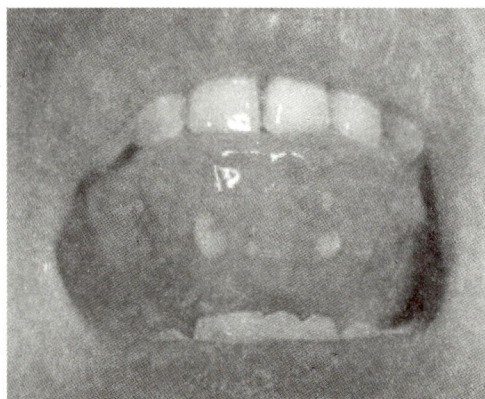

3. 心理-社会状况　因溃疡新旧交替、此起彼伏,虽然没有明显的全身症状和体征,但患者十分痛苦。溃疡发作期间,因进食使疼痛加剧,患者常惧怕进食,求治心切。

(三)护理问题

1. 疼痛　口腔灼痛,与口腔黏膜病损形成溃疡、食物刺激有关。

2. 口腔黏膜改变　由于口腔黏膜充血、水肿、破溃引起。

3. 焦虑　与溃疡反复发作,难以根治有关。

4. 知识缺乏　与缺乏对口腔黏膜病的防治知识有关。

(四)护理措施

1. 一般护理　充分休息,给予易消化的全流质或半流质温凉饮食,禁止刺激性食物。若疼痛剧烈影响进食时,饭前可用0.5%盐酸达克罗宁液涂布溃疡面。

2. 治疗配合　遵医嘱使用抗生素及抗病毒药物。进行治疗时,备好相应的器具、药物等。如局部用10%硝酸银溶液烧灼溃疡时,护士应协助隔离唾液、压舌,切勿使药液超出溃疡面,以免损伤周围正常黏膜。

3. 病情观察　密切观察溃疡面的愈合情况及有无继发感染。

4. 心理护理　对于反复发作的患者,特别是对重型溃疡患者,应耐心解释疏导,消除其烦躁焦虑情绪,使其树立信心,积极配合治疗。

（五）健康指导

（1）向患者耐心介绍本病的病因及发病特点。

（2）嘱患者注意调节生活节律，调整情绪，均衡饮食，少吃刺激性食物，多食新鲜的蔬菜水果，避免和减少诱发因素，防止复发。

二、疱疹性口炎

（一）概述

疱疹性口炎是单纯疱疹病毒引起的急性传染性口腔黏膜感染。学龄前儿童多见，有自限性。年龄越小，全身反应越剧烈，口腔症状也较重，以冬春两季多见。

（二）护理评估

1. 健康史　了解患者近期有无上呼吸道感染、消化不良等导致机体抵抗力下降的诱因，是否有该类疾病接触史。

2. 症状与体征　本病多为原发性，多见于 6 岁以下儿童，以 6 个月至 2 岁最易发生。初起时多有发热、乏力、咽痛等前驱症状，患儿表现为烦躁、啼哭、流涎、拒食。2～4 天后体温逐渐下降，开始出现局部症状，初起口腔黏膜充血、水肿，出现多数针尖大小透明水疱，散在或成簇分布于唇、颊、舌、腭等处黏膜上，咽颊部也可发生。水疱很快破溃形成表浅小溃疡，也可融合形成边缘呈多环状的较大溃疡，其上覆盖黄白色假膜。3～5 天病情缓解，7～10 天溃疡可自行愈合，不留瘢痕（图 3-10-10）。

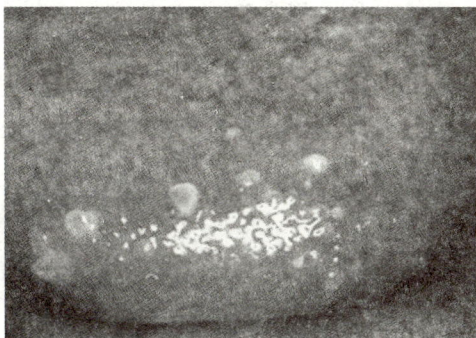

图 3-10-10　疱疹性口炎

3. 心理-社会状况　疱疹性口炎患儿常表现为躁动不安、哭闹拒食，家属也表现出烦躁及焦虑，求治心切。

4. 治疗要点　抗病毒、抗感染、镇痛、促进愈合、增强体质。

（三）护理问题

1. 疼痛　口腔灼痛，与口腔疱疹破溃形成溃疡有关。

2. 体温升高　与病毒感染有关。

3. 口腔黏膜改变　与口腔黏膜充血、水肿、破溃有关。

（四）护理措施

1. 一般护理　充分休息，给予高热量易消化的流质或半流质软食。餐后注意清洁口腔，保持口腔卫生，可用 0.1%～0.2% 的氯己定溶液、复方硼酸溶液漱口，去除局部刺激。疼痛剧烈影响进食时，饭前可用 1%～2% 普鲁卡因溶液含漱或 0.5% 盐酸达克罗宁液、1% 丁卡因溶液涂布溃疡面，可暂时止痛。饭后用 2.5% 的金霉素甘油糊剂局部涂布，也可用养阴生肌散、锡类散、冰硼散等局部敷撒。必要时进行隔离，避免与他人接触。

2. 治疗配合　遵医嘱使用抗生素及抗病毒药物，补充维生素 B、维生素 C，必要时静脉输液。

3. 病情观察　注意创面的愈合情况及有无继发感染。

4. 心理护理　对于病情严重、反复发作的患者,给予悉心安慰,消除其烦躁焦虑情绪,使其认真遵医嘱用药,以缩短病程,促进愈合。

（五）健康指导

向患者及家属耐心介绍本病的病因及发病特点。指导患者餐后清洁口腔,注意口腔卫生,加强锻炼,增强体质。

三、口腔念珠菌病

（一）概述

口腔念珠菌病(又称为雪口病或鹅口疮)是真菌—念珠菌所引起的口腔黏膜疾病。其中白色念珠菌是最主要的病原菌。长期大量使用抗生素和免疫抑制剂导致菌群失调或免疫力降低是本病的诱因之一。本病多发生于婴幼儿,婴幼儿常在分娩过程中被阴道念珠菌或通过被念珠菌污染的哺乳器及母亲乳头感染而致病。

（二）护理评估

1. 健康史　了解患者的健康状况,是否患有慢性疾病及长期大量使用抗生素、免疫抑制剂的病史。婴幼儿应询问母亲的身体状况及哺乳卫生状况。

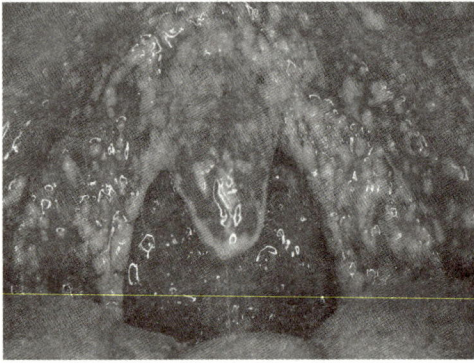

图 3-10-11　口腔念珠菌病

2. 症状与体征　本病多见于婴幼儿,好发于唇、颊、舌、腭等黏膜处。其特征是病区黏膜先有充血、水肿,随即出现散在凝乳状柔软小斑点,随后融合成白色或蓝色丝绒状斑片,继而斑片相互融合成大的白色凝乳状假膜,边界清楚。此膜不易拭去,勉强拭去时,可见潮红的糜烂面及轻度出血,不久再度形成白色假膜。患儿常烦躁不安、啼哭、拒食,偶有低热,但全身反应一般较轻。当病损波及喉部可能出现呼吸、吞咽困难。少数患者还可并发幼儿泛发性皮肤念珠菌病、慢性黏膜皮肤念珠菌病(图 3-10-11)。

考点:复发性阿弗他溃疡的症状及体征

3. 心理-社会状况　患儿常表现为躁动不安、哭闹拒食,家属也表现出十分烦躁、焦虑,求治心切。

4. 辅助检查　涂片或培养时,显微镜下可见真菌菌丝和孢子。

5. 治疗要点　增强机体免疫力,抗真菌治疗。

（三）护理问题

1. **疼痛**　口腔灼痛,与口腔黏膜病损形成溃疡、食物刺激有关。

2. **口腔黏膜改变**　由口腔黏膜充血、水肿、破溃引起。

3. **吞咽困难**　由病损波及喉部所致。

4. **体温升高**　与真菌感染有关。

5. **知识缺乏**　患者及家属缺乏对口腔念珠菌病的防治、保健知识。

（四）护理措施

(1) 指导患儿家属在哺乳前用 2%～4% 碳酸氢钠溶液洗涤患儿口腔和母亲乳头,使其口腔呈碱性环境,以抑制白色念珠菌的生长繁殖。

（2）局部破溃可涂擦 0.5％甲紫液或制霉菌素液、咪康唑散剂,每日 3～4 次。

（3）重症患者遵医嘱给予抗真菌药物,临床上常用制霉菌素,也可使用酮康唑口服,婴幼儿要注意防止脱水。

（4）对身体衰弱、有免疫缺陷病或全身慢性疾病的患者,可辅以增强机体免疫力的综合治疗措施。

（五）健康指导

（1）介绍口腔念珠菌病的发病原因及预防知识。

（2）哺乳期间注意妇幼卫生,哺乳用具及乳头应经常清洁消毒并保持干燥。

（3）儿童在冬季应防止口唇干燥,以免发生皲裂。

（4）长期使用抗生素与免疫抑制剂者应警惕白色念珠菌感染,必要时考虑停药。

四、口腔黏膜白斑

考点:口腔念珠菌病的防治

（一）概述

口腔黏膜白斑是中老年人较常见的口腔黏膜病,是口腔癌前病变之一。口腔黏膜白斑的好发部位为颊,唇次之,舌、口角、前庭沟、腭、牙龈也有发生,以双颊白斑最多见。初起时呈乳白色斑块,表面光滑,平或稍高出正常黏膜。

病因不明,可能与吸烟、饮酒、不良修复体等口腔局部刺激、白色念珠菌感染、营养缺乏有关。

（二）护理评估

1. 健康史　了解患者有无吸烟、喜饮烈性酒、食过烫或酸辣食物、嚼槟榔等不良习惯,口腔有无残根、残冠、不良修复体或尖锐的牙尖牙嵴等,有无口腔白色念珠菌感染、口腔溃疡病史等。维生素 A、B 族缺乏、内分泌紊乱、微循环改变等因素也与白斑的发生有关。

2. 症状与体征　口腔黏膜白斑常表现为以下几种类型。

（1）斑块状:口腔黏膜上出现白色或灰白色均质型较硬的斑块,平或稍高出黏膜表面,不粗糙或略感粗糙,柔软,可无症状或轻度不适感。

（2）颗粒状:口角区黏膜多见,黏膜充血,白色损害呈颗粒状突起,可有小片状或点状糜烂,有刺激痛,本型白斑多数可查到白色念珠菌感染。

（3）皱纹纸状:多发生于口底及舌腹,表面粗糙,边界清楚,周围黏膜正常,白斑呈灰白色或垩白色。

（4）疣状:损害呈乳白色,厚而高起,表面呈刺状或绒毛状突起,粗糙,质稍硬,多发生于牙槽嵴、唇、上腭、口底等部位。

（5）溃疡状:增厚的白色斑块上有糜烂或溃疡,可有反复发作史。在口角 1cm 处唇联合区的白斑应警惕恶变的可能,特别是伴有白色念珠菌感染者。

3. 心理-社会状况　当患者了解到本病为癌前病变时,有恐惧、焦虑心理。

4. 辅助检查　如诱因为口腔念珠菌感染,涂片或培养可见真菌菌丝和孢子。

（三）护理问题

1. 疼痛　口腔灼痛,与口腔黏膜病损形成溃疡、食物刺激有关。

2. 口腔黏膜改变　与口腔黏膜充血、水肿、破溃有关。

3. 吞咽困难　由病损波及喉部所致。

4. 体温升高　与真菌感染有关。

5. 知识缺乏　患者及家属缺乏对口腔念珠菌病的防治、保健知识。

（四）护理措施

1. 一般护理　予易消化、少刺激、营养丰富的饮食,戒除烟酒、嚼槟榔等不良习惯,注意休息。

2. 治疗配合　局部可用 0.1%～0.3% 维 A 酸软膏或鱼肝油涂擦,口服维生素 A、维生素 B、维生素 E 等。

3. 病情观察　密切观察患者,局部用药或其他治疗后,病变部位是否变薄、变软、面积缩小等。

4. 心理护理　给予患者积极的心理支持,消除其恐惧、焦虑的情绪,使其树立战胜疾病的信心,积极配合治疗。

（五）健康指导

（1）令患者了解戒烟、戒酒是预防口腔白斑的有效措施。

（2）注意口腔卫生,清除残根、残冠、不良修复体等局部刺激。

（3）嘱患者定期复查,一般半年或 1 年复查一次,以利早发现早治疗。

链接

精神紧张因素与口腔黏膜病的关系

　　口腔黏膜病是日常生活中的常见病,其发病率日益上升,正成为继牙周疾病之后的第二大口腔疾病。精神紧张、生活节奏快和口腔保健意识欠缺是口腔黏膜病发病率增高的主要原因。此病目前尚无满意疗法,多主张以消除精神紧张因素为主,养成良好的生活习惯,保持心情舒畅、乐观开朗,避免焦虑和紧张,保证充足的睡眠,避免过度疲劳等。

第5节　口腔颌面部感染患者的护理

　　口腔颌面部感染是口腔科的常见病,由口腔内潜在细菌或口腔外部的细菌感染引起,以智齿冠周炎、颌面部间隙感染、颌骨骨髓炎等较多见。

一、智齿冠周炎

案例3-10-5

　　患者,女,20岁,5天前感冒后出现右侧下方磨牙后区轻微胀痛,未予治疗,1天前疼痛加重,咀嚼困难就诊。查体:右下颌第三磨牙萌出不全,牙冠周围龈瓣红肿糜烂、有明显触痛。探针可探及阻生牙,压迫龈袋可有脓液、脓血溢出。

问题:1. 你评估该患者患了什么病?

　　　　2. 护理诊断及护理要点是什么?

（一）概述

　　智齿冠周炎指智齿(第三磨牙)萌出不全或阻生时,其牙冠周围软组织发生感染。临床上以下颌智齿冠周炎最多见,常见于18～25岁的青年。

　　当寒冷、饥饿、疲劳、月经期、感冒或其他原因致机体抵抗下降时可诱发。

（二）护理评估

1. 健康史　了解患者全身健康状况,有无牙列与下颌骨不协调,有无牙周袋形成,有无第三磨牙萌出不全、萌出位置不正、阻生,有无冠周牙周袋形成等病史。

2. 症状与体征

(1)症状:常以急性炎症出现。初期患者仅感患侧磨牙后区轻微胀痛不适,当进行咀嚼、吞咽、开口等活动时疼痛加重。如病情继续发展,局部可呈自发性跳痛,并可放射至同侧耳颞区,炎症侵及咀嚼肌时可引起不同程度的开口受限。如炎症未得到及时控制,可出现发热、畏寒、头痛、便秘等全身症状。

(2)体征:口腔检查可见下颌智齿萌出不全,牙冠周围龈瓣红肿糜烂、有明显触痛。探针可探及阻生牙,压迫龈袋可有脓液、脓血溢出。病情严重者可形成脓肿或感染向邻近组织扩散,患侧下颌下淋巴结肿胀、压痛、张口受限(图 3-10-12)。

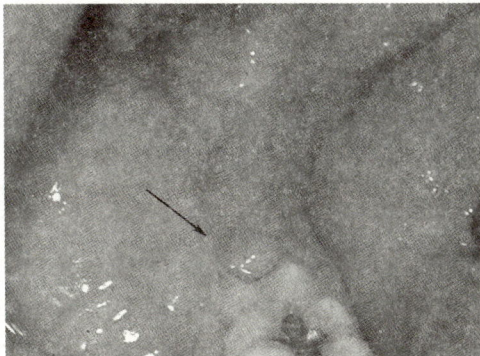

图 3-10-12 智齿冠周炎

考点: 智齿冠周炎的症状、体征

3. 心理-社会状况 发病初期症状较轻,常被患者忽视而延误治疗,当感染迅速扩散,出现严重症状后才急于就诊。此时,炎症已发展,甚至出现严重的并发症。患者因疼痛、张口受限、进食困难或病情反复发作而感到痛苦和焦虑。须拔除阻生牙时,患者因惧怕手术疼痛产生恐惧心理。

链接

你知道智齿可引发哪些疾病吗?

智齿通常是在人类心智趋于成熟的时候才会长出,因此而得名,长智齿的时候,不仅会导致疼痛,如护理不当还会导致多种疾病发生。

智齿常引发的疾病有龋齿、牙周炎、牙髓炎。由于智齿生长在牙列最里面,日常刷牙不容易清洁,易产生龋齿,且因萌发空间不足还会侵犯邻牙;加之由于没有对颌牙,有时智齿会过度萌发,进而影响咬合;如智齿萌发不足成为阻生齿,可引起牙列不齐、冠周间隙感染、张口困难等。

(三)护理问题

1. **疼痛** 口腔颌面部疼痛、牙痛,与牙冠周围急性感染引起局部肿胀,组织受压有关。

2. **语言沟通障碍** 与疼痛、张口受限有关。

3. **焦虑** 与病程长、经久不愈、疼痛不适有关。

4. **潜在并发症** 颌面部间隙感染、颌骨骨髓炎等。

5. **知识缺乏** 与患者对疾病的早期诊断和及时治疗的重要性认识不足有关。

(四)护理措施

1. **一般护理** 注意休息,避免过度劳累,保持口腔清洁,用温盐水或含漱剂漱口,每日数次。

2. **治疗配合**

(1)协助医生对冠周炎龈袋用 1‰～3‰过氧化氢溶液和 0.9％氯化钠溶液反复冲洗,以清除龈袋内的脓液、细菌、食物残渣等,至冲洗液清亮为止。冲洗后擦干局部,用探针蘸取碘甘油或复方碘酚送入龈袋内,每日 1～3 次,疗效良好,使用上述药物时应避免烧灼临近黏膜组织。

（2）如龈瓣附近脓肿形成,协助医生及时切开引流。

（3）急性炎症消退后,对位置正常、有足够萌出位置且有对颌牙的智齿,协助医生在局麻下行冠周龈瓣切除术,以消除龈袋。

（4）局部炎症及全身反应较重者,遵医嘱使用抗生素,嘱患者注意休息,进食流质食物,不吃辛辣刺激性食物,治疗期间戒烟酒。

3. 病情观察　密切观察患者体温、张口受限情况、有无呼吸困难,并询问患者的自觉症状。

4. 心理护理　向患者简单介绍本病的发病过程、治疗方法,消除其恐惧、焦虑心理,树立治愈本病的信心,积极配合治疗。

（五）健康指导

（1）向患者宣传冠周炎的发病原因及早期治疗的重要性,告知患者对无保留价值的阻生牙、病灶牙应待急性炎症消退后及时拔除,防止复发。

（2）嘱患者注意口腔卫生,并指导患者正确刷牙、漱口。

二、颌面部间隙感染

> **案例3-10-6**
>
> 　　患者,女,41岁,右下颌冠周炎经常发作,7天前请街头游医拔牙,未经消毒,术后渐渐张口受限,张口咀嚼食物时疼痛加重。遂来就诊,查体见右下颌角内侧明显压痛,开口度近1指,予以穿刺,抽出脓性液体约5ml。
>
> **问题:** 1. 该病例的护理诊断是什么?
>
> 　　　　2. 请你为上述病例制订合理的护理计划。

（一）概述

颌面部间隙感染是颜面、颌周及口咽部潜在间隙中化脓性炎症的总称。

常见的病原菌为金黄色葡萄球菌,其次是溶血性链球菌,常为需氧菌和厌氧菌混合感染为主。常见的感染来源有下列几种。

（1）牙源性感染:最常见,如下颌第三磨牙冠周炎、根尖周炎、颌骨骨髓炎等;不同部位牙齿的感染常引起不同部位的感染。

（2）腺源性感染:可由扁桃体炎、唾液腺炎、颌面部淋巴结炎等引起。

（3）继发感染:可继发于外伤、面部疖痈、口腔溃疡和血源性感染者,但较少见。

（二）护理评估

1. 健康史　仔细询问病史,了解患者是否存在未经彻底治疗的牙病史。

2. 症状与体征

（1）常表现为急性炎症过程,根据感染的性质、途径和部位不同可表现出不同症状及体征。一般局部表现为红、肿、热、痛、功能障碍,重者全身中毒症状严重,高热、寒战或体温不升,短期内可出现全身衰竭,甚至昏迷、中毒性休克等症状。

（2）感染可局限于一个间隙内,也可经阻力较小的组织扩散至其他间隙,形成多间隙感染(图3-10-13)。炎症侵及喉部、咽部、咽旁、口底,可引起局部水肿,使口腔缩小或压迫气管,造成不同程度的呼吸和吞咽困难(图3-10-14)。

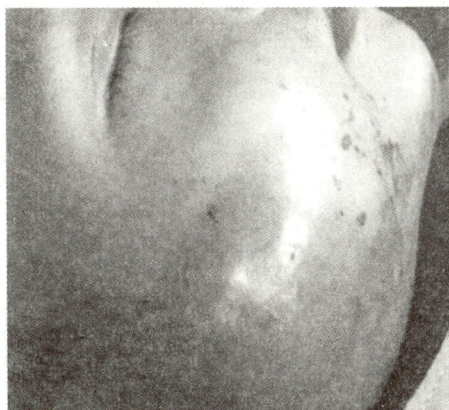

图 3-10-13　颊间隙感染

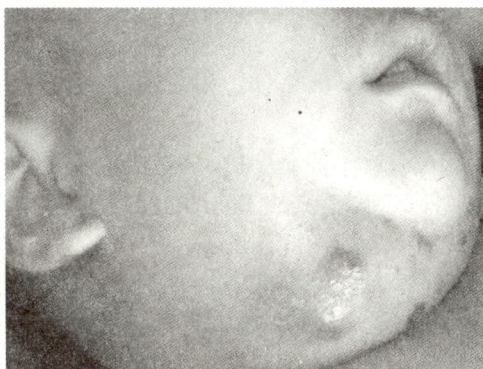

图 3-10-14　下颌下间隙感染

（3）发生在浅层间隙的感染，局部体征极为明显，炎症化脓局限时可扪及波动感。如眶下间隙感染（图 3-10-15），出现眶下区剧痛、下睑水肿导致睁眼困难，鼻唇沟消失。

（4）发生在深层间隙的感染，由于颌骨周围与口底的肌肉、筋膜致密，局部体征多不明显，即使脓肿形成，也难扪出波动感，但局部有凹陷性水肿及压痛点，如咬肌间隙感染（图 3-10-16）。

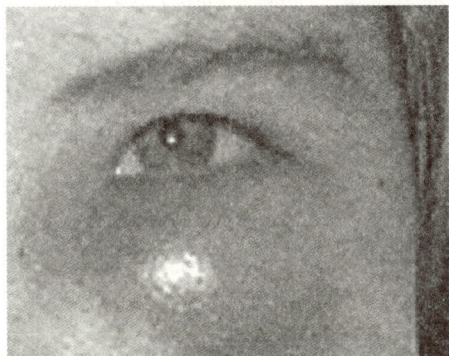

图 3-10-15　眶下间隙感染

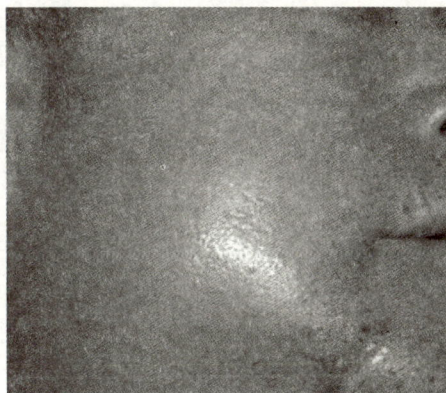

图 3-10-16　咬肌间隙感染

3. 心理-社会状况　口腔颌面部间隙感染所致局部及全身症状严重，患者对疾病的预后十分担忧，感到紧张及焦虑，常常表现出烦躁不安、失眠、沉默或多语症状，此时应多接触患者，主动倾听其倾诉，了解其心理状态，生活上尽量体贴关怀，鼓励家属、亲友陪伴，给予精神、心理支持。

4. 辅助检查　实验室检查可见白细胞计数明显升高或出现中毒颗粒。

（三）护理问题

1. 疼痛　口腔颌面部疼痛，与口腔颌面部间隙感染引起局部肿胀、组织受压有关。

2. 体温升高　与急性感染有关。

3. 语言沟通障碍　与疼痛、张口受限有关。

4. 焦虑　与病程长、经久不愈、症状严重致全身不适及担心预后不佳有关。

5. 有窒息的危险　与肿胀致咽腔缩小或压迫气管有关。

（四）护理措施

1. **一般护理**　为患者提供安静舒适的休息环境。给予高营养易消化的流质饮食，张口受限者采用吸管进食。轻症者嘱其温盐水或漱口液漱口，重症者用3%过氧化氢溶液或0.1%氯己定溶液清洗，并注意口腔护理。

2. **治疗配合**　遵医嘱给予止痛剂、镇静剂及抗生素。对于病情严重者给予全身支持疗法，输血、输液，维持水及电解质平衡。注意保持局部清洁，减少局部活动度，急性期可局部外敷中成药西瓜霜、六合丹等。如已形成脓肿或脓肿破溃引流不畅时，应协助医生进行切开引流或扩大引流术。

3. **病情观察**　密切观察患者的生命体征变化。

4. **心理护理**　向患者解释病情及治疗计划，减轻紧张情绪，鼓励患者说出心理感受，消除其焦虑感。

（五）健康指导

（1）嘱患者治愈出院后，逐渐练习张闭口运动，直至功能恢复。练习时要有耐心和毅力。

（2）鼓励患者进食高热量、高蛋白、高维生素饮食，保证营养摄入，以利身体恢复，勿吃坚硬食物。

（3）指导患者正确刷牙、漱口，可建议其每餐后用0.9%氯化钠溶液或漱口液漱口。使患者明白加强口腔护理、预防口腔感染是切断颌面部间隙感染的重要途径。

三、颌骨骨髓炎

（一）概述

颌骨骨髓炎的发生率在全身骨系统中最高。常因牙病引起的化脓性炎症波及颌骨而致。可分为化脓性、特异性、放射性等几种，其中化脓性颌骨骨髓炎为多见，分为两种类型，即中央性颌骨骨髓炎和边缘性颌骨骨髓炎。

（二）护理评估

1. **健康史**　详询病因、病史、发病经过及治疗情况，查明病源牙。颌骨骨髓炎的感染来源主要有三种途径，即牙源性、损伤性及血源性。牙源性颌骨骨髓炎最多见，约占全部颌骨骨髓炎的90%，血源性颌骨骨髓炎较少见。

2. **症状与体征**

（1）中央性颌骨骨髓炎：按病情发展过程分为急性期与慢性期。

1）急性期：起病急剧，早期即有病源牙区剧烈疼痛，并沿三叉神经分布区放射至头面部。患处牙龈红肿、压痛，病源牙及周边多个牙齿松动或牙周袋溢脓。病情严重可波及相邻组织间隙。形成弥漫性骨髓炎时，患者可出现高热、寒战、食欲减退、便秘等全身症状。

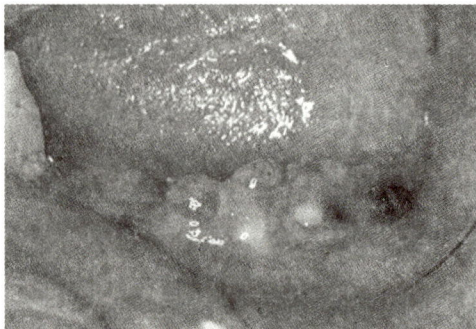

图 3-10-17　中央性颌骨骨髓炎

2）慢性期：患者全身及局部症状缓解，口腔内或颌面部皮肤多个瘘管形成和溢脓，有时可排出小块死骨。重者大块死骨形成或下颌骨发生病理性骨折，出现咬合错乱及面部畸形。死骨不清除，病变可迁延不愈。一旦瘘管阻塞，炎症又可急性发作（图3-10-17）。

（2）边缘性颌骨骨髓炎：多见于青年人，好发于下颌升支外侧，多由下颌第三磨牙冠周炎引起下颌周围间隙感染所致。因其急性期常被颌周围间隙感染症状所掩盖，故常见为慢性期。慢性期全身症状一般不严重，疼痛显著减轻，下颌角区或腮腺咬肌区皮肤可呈弥漫性肿胀、压痛、凹陷性水肿，并伴有不同程度的张口受限。如脓肿自行穿破或切开引流区，可见长期溢脓的瘘管，甚至从瘘管排出死骨碎屑。瘘管阻塞，炎症又可急性发作。当炎症深入到骨髓腔时，可并发中央性骨髓炎。

3. 心理-社会情况 急性颌骨骨髓炎一般都来势凶猛，病情严重。一旦患此病，患者及家属均感紧张，手足无措。对疾病的预后十分担忧。慢性颌骨骨髓炎因病程迁延，患者对治疗缺乏信心。如过发生病理性骨折，患者出现咬合错乱和面部畸形，由此将导致患者自我形象紊乱，产生自卑心理，严重影响其正常生活及社会交往。

4. 辅助检查 急性骨髓炎早期无影像学改变。中央性颌骨骨髓炎进入慢性期后，X 线片可见以病源牙为中心的单发或多发骨密度减低区，2～3 个月后，死骨形成，与周围骨质分界清楚或伴病理性骨折；边缘性颌骨骨髓炎慢性期与周围骨无明显分界。X 线片可见骨皮质不光滑或有小片死骨形成。

（三）护理问题

1. 疼痛 牙痛，与炎症被致密骨板包围，不易向外扩散有关。

2. 体温升高 与急性感染有关。

3. 焦虑 与病程长，经久不愈，担心预后不佳有关。

4. 营养失调 低于机体需要量，与局部疼痛造成摄入不足，感染造成机体消耗量增加有关。

5. 知识缺乏 缺乏口腔疾病预防保健知识。

（四）护理措施

1. 一般护理 为患者提供安静舒适的环境，保证患者有足够的休息及睡眠，进食营养丰富的流质或软食，保证营养供给，增强机体抵抗力。高热失水者静脉补液，维持水、电解质平衡。

2. 治疗配合

（1）根据临床反应，细菌培养及药敏试验结果，遵医嘱使用足量有效的抗生素控制感染。

（2）对因病理性骨折或摘除死骨术后用钢丝或夹板固定颌骨的患者，做好口腔护理。可采用加压冲洗法，即用吊筒盛温 0.9％氯化钠溶液或 1：5000 呋喃西林溶液，将冲洗管放入口内，边冲洗边用吸引器吸出冲洗液，以达到彻底清洁口腔的目的。

（3）急性炎症初期，可用超短波治疗缓解疼痛，消除肿胀。为加速创口愈合，改善局部血运及张口度，术后患者可配合理疗及热敷。

3. 病情观察 密切观察患者的生命体征，进行引流的患者应注意观察其引流量及脓液性质。

4. 心理护理 与患者及家属进行积极的交流与沟通，鼓励患者说出心理感受，了解周围环境对患者心理的影响。对焦虑患者进行疏导，增强患者的信心，积极配合治疗。

（五）健康指导

（1）治愈出院后，嘱患者练习张闭口运动，直至功能恢复。练习时要有耐心和毅力。鼓励患者进食高热量、高蛋白、高维生素饮食，保证其营养摄入，以利身体恢复，勿吃坚硬食物。

（2）加强口腔护理：嘱患者注意口腔卫生，详细指导患者如何正确刷牙、漱口。

（3）嘱患者发生牙髓炎、根尖周炎等口腔疾病时应及时治疗，对于已经失去治疗价值的残冠、残根及时拔除、镶复。

第6节　口腔颌面部损伤患者的护理

案例3-10-7

患者，男，30岁，工人。上颌外伤后牙齿变短半小时。因半小时前骑自行车不慎摔倒，致面部嘴唇着地后发现牙齿疼痛变短。检查：1A牙龈红肿、龈沟渗血，牙冠完整，但比相邻牙缩短2mm，叩痛（＋＋），松动（±）。上唇黏膜红肿，约有1cm长的裂口，渗血。X线片示：1A根尖周膜间隙消失，未见根折。

问题：1. 分析此病例，说出你的医疗、护理诊断。

2. 请你为上述病例制订合理的护理措施。

一、概　述

口腔颌面部是人体的暴露部位，在交通事故或遭受外力打击时易损伤。由于其解剖生理特点及功能的要求，损伤后有其特殊性，急救措施也有其特点。

（一）损伤特点

1. 颌面部血液循环丰富在损伤时的特点　损伤后易引起大量出血，甚至出血性休克；颌面部皮下组织疏松，筋膜间隙多，伤后易形成组织内血肿。但因血运丰富，组织的愈合能力和抗感染能力均较强，伤后24～48小时甚至更长时间，只要伤口未出现明显的化脓感染，清创后均可行一期缝合，且预后良好。

2. 易发生感染　口腔颌面部通过鼻腔、口腔直接与外界环境相通，与外界环境中致病菌接触的机会大大增加。外伤后，创口易与腔窦相通，由于异物的污染与存留易发生感染。

3. 易发生窒息　口腔颌面部在呼吸道上端，损伤后软组织移位、水肿，血肿、血凝块、分泌物以及各种异物的存留、舌体后坠等，均可能阻塞呼吸道而致窒息。

考点：口腔颌面部损伤特点

4. 易合并颅脑等相邻组织损伤　口腔颌面部骨骼邻近颅脑，损伤时常合并有颅脑损伤，如脑震荡、脑挫伤、颅底骨折等。

（二）急救要点

急救的根本目的是抢救生命，必须全面了解伤情，分清主次和轻重缓急，采取正确急救措施。现场急救应从威胁生命的最主要问题开始，因此首先处理窒息，然后依次为出血、休克、颅脑损伤等，并随着机体体征的改变，及时采取有效措施：

1. 窒息的急救　防治窒息的关键在于早发现、早处理。窒息的前期症状有烦躁不安、出汗、口唇发绀、鼻翼扇动和呼吸困难，严重时出现发绀，吸气"三凹"征，随之发生脉细速、血压下降及瞳孔散大等危象，甚至死亡。

（1）解除阻塞：用手指或器械伸入口腔咽喉部，迅速取出分泌物、血液、血凝块等阻塞物。对舌后坠引起窒息的患者，应立即将舌拉出口外。

（2）改变患者体位：先解开颈部衣扣，并使患者的头部偏向一侧或采取俯卧位，便于唾液及分泌物自然流出。采用俯卧位时，须垫高患者的前额。

（3）放入通气管：对咽部肿胀压迫呼吸道、下颌骨前部粉碎性骨折或双侧骨折的患者，可经口腔或鼻腔插入通气管，以解除窒息。

（4）环甲膜穿刺或气管切开：以上方法都不能使呼吸维持畅通时，应迅速用粗针头，由环甲膜刺入气管内，或行紧急环甲膜切开术，暂时解除窒息。随后，再改行常规气管切开术。

2. 出血的急救

（1）压迫止血

1）指压止血：用手指压迫出血部位供应动脉的近心端，可达到暂时止血的目的。

2）包扎止血：用于毛细血管、小静脉及小动脉出血。将移位的组织复位后，包扎稍加力，即可止血。

3）填塞止血：开放性或洞穿性创口或口底出血，可用纱布填塞，外面再用绷带加压包扎。

（2）结扎止血：对较大的出血点，可用血管钳夹住作结扎止血或连同止血钳包扎后转送，注意观察有无继续出血。

（3）药物止血：局部应用云南白药、止血棉、吸收性明胶海绵等。全身性止血药物亦可应用，如酚磺乙胺、维生素 K 及仙鹤草素等。

3. 休克的急救 休克的处理原则为镇静、镇痛、止血、补液和给氧，可用药物协助恢复和维持血压。口腔颌面部严重的复合伤可引起失血性休克，以补充血容量为根本措施。

4. 合并颅脑损伤的急救 由于口腔颌面部与颅脑相邻，颌面部损伤易伴发颅脑损伤。

（1）应严密观察神志、脉搏、呼吸、血压及瞳孔的变化，嘱患者卧床休息，保持呼吸道通畅、呼吸和循环的稳定，及早发现并纠正休克。

（2）予以损伤控制性手术，减少搬动，并暂停不急需的检查或手术。

（3）严重颅脑损伤昏迷患者常发生呼吸道误吸和气道开放，造成严重局部或全身感染，须加强抗感染治疗。

（4）对烦躁不安的患者，可适当给予镇静剂，但禁用吗啡，以免影响病情观察、抑制呼吸、引起呕吐、增加颅内压。

（5）如有颅内压增高现象应控制入水量，并用高渗性脱水剂、利尿剂、激素等。

5. 包扎和运送

（1）包扎：是急救过程中不可缺少的治疗措施，起到压迫止血、临时固定、减少骨折段运动、保护并缩小创面、减少污染或唾液外流、止痛等作用。常用的包扎方法有四尾带包扎法、十字绷带包扎法。

（2）运送：运送途中，应保持呼吸道通畅，昏迷患者可采用俯卧位，颈部垫高，使口鼻悬空，以利于引流和防止舌后坠。一般伤员可采取侧卧位或头偏向一侧，避免血凝块及分泌物堆积在口咽部。同时，应密切观察病情变化，防止窒息或休克发生。搬动疑有颈椎损伤的伤员，应 2～4 人同时搬运，一人固定头部并加以牵引，其他人相互协调，将伤病员平直滚动到担架上，颈下放置小枕，头部两侧加以固定，防止头摆动。

6. 预防及控制感染 口腔颌面部损伤的创面常被污染，甚至嵌入砂石、碎布等异物以及自身软组织碎片。感染对患者的危害有时比原发损伤更为严重。故预防感染是前期抢救中的主要问题，应尽早进行清创缝术，如没有条件，应及早包扎创口。伤后应尽早运用广谱抗生素，并及时注射破伤风抗毒素。 **考点:** 口腔颌面部损伤急救要点

二、护理评估

口腔颌面部损伤的类型很多，临床上以软组织损伤、牙、牙槽骨损伤及颌骨骨折较为常见。

1. **健康史** 口腔颌面部损伤多因突如其来的暴力、交通事故、外伤所致。

2. **症状与体征**

（1）口腔颌面部软组织损伤：分为闭合性损伤与开放性损伤。前者常见有挫伤和血肿，表现为局部皮肤变化、肿胀和疼痛。后者常见有擦伤、切割伤、刺伤、撕裂或撕脱伤、咬伤、火器伤等，主要表现为不同程度的伤口破裂出血、肿胀、疼痛，甚至咀嚼功能障碍等，严重的头皮撕裂或撕脱伤可出现休克症状。

（2）牙及牙槽骨损伤：前牙区多见，常因碰撞、打击、跌倒或咀嚼硬物而引起。轻则牙体松动、倾斜、缩短、伸长和疼痛，妨碍咀嚼。重则发生牙折断、不完全或完全性脱位，常伴有牙龈撕裂伤和牙槽骨骨折及口唇的损伤，如有骨折片移位，可引起咬合错乱。

（3）颌骨骨折：包括上颌骨骨折、下颌骨骨折及上、下颌骨联合骨折等。由于下颌骨位于面部最突出的部分，因而较常见。骨折线易发生在解剖结构较薄弱的部位。一般均有错位、咬合关系紊乱等。表现为面部肿胀、畸形、疼痛、出血、张口受限、咬合错乱，骨折处压痛等。如下颌骨骨折伴有下牙槽神经损伤时，可出现患侧下唇麻木；如因颌骨骨折引起舌后坠，则可发生呼吸困难，甚至窒息。

3. **心理-社会状况** 日常生活中，颌面部损伤多因突如其来的外伤、暴力或交通事故所致，颌面部骨折不仅给患者造成语言、进食、呼吸等功能上的改变，还常引起严重的容貌畸形，给患者造成巨大的心理障碍，出现不同程度的恐惧与焦虑情绪。

4. **辅助检查** X线片显示可见骨折部位及骨折片移位。

三、护理问题

1. **急性疼痛** 与外伤导致皮肤黏膜破损、骨折有关。

2. **口腔黏膜改变** 与损伤、下颌运动障碍致口腔护理障碍有关。

3. **吞咽困难** 与疼痛、咬合紊乱、咀嚼功能障碍、下颌运动障碍有关。

4. **营养失调** 摄入量低于机体需要量，与张口受限、咀嚼及吞咽困难，外伤引起代谢紊乱有关。

5. **潜在并发症** 出血、感染、窒息等，与伤口渗血、手术创伤，伤口暴露、污染、局部肿胀有关。

6. **恐惧** 与突发的伤害及手术有关。

7. **焦虑** 与面部畸形、环境改变及担忧预后不佳有关。

8. **知识缺乏** 缺乏颌面部外伤急救护理相关知识。

链接

休 克

休克是口腔颌面部损伤常见的急危重病症，系各种强烈致病因素作用于机体，使循环功能急剧减退，组织器官微循环灌流严重不足，以至重要生命器官功能、代谢严重障碍的全身危重病理过程。休克分为低血容量性、感染性、心源性、神经性和过敏性休克五类。创伤和失血引起的休克为低血容量性休克，而低血容量性和感染性休克在口腔颌面外科最常见。休克的治疗原则为改善全身组织的血流灌注，恢复及维持患者的正常代谢和脏器功能。

四、护理措施

1. **一般护理** 密切观察患者的生命体征、神志及瞳孔变化，防止窒息、休克、颅脑并发症的发生。一般取仰卧、头偏向一侧体位，避免分泌物堵塞呼吸道造成窒息；出血不多及合并颅脑损伤的患者,可采取半卧位,以利血液回流减轻局部组织水肿,增进肺部呼吸运动,利于痰液和分泌物的排出。如有躁动及惊厥时,可遵医嘱给予镇静剂。颌间固定的患者,应定期检查咬合关系及固定物固定情况。

2. 治疗配合　按医嘱及时输血、输液、全身应用抗生素,及时注射破伤风抗毒素。遵医嘱做皮试,如青霉素、普鲁卡因、破伤风抗毒素等皮肤试验。根据伤情准备急救用品,如氧气、吸引器、气管切开包、急救药品、输液架等。保持患者呼吸道顺畅,及时清除口、鼻腔分泌物、呕吐物以预防窒息,必要时行气管插管或气管切开术,对于气管切开的患者,应作好气管切开护理。缺氧患者及时给氧。经急救处理,伤员情况好转后,协助医生及早对局部创口进行清创术。

3. 饮食护理　颌间固定或口腔部位损伤的患者进食困难,可用吸管进食。对伤情较重,不宜经口腔进食者可采用鼻饲法或静脉补充营养。为了促进创口早日愈合,予高热量、高蛋白、富有多种营养素的流质清淡饮食,以增强患者抵抗力。特殊患者应由医生特殊制定,如腮腺或下颌下腺损伤在治疗期禁食酸性食物;而腮腺导管损伤后,在导管吻合或导管再造术治疗期间,应让患者多食酸性饮食,促进导管畅通。

4. 口腔护理　颌面部损伤患者,常因伤口疼痛,口内有固定物,使口腔自洁作用受阻,故应加强口腔护理,防止伤口感染。可用 0.02％氯己定漱口液或 0.1％苯扎溴铵溶液清洗口腔,每日 3 次;对口内有结扎钢丝或颌面牵引固定的患者,可用 20ml 注射器接弯针头冲洗或用小毛刷刷洗。有脑脊液耳漏或鼻漏者,切不可用液体冲洗和棉球堵塞,以免逆行感染入颅。

5. 病情观察　注意患者生命体征的变化,有无窒息、出血、休克、感染等潜在危险。

6. 心理护理　由于患者遭受突然的意外伤害,常表现为惊慌、恐惧不安,应稳定患者情绪。颌面部损伤往往造成面部畸形,影响美观,患者常表现出焦虑和恐惧,对治疗和护理有抵触心理,应予以疏导、解释及安慰,使其树立战胜伤痛的信心和勇气,并主动配合医护人员进行治疗。

五、健康指导

(1) 提高患者安全意识,如自觉遵守交通规则等,从根本降低口腔颌面部损伤的发病率。

(2) 对全身状况良好者,鼓励其早期下床活动,掌握功能训练的时机与方法,以改善局部和全身血液循环,促其早日康复。

(3) 指导颌骨骨折患者掌握张口训练的时机与方法,逐渐恢复咀嚼功能,减少并发症的发生。

(4) 出院指导:指导患者注意合理饮食,勿进食粗硬食物,勿咬、碰患牙。视患者具体情况嘱其定期复查。

小结

　　口腔科常见病、多发病包括牙体硬组织病、牙周病、黏膜病、口腔颌面部感染及损伤等,涵盖从新生儿到老年全过程,在人生的任何阶段,出现任何口腔问题都会对身心健康造成不良影响。因此,牙体硬组织病以早检查、早发现、早治疗为护理原则;牙髓病及根尖周病的主要护理措施为止痛、局部治疗护理;口腔黏膜病常见的有复发性口疮、疱疹性口炎、口腔念珠菌病等,均以口腔黏膜损害为主要表现;口腔颌面部感染以智齿冠周炎、颌面部间隙感染、颌骨骨髓炎较多见。口腔颌面部损伤特点为易窒息、出血、休克、感染,合并颅脑损伤等,急救护理主要针对窒息、出血、休克、颅脑损伤等急危重症进行。

自测题

一、名词解释

1. 智齿冠周炎　2. 鹅口疮

二、填空题

1. 临床上根据龋损程度分为浅龋、中龋及深龋,浅龋的龋蚀只限于_____,中龋的龋蚀已进展到_____,深龋的龋蚀到_____。

2. 定期进行口腔检查的时间为_____、_____,以便早期发现龋病,及时治疗。

3. 牙周炎的主要症状为_____、_____、_____、_____、_____。

4. 根尖脓肿的治疗配合:切开脓肿前,护士遵医嘱准备麻醉药物,协助医生对术区进行_____、_____、_____准备。

5. 疱疹性口炎是以_____病毒感染为主的口腔黏膜病。

6. 口腔念珠菌病的口腔护理中,可使用_____洗涤患儿口腔,使其口腔呈_____环境以抑制_____的生长繁殖。

7. 防治窒息的关键在于_____、_____。

8. 口腔颌面部损伤的止血方法有_____、_____和_____。

9. 包扎是_____的治疗措施,常用的包扎方法有_____、_____。

三、单选题

1. 面部危险三角区内的感染处理不当可以引起( )
   A. 根尖周炎　　　　B. 鼻前庭炎
   C. 尖牙凹感染　　　D. 角膜炎
   E. 海绵窦血栓性静脉炎

2. 颌面部间隙感染最常见的原因是( )
   A. 血源性　　　　　B. 腺源性
   C. 外伤性　　　　　D. 牙源性
   E. 继发于其他感染

3. 急性牙髓炎止痛的最有效的方法是( )
   A. 药物止痛　　　　B. 开髓引流
   C. 直接或间接盖髓　D. 摘除牙髓
   E. 拔除患牙

4. 急性牙髓炎的疼痛特点不包括以下哪项?( )
   A. 自发性阵发性疼痛
   B. 夜间痛加重

C. 温度刺激疼痛加剧
D. 疼痛不能定位
E. 咬合痛

5. 温度刺激出现迟缓且不严重的疼痛,表明可能是( )
   A. 牙髓正常　　　　B. 牙髓坏死
   C. 可复性牙髓炎　　D. 急性牙髓炎
   E. 慢性牙髓炎

6. 食物中特别容易致龋的物质是( )
   A. 蔬菜　　　　　　B. 蔗糖
   C. 肉类　　　　　　D. 脂肪
   E. 矿物质

7. 下列口腔黏膜病中属于癌前病变的是( )
   A. 扁平苔藓
   B. 复发性阿弗他溃疡
   C. 疱疹性口炎
   D. 口腔念珠菌病
   E. 黏膜白斑

8. 复发性阿弗他溃疡临床表现中下列哪项错误? ( )
   A. 溃疡中央微凹,上覆一层淡黄色假膜
   B. 多见于青壮年,男性多于女性
   C. 本病可反复发作
   D. 本病有自限性,7~10 天自愈
   E. 愈后不留瘢痕

9. 对口腔念珠菌病不正确的叙述是( )
   A. 治疗一般用抗生素
   B. 发生于口腔的任何部位
   C. 黏膜损害不能擦除
   D. 治疗用碱性含漱剂
   E. 白色念珠菌适于酸性环境生存

10. 下列哪项不是口腔颌面部损伤的特点? ( )
    A. 血循环丰富,易发生组织血肿和水肿
    B. 易发生窒息
    C. 易并发颅脑损伤
    D. 常发生面部畸形
    E. 颌面部因血运丰富,伤口易愈合、不易感染、预后好

11. 颌面部创口初期清创缝合最宽的时间为( )
    A. 6 小时　　　　　B. 12 小时
    C. 24 小时　　　　 D. 48 小时

E. 只要没有明显的化脓创口,72 小时以上,在
　清创后仍可作初期缝合

12. 口腔颌面部损伤最有效的防治感染措施是(　　)

A. 尽早进行清创缝合术

B. 使用大剂量抗生素

C. 使用大剂量磺胺类药物

D. 包扎伤口,防止细菌继续侵入

E. 及时注射破伤风毒素

13. 智齿冠周炎发生的原因是(　　)

A. 智齿阻生　　　　B. 盲袋形成

C. 细菌感染　　　　D. 机体抵抗力低下

E. 食用不洁食物

四、简答题

1. 龋病应该如何预防?

2. 简述急性牙髓炎的疼痛特点及护理措施。

3. 试述如何对牙周炎患者进行健康指导。

4. 试述如何对口腔念珠菌患者进行健康指导。

5. 简述复发性口疮的护理措施。

（郭金兰　黄沁园）

实 训 指 导

一、 眼科护理实训指导

实训 1 结膜囊冲洗法

【实训目标】熟练掌握结膜囊冲洗法,以达到清洁或治疗目的。

【适应证】清洁结膜囊内异物、分泌物及酸碱化学物质。

【禁忌证】眼球穿通伤、深层角膜溃疡。

【实训用物】洗眼壶或冲洗用吊瓶、受水器、消毒棉球、冲洗液(0.9%氯化钠溶液、3%硼酸溶液、2%碳酸氢钠溶液等)。

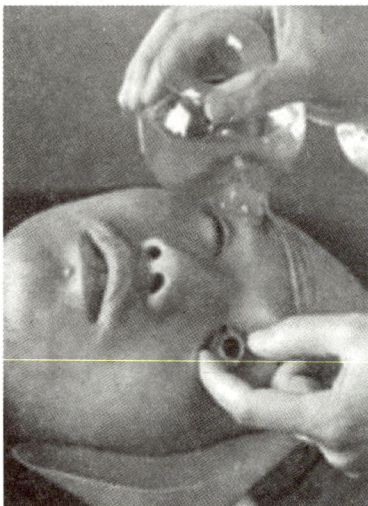

实训图 1 结膜囊冲洗法

【实训前准备】

(1)衣帽整齐,剪指甲、洗手。

(2)向患者解释检查目的和要求,以求得合作。

【实训操作过程与护理配合】患者取坐位或仰卧位,受水器紧贴冲洗眼面颊部或颞侧。操作者一手分开上下睑,另一手持洗眼壶或吊瓶冲洗头,距眼 2～3cm,先用少量冲洗液冲洗颊部皮肤,再冲洗结膜囊,并嘱患者转动眼球,以便充分冲洗结膜囊各部(实训图 1)。

【操作后护理】冲洗完毕,用消毒棉球擦拭干净眼睑及颊部;取下受水器,倒出污水,消毒备用。

【注意事项】①洗眼壶不能触及眼部。②冲洗液温度以 20～30℃为宜,可将冲洗液滴在手背皮肤上,以能耐受为度。③冲洗液不可直接冲向角膜,也不能流入健眼。④传染性眼病患者使用过的冲洗器具应严格消毒。

实训 2 泪道冲洗法

【实训目标】熟练掌握泪道冲洗法,明白其目的是清洁泪囊内的分泌物、诊断和治疗泪道疾病的一种方法。

【适应证】泪道疾病、泪道清洁(包括内眼术前准备)。

【禁忌证】急性泪囊炎、急性鼻炎。

【实训用物】注射器、泪道冲洗针头、泪点扩张器、0.5%丁卡因溶液、0.9%氯化钠溶液、抗生素药液、抗生素眼药水、消毒棉球及棉签。

【实训前准备】

(1)衣帽整齐,剪指甲、洗手。

(2)向患者解释检查目的和要求,以求得合作。

【实训操作过程与护理配合】患者取坐位或仰卧位。将浸有 0.5%丁卡因溶液的小棉签置于冲洗眼内眦部上下泪点处,闭眼 3～5 分钟。操作者以左手拇指拉开下睑,嘱患者向上注视,充分暴露下泪点,右手持装有 0.9％氯化钠溶液或抗生素药液的注射器,先将冲洗针头垂直插入下泪点深约 1～2mm,再转向水平沿泪小管走行方向进针约 5～8mm,缓缓注入冲洗液。若冲洗液顺利进入鼻腔或咽部,则表示泪道通畅,否则为泪道狭窄或阻塞,若有脓性分泌物自泪小点溢出,则为慢性泪囊炎。(实训图 2)

【操作后护理】滴抗生素眼药水,预防感染。记录冲洗情况,包括从何处进针、有无阻力、冲洗液通畅情况及有无分泌物等。

【注意事项】①冲洗动作应准确、轻巧,进针遇阻力时,不可强行推进,以免损伤泪道。②冲洗时如出现眼睑肿胀,说明针头误入皮下,应立即停止冲洗,并酌情给予抗感染药物。

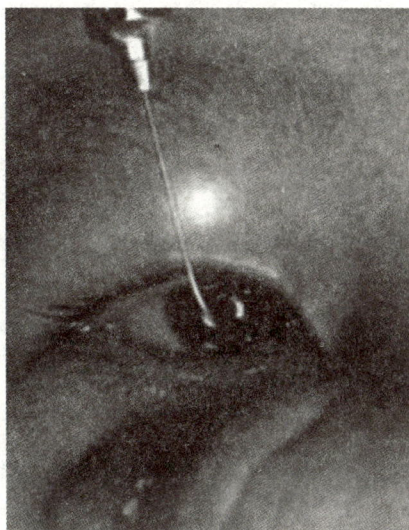

实训图 2　泪道冲洗法

实训 3　滴眼药水法

【实训目标】熟练掌握滴眼药水法,明白滴眼药水法是用于检查和防治眼病的一种方法。

【适应证】眼底检查、预防、治疗眼部疾病。

【实训用物】眼药水、滴管、消毒棉球或棉签。

【实训前准备】

(1) 衣帽整齐,剪指甲,洗手。

(2) 向患者解释检查目的和要求,以求得合作。

【实训操作过程与护理配合】患者取坐位或仰卧位,头稍后仰,眼向上注视。操作者用左手食指或棉签向下拉开下睑。右手持眼药瓶或滴管先挤掉 1～2 滴,距结膜囊 2～3cm 将药液滴入下穹隆部结膜囊内 1～2 滴,再轻提上睑使药液充分弥散。嘱患者轻闭眼 1～2 分钟(实训图 3)。

【操作后护理】药液溢出,可用消毒棉球拭去,并嘱患者轻闭眼 1～2 分钟。

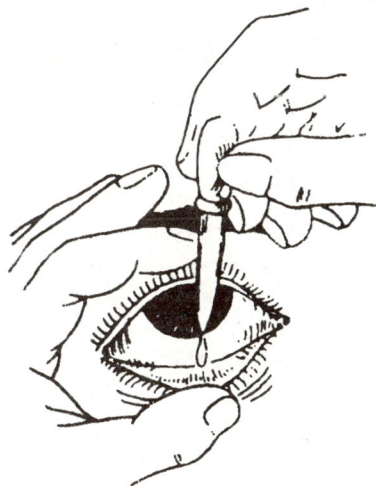

实训图 3　滴眼药水法

【注意事项】①滴药前操作者先洗手,认真核对眼别及眼药水名称、浓度、有效期,检查有无絮状沉淀等变质现象。②药液不可直接滴在角膜上。③动作轻巧,滴管切勿触及眼球、眼睑或睫毛,以免划伤或污染。④滴用阿托品、毒扁豆碱等毒性药物后,应即刻按压泪囊区 2～3 分钟,以免药液经泪道流入鼻腔吸收引起毒性反应。⑤易沉淀的眼药水(如可的松)应充分摇匀后再用。⑥滴用多种眼药水时,用药间隔时间不能小于 5 分钟。

实训 4　涂眼药膏法

【实训目标】熟练掌握涂眼药膏法,明白涂眼药膏法是用于防治眼部疾病和保护眼球的一种方法。

【适应证】结膜炎、术后眼部感染的预防。

【禁忌证】眼球穿通伤未清创缝合前。

【实训用物】眼药膏、消毒圆头玻璃棒、消毒棉球。

【实训前准备】

(1) 衣帽整齐,剪指甲、洗手。

(2) 向患者解释检查目的和要求,以求得合作。

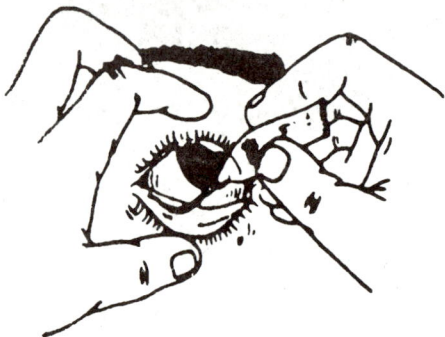

实训图 4　涂眼药膏法

【实训操作过程与护理配合】患者取坐位或仰卧位,头稍后仰。操作者用左手拇指与示指分开上下眼睑,嘱患者眼球向上注视;右手持眼药膏软管,将药膏直接挤入下穹隆部结膜囊内;或右手持蘸有绿豆大小眼药膏的玻璃棒,与睑裂平行,自颞侧轻轻水平放入下穹隆部结膜囊内。左手放开眼睑,嘱患者轻闭眼,然后转动玻璃棒依水平方向抽出(实训图 4)。

【操作后护理】涂眼膏后轻轻按摩眼球,使药膏在结膜囊内均匀分布。用消毒棉球擦去溢出眼外的药膏。

【注意事项】①涂药膏前,应先检查玻璃棒圆头是否光滑完整,有破损者禁用。②涂药膏时,不要将睫毛连同玻璃棒一起卷入结膜囊内。③用软管涂药时,先挤去管口一段药膏,管口不能触及睫毛、睑缘及眼球。

实训 5　剪 睫 毛 法

【实训目标】熟练掌握剪除睫毛的方法。

【适应证】眼科内眼手术前准备。

【实训前准备】

(1) 衣帽整齐,剪指甲、洗手。

(2) 向患者解释剪睫毛法的目的和要求,以求得合作。

【实训用物】眼科剪、眼药膏、消毒棉签等物品。

【实训操作过程与护理配合】

(1) 患者取坐位或仰卧位,头稍后仰。

(2) 在剪刀一侧涂上眼药膏。右手持剪刀,左手持棉签轻轻固定眼睑。

(3) 剪上睑睫毛嘱患者眼睑放松,眼睛向下固视,左手拉开下睑,右手持剪刀紧贴上睑皮肤,将睫毛剪除。

(4) 剪下睑睫毛嘱患者眼睑放松,眼睛向上固视,左手拉开上睑,右手持剪刀紧贴下睑皮肤,将睫毛剪除。

(5) 检查有无睫毛进入眼内,如有睫毛进入眼内,用棉签涂上眼药膏给予清除。

【注意事项】

（1）妥善固定头部。

（2）操作动作要轻、准、稳，以防剪刀误伤角膜及皮肤。

（3）剪睫毛时，应尽量绷紧皮肤，防止损伤眼睑。

实训 6 球结膜下注射法

【实训目标】了解球结膜下注射的方法。

【适应证】治疗眼球前段疾病。

【禁忌证】结膜有急性感染或出血倾向者、眼球穿通伤伤口未缝合者。

【实训前准备】

（1）衣帽整齐，剪指甲、洗手。

（2）向患者解释检查目的和要求，以求得合作。

【实训用物】1ml 注射器、5 号注射针头、注射药物、0.5％丁卡因溶液、抗生素眼药水、消毒棉签、眼垫、胶布等。

【实训操作过程与护理配合】患者取坐位或仰卧位，患眼滴 0.5％丁卡因溶液 2～3 次，每次间隔 3～5 分钟。操作者以左手拇指和示指分开上下眼睑，右手持注射器，注射部位宜选在靠近穹隆部的球结膜，颞上方注射时嘱患者向下方注视，下方注射时嘱患者向上方注视；针头与眼球表面呈 10°～15°，避开血管，缓缓注入药液，注射量一般为每次 0.1～0.5ml（实训图 5）。

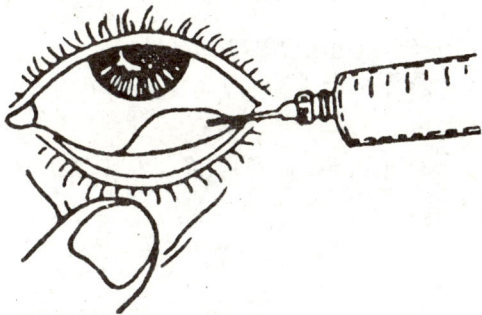

实训图 5　球结膜下注射法

【操作后护理】注射完毕，滴抗生素眼药水；闭目休息片刻，观察无反应后以纱布眼垫包扎患眼。

【注意事项】①注射前应仔细核对眼别、药物，并询问有无药物过敏史。②注射针头斜面应朝上，刺入方向与角膜缘平行，并嘱患者切勿转动眼球，以免损伤眼球。③对于眼球震颤和不合作患者，可用开睑器开睑和固定镊固定眼球后再注射。④多次注射时，应更换进针位置，以免形成瘢痕。⑤禁用刺激性强且易造成局部坏死的药物进行结膜下注射。

实训 7 球后注射法

【实训目标】了解球后注射的方法。

【适应证】眼底病治疗给药和内眼手术前麻醉。

【禁忌证】怀疑有眶内感染者、有明显出血倾向者、眼球有明显穿通伤口未进行缝合者、怀疑眶内有恶性肿瘤者。

【实训前准备】

（1）衣帽整齐，剪指甲、洗手。

（2）向患者解释检查目的和要求，以求得合作。

【实训用物】准备 5ml 注射器、口腔科 5 号长针头、注射用药物、2％碘酊溶液、75％乙醇溶液、0.5％～1％丁卡因溶液、消毒棉签、纱布及消毒盘等物品。

【实训操作过程与护理配合】

（1）患者取坐位或仰卧位，头稍后仰。

（2）常规消毒下睑皮肤，操作者左手消毒，压紧消毒区边缘的皮肤，右手持装有药液的注射器。

（3）嘱患者向内上方注视，并保持眼球不动。

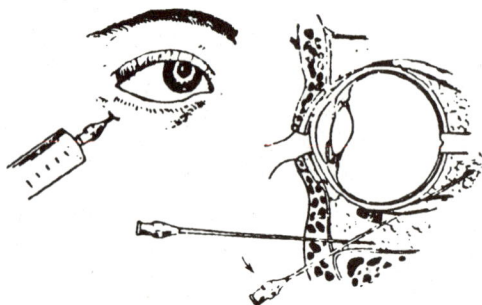

实训图 6　球后注射法

（4）在眶下缘中外 1/3 交界处进针，针头沿眶缘垂直于皮肤刺入 1～1.5cm 后，再将针头转向眶尖方向继续进针达 3～3.5cm 时，回抽注射器无血，即可将药液缓缓注入（实训图 6）。

【操作后护理】注射完毕，拔出针头，嘱患者闭眼并盖消毒纱布眼垫压迫眼球片刻，使药液迅速扩散，并防止出血。

【注意事项】

（1）进针深度不宜超过 4cm；进针方向勿过于偏向鼻侧；进针时如有明显抵抗感，不得强行进针，以免刺伤眼球。

（2）如回抽注射器有血，应立即拔针，用纱布间歇压迫止血。如不出现眼球突出，可重新注射。

（3）如出现眼睑绷紧、睁开困难、眼球逐渐突出、运动受限则为球后出血，应单眼加压绷带包扎。

（莫正学）

二、　耳鼻咽喉科护理实训指导

实训 8　外耳道冲洗法

【实训目标】熟练掌握清除外耳道内耵聍或微小异物的方法。

【适应证】外耳道内有细小异物或耵聍。

【禁忌证】急性化脓性中耳炎、鼓膜穿孔。

【实训用物】弯盘、冲洗球或 20ml 注射器（去针）、0.9％氯化钠温溶液、小棉签、纸巾。

【实训前准备】

（1）衣帽整齐，剪指甲、洗手。

（2）向患者解释检查目的和要求，以求得合作。

【实训操作过程与护理配合】患者取坐位，头稍偏向健侧，将弯盘置于耳垂下方，由助手或患者托稳并紧贴皮肤，使冲洗液能流入弯盘中。操作者一手将耳郭向后上牵拉，另一手持冲洗器向外耳道后上壁方向匀速注入 0.9％氯化钠温溶液，借水的回流作用，将耳道内耵聍、异物等冲出（实训图 7）。

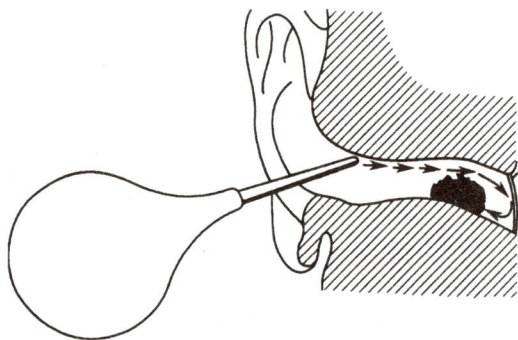

实训图 7　外耳道冲洗法

【操作后护理】冲洗干净后,用纸巾擦干面颈部,棉签拭净外耳道。操作中注意观察患者有无头晕等不适,操作后嘱患者休息片刻后方可离去。

【注意事项】冲洗液温度应接近体温,以免刺激内耳引起眩晕;禁止直接冲向鼓膜或注入速度过快,以免引起鼓膜损伤;不可直接冲向耵聍或异物,以免将其冲向深处。

实训 9　外耳道滴药法

【实训目标】熟练掌握外耳道滴药的方法,能正确无误地达到给药目的。

【适应证】用于治疗外耳道、鼓膜和中耳疾病。

【禁忌证】

(1) 鼓膜外伤穿孔的急性期。

(2) 外耳道皮肤药物过敏呈弥漫性红肿者。

【实训用物】滴耳液、3％过氧化氢溶液、小棉签及滴管。

【实训前准备】

(1) 穿戴好工作服与工作帽,洗净双手。

(2) 耐心向患者讲解治疗目的,以获得患者配合。

【实训操作过程与护理配合】患者取坐位,头偏向患侧,用小棉签浸3％过氧化氢溶液拭去外耳道分泌物,干棉签拭净外耳道。滴药时头偏向对侧使患耳向上,左手向后上方牵拉耳郭,拉直外耳道,右手向外耳道内滴入数滴滴耳液,指压耳屏数次,促使药液流入鼓室及咽鼓管等处,保持患耳向上约 10 分钟。

【操作后护理】患者滴药完毕后,可用棉签轻轻擦拭流出外耳道的药液。防止患者突然起立后,因滴药原因导致头晕而摔倒。

【注意事项】

(1) 滴药前用消毒棉签拭干外耳道分泌物。

(2) 滴耳液不宜过凉,可将药液滴在耳郭腔,使其沿外耳道壁缓慢流入耳底,切忌将药液直接滴在鼓膜上。

实训 10　鼓膜穿刺术

【实训目标】熟悉鼓膜穿刺术的适应证及禁忌证、操作过程及方法。

【适应证】

(1) 分泌性中耳炎经保守治疗,中耳渗出液不能自行排出者。

(2) 中耳腔内需注入药液,达到治疗目的。

【禁忌证】

(1) 外耳道及鼓膜急性炎症期。

(2) 造血系统疾病。

【实训用物】鼓膜穿刺针、额镜、耳镜、灭菌干棉球、75％乙醇溶液、2％丁卡因溶液。

【实训前准备】

(1) 洗净双手,穿戴整齐。

(2) 耐心向患者解释治疗的目的,以获得患者的配合。

【实训操作过程与护理配合】75％乙醇溶液消毒耳郭及外耳道皮肤;患者取坐位,丁卡因溶液棉片作鼓膜表面麻醉 10～15 分钟;左手置入合适的无菌耳镜显露鼓膜,右手持鼓膜穿刺针从鼓

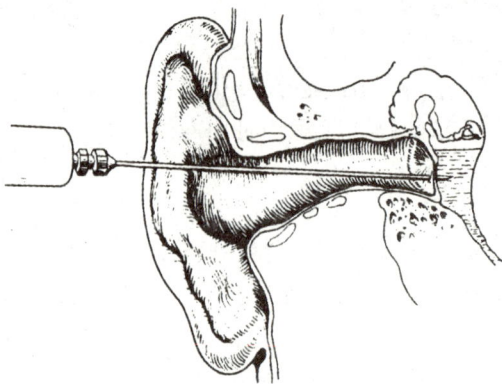

实训图 8　鼓膜穿刺术

膜前下或后下象限刺入鼓室;固定好穿刺针,抽吸积液或注入药物(实训图8)。

【操作后护理】治疗后,可用干棉球塞于外耳道内,嘱患者勿将水滴入耳内。

【注意事项】

(1)刺入鼓膜深度不宜过深,位置靠近鼓膜底部,便于抽尽鼓室内液体。

(2)注入耳内的药液温度应接近体温。

实训 11　剪鼻毛法

【实训目标】熟练掌握剪鼻毛的操作方法。

【适应证】须进行鼻部手术的患者。

【实训用物】鼻镜、眼科小剪刀、棉签及凡士林、75％乙醇溶液。

【实训前准备】向患者解释操作目的及过程,以取得患者的配合。

【实训操作过程与护理配合】患者坐位、头稍后仰,取少许凡士林涂于小剪刀刀刃上。左手向上推鼻尖或使用鼻镜暴露鼻前庭,右手持剪刀顺鼻毛根部剪下,用凡士林棉签拭净即可。

【操作后护理】操作完毕,用75％乙醇棉球清洁鼻前庭。

【注意事项】整个过程需在有充分照明直视下进行,避免伤及皮肤、黏膜。

实训 12　鼻腔冲洗法

【实训目标】熟练掌握鼻腔冲洗的方法。

【适应证】

(1)治疗萎缩性鼻炎患者,鼻腔内有分泌物及痂皮者。

(2)鼻咽癌放射治疗后,用以除去鼻腔内的脓痂。

【禁忌证】鼻腔急性炎症期禁止冲洗,以免炎症扩散。

【实训用物】鼻腔冲洗器或灌洗桶、橡皮管、受水器、橄榄头及500～1000ml 0.9％氯化钠温溶液。

【实训前准备】向患者解释操作过程,以取得患者的配合。

【实训操作过程与护理配合】患者取坐位,头稍低,张口呼吸,颌下置接水器。将盛有0.9％氯化钠溶液的鼻腔冲洗器或灌洗桶挂在头顶约1m的高度,橡皮管接好橄榄头后塞入患侧的前鼻孔,开放控制夹,冲洗液即从一侧鼻腔进入,从另一侧鼻腔或口腔流出,两侧交替进行(实训图9)。

【操作后护理】冲洗完毕,用纸巾擦干面部及鼻部。注意观察患者有无头部及耳部不适,是否冲洗干净。

【注意事项】

(1)灌洗桶不宜悬挂过高,冲洗时动作要轻缓。

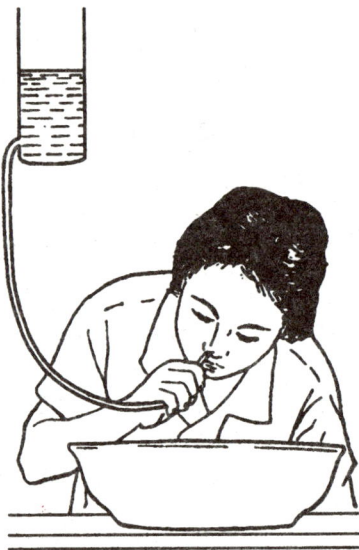

实训图 9　鼻腔冲洗法

(2) 冲洗液的温度以接近体温为宜。

(3) 冲洗时禁止说话,以防呛咳。

实训 13　鼻腔滴药法

【实训目标】熟练掌握鼻腔滴药的不同头位及操作要点。

【适应证】

(1) 将药液滴入鼻腔,协助鼻腔的检查。

(2) 鼻腔、鼻窦及中耳疾病的治疗。

【实训用物】滴鼻剂、滴管或喷雾器。

【实训前准备】向患者解释操作过程,以取得患者配合。

【实训操作过程与护理配合】嘱患者先清理鼻腔内的分泌物。患者取仰卧头低位,也可取坐位,头后仰,前鼻孔朝上,滴管(滴瓶)口距前鼻孔 1～2cm 处滴入药液 3～4 滴,轻压鼻翼数次,使药液在黏膜表面均匀分布,待 3～5 分钟后恢复体位。另外,也可用喷雾器将药液喷入鼻腔。

【操作后护理】用棉签拭净流出前鼻孔的药液。

【注意事项】

(1) 药瓶口、滴管口或喷雾器头不得插入鼻孔触及鼻翼和鼻毛,以防污染。

(2) 指导患者及家属学会正确的鼻腔滴药法,以方便自行操作;

实训 14　上颌窦穿刺冲洗

【实训目标】熟悉上颌窦穿刺的操作过程及注意事项。能正确评估患者进行上颌窦穿刺的适应证及禁忌证。

【适应证】

(1) 诊断和治疗急性或急性复发性上颌窦炎。

(2) 上颌窦病变组织活检。

【禁忌证】

(1) 8 岁以下的幼儿、高血压病及急性炎症期患者。

(2) 血液系统疾病患者。

【实训用物】前鼻镜、上颌窦穿刺针、20～50ml 注射器、橡皮管及接头、弯盘、治疗碗、1% 麻黄碱溶液、1%～2%丁卡因溶液、棉签、棉片、500～1000ml 0.9%氯化钠温溶液和治疗用药。

【实训前准备】

(1) 物品的严格无菌消毒,操作人员注意无菌操作。

(2) 耐心解释操作方法及过程,以取得患者配合。

【实训操作过程及护理配合】患者取坐位,先用 1%麻黄碱溶液棉片收缩下鼻甲和中鼻道黏膜,再用 1%～2%丁卡因溶液棉签置入下鼻道外侧壁,表面麻醉。在前鼻镜窥视下,将带有针芯的上颌窦穿刺针尖端伸入下鼻道内,在距下鼻甲前端 1～1.5cm 处,此处骨壁最薄,易于穿透。注意针尖指向外上方,即朝向同侧外眦外侧方向,一手固定患者头部,另一手稍用力旋转即可将针头穿通骨壁进入窦内,此时有一"落空"感,表明针已进入窦腔;拔出针芯,接上注射器回抽无血而有空气或脓液流出,证实是否确实在窦腔内;撤下注射器,用一橡皮管链接于穿刺针和注射器之间，让患者手托弯盘并放于颏下，张口自然呼吸，用温0.9%氯化钠溶液缓缓冲洗，至脓液洗净为止。冲洗完毕后，可注入抗生素溶液及糖皮质激素，最后旋转退出穿刺针，穿刺部位用1%麻黄碱溶液棉片压迫止血（实训图10）。

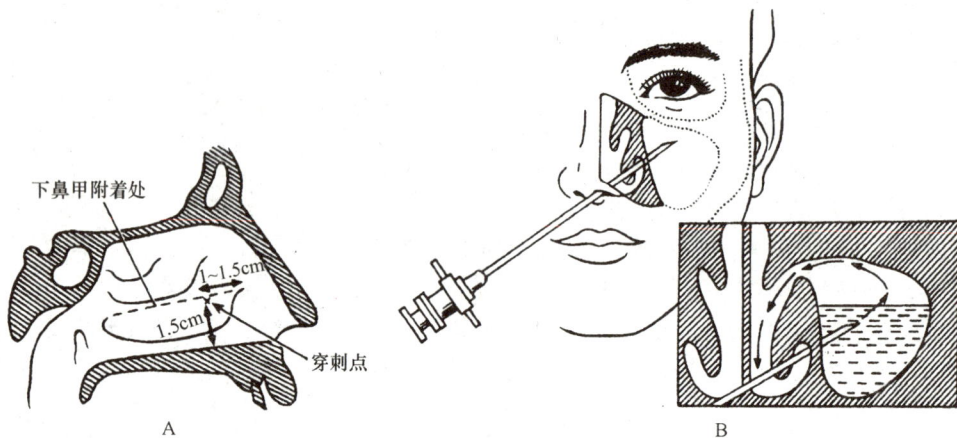

实训图10　上颌窦穿刺冲洗法
A. 穿刺部位；B. 穿刺针的位置及冲洗液流向示意图

【操作后护理】穿刺及冲洗完毕后，嘱患者在治疗室休息片刻，观察患者有无出血不止的情况，若出血不止，可用1%肾上腺素溶液。

【注意事项】

（1）记录脓液的性质、量。

（2）进针部位准确，用力适中，一旦有"落空"感即停，防止穿入面颊软组织或眼眶内。在未确定已穿入窦内之前，不要随意灌水冲洗。

（3）切忌注入空气，以免引起"气栓"。若疑发生气栓，应立即让患者处于头低或左侧卧位，并立即给氧和其他急救措施。

（4）注入0.9%氯化钠溶液时遇阻力，则应停止冲洗，调整针尖位置和深度后再做冲洗，如仍有较大阻力，应立即停止冲洗。

（5）冲洗时密切观察患者的眼球和面颊部，如患者主诉有眶内胀痛或眼球有被挤出的感觉时应立即停止冲洗。

（6）穿刺过程中，患者出现晕厥等意外时，应立即停止冲洗，拔出穿刺针，让患者平卧，密切观察并给予必要处理。拔出穿刺针后遇出血不止，应立即作止血处理。

实训15　鼻窦负压置换疗法

【实训目标】熟练掌握鼻窦负压置换疗法的操作方法及注意事项，以达到充分吸净鼻腔分泌物及充分给药的目的。

【适应证】慢性化脓性全组鼻窦炎，尤其是儿童慢性鼻窦炎。

【禁忌证】

（1）急性鼻炎、急性鼻窦炎。

（2）鼻出血。

（3）鼻部手术伤口未愈。

【实训前准备】教会患者发"开"音,如何配合操作者,以利治疗进行。

【实训用物】负压吸引器及带橡皮管的橄榄头或橡皮球、滴管、1%麻黄碱滴鼻液(儿童用0.5%麻黄碱溶液)、含有麻黄碱、抗生素及糖皮质激素的溶液。

【实训操作过程及护理配合】先用1%麻黄碱溶液(儿童用0.5%麻黄碱溶液)收缩鼻黏膜,使窦口开放。擤净鼻涕,患者取仰卧位,垫肩或伸颈垂头,使下颌颏部与外耳道口连线与床面垂直。用滴管向患侧鼻腔滴入治疗混合液2~3ml。将连有负压吸引器的橄榄头塞入患侧前鼻孔,用手指压对侧鼻翼,封闭前鼻孔。嘱患者连续发"开、开、开"音,目的是使软腭上抬,关闭鼻咽腔。同时开动吸引器,间断负压吸引1~2秒即停,使鼻腔形成短暂负压,利于鼻窦腔内脓液排出和药液进入。上述操作重复6~8次,达到充分置换目的。患儿如不能很好配合,可让其尽量张大口,软腭也可将鼻腔封闭。同法治疗对侧(实训图11)。

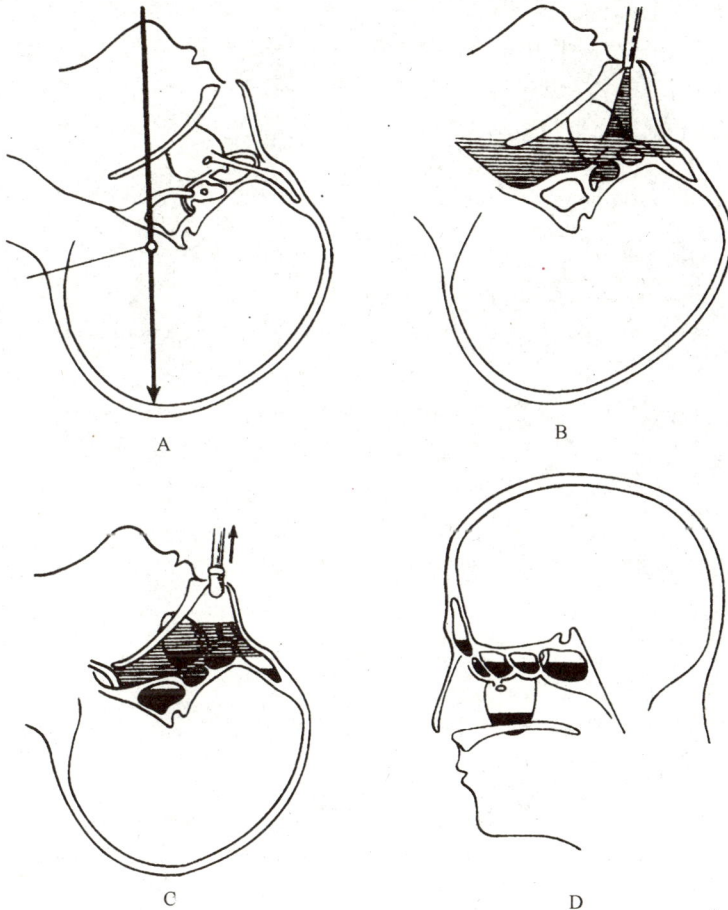

实训图11 负压置换疗法

A. 患者头部后仰,额部向上;B. 将药液注入鼻腔;C. 患者发"开"音,抽吸负压;D. 头部直立,药液留在窦腔

【操作后护理】让患者休息1~2分钟后起床吐出口内和鼻腔内药液及分泌物,叮嘱患者15分钟内勿擤鼻或弯腰。

【注意事项】

(1) 负压吸引的时间不宜过长,压力不宜过大(负压不超过24kPa)。

（2）急性鼻炎、急性鼻窦炎、鼻出血、鼻部手术伤口未愈者严禁作鼻窦负压置换。

实训 16 咽部涂药及吹药法

【实训目标】掌握咽部涂药及吹药的操作技能，了解操作中的注意事项。

【适应证】急慢性咽炎、萎缩性咽炎、咽部溃疡和咽部损伤等。

【实训用物】额镜，光源，压舌板，咽喉卷棉子或长棉签，喷粉器及治疗用药（20％硝酸银溶液、2％碘甘油溶液、吹喉散或冰硼散等）。

【实训前准备】

（1）评估患者的认知能力及合作程度。

（2）向患者解释操作目的和要求，以求得合作。

【实训操作过程与护理配合】

（1）被操作者取坐位，头稍前倾，张口发"啊"音。

（2）用压舌板将舌前 2/3 部位压低，充分暴露口咽部。

（3）用棉签或卷棉子将药液直接涂布于病变处，或用喷粉器直接喷于咽部。

【操作后护理】观察患者有无不良反应。

【注意事项】

（1）压舌板不宜过深，以免引起咽反射。

（2）涂药时，棉签上的棉花应缠紧，以免脱落。

（3）所蘸药液（尤其是腐蚀性药液）不宜过多过湿，以免流入喉部造成黏膜损伤甚至引起喉痉挛。

（4）嘱患者涂药后尽可能暂不吞咽，也不要立即咳出。

（5）长期或需反复用药者应教会患者或家属正确涂药法以便自行用药。

实训 17 蒸汽或雾化吸入法

【实训目标】掌握蒸汽或雾化吸入疗法的操作技能，了解操作中的注意事项，能正确进行吸入疗法的操作。

【适应证】急、慢性咽炎，急、慢性喉炎以及下呼吸道疾病。

【禁忌证】自发性气胸及肺大泡患者。

【实训用物】小毛巾，热水杯或蒸汽吸入器、雾化器或超声雾化器，注射器，治疗用药（薄荷醋、复方安息香酊、抗生素及糖皮质激素等）。

【实训前准备】向患者解释操作过程及注意事项。

【实训操作过程与护理配合】

（1）患者取坐位，将药液加于杯内热水中或蒸汽吸入器、雾化吸入器内。

（2）对准气流，或将雾化吸入器的喷嘴放入口中，指导患者做深呼吸。

（3）治疗时间每次 20～30 分钟，每日 1 次，5～6 次为一疗程。

【操作后护理】

（1）吸完药液后，患者应休息片刻再外出，以免受凉或因过度换气而头晕。

（2）治疗结束后，应清洗雾化吸入器并进行消毒。

【注意事项】

（1）蒸汽的温度不可太高，以免烫伤。

（2）雾化吸入器水槽内需保持有足够的冷水。

（3）气管切开的患者，蒸汽应从气管套管口吸入。

（4）雾化吸入后，根据病情需要，应轻拍患者背部以协助排出。

（夏 菁）

三、口腔科护理实训指导

实训18　口腔四手操作法

【实训目标】熟练掌握口腔四手操作方法。

【实训用物】口腔科治疗椅，治疗车，口腔科常用器械（镊子、口镜、探针）或口腔科一次性器械包，注射器，拔牙钳，防污膜，一次性纸杯等。

【实训前准备】

1. 个人防护　标准预防，四手操作前戴手套，接触喷溅物者附加防护面罩等。

2. 患者准备　诊疗体位准备，准备防护围巾，漱口杯，进行术前健康指导等。

3. "三查、七对"　进行环境准备，检查器械灭菌有效期，查对药品或材料名称、品质，检查综合治疗椅等治疗仪器的性能。

4. 常规物品准备　铺防污膜，摆放口腔检查基本器械，安装机头，钻头等工作头及吸唾管。

【实训操作过程与护理配合】

1. 医生、护士、患者的位置关系　以仰卧在椅位上患者的口腔为中心（实训图12），将其四周划分为4个活动区域，用时钟的刻度表示：7～12点为医生工作区；2～4点为护士工作区；4～7点为传递材料和器械的区域；12～2点为静态区，可放置相对固定的设备。

2. 椅旁护士正确护理姿势（实训图13）

护士面对医生，座椅高于医生座椅10～15cm，眼睛比医生高约4cm，上半身姿势与医生平行，尽可能靠近操作区，髋部与患者肩部及耳部的连线平齐，并略向左旋转，约与患者身体长轴呈45°。背部挺直，大腿与地面保持平行，维持舒适的平衡工作位置。

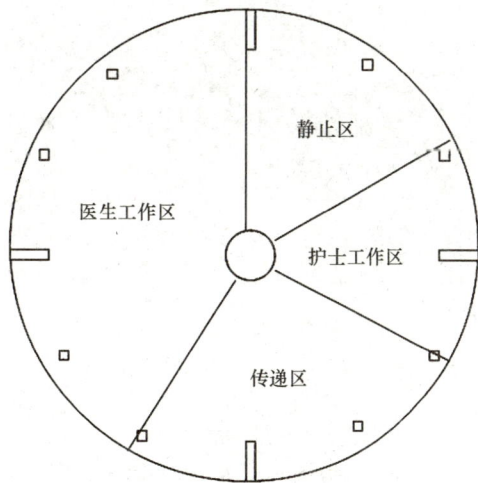

实训图12　口腔四手操作法医、护、患关系

3. 患者的治疗位置　护士接待患者就诊，协助患者坐到综合治疗椅上，当患者背部靠于椅背上时迅速托住其颈部，用右手将其头部轻置于头靠上，并给患者围上治疗巾，然后调整其体位：患者呈仰卧位并稍面向医生，口腔部应在医生眼睛的正下方；进行上颌部位的操作时，患者前额平面应与地面平行；进行下颌部位操作时，患者前额应与地面约呈35°，大腿平面降至与医生双腿平行。

4. 器械的交换与传递　为护士主要的辅助操作，主要是将准备好的器械、材料及时传递给医生，提高诊疗效率。要求：传递的时间准确，传递的位置恰当，传递或交换的器械要正确。

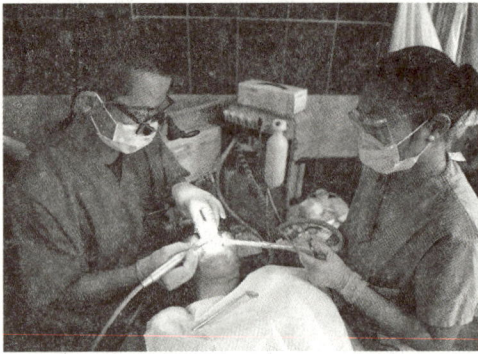

实训图 13　口腔科四手操作法

（1）器械的传递：①镊子的传递（实训图14）：护士用左手操作，当镊子已夹持物品时，护士须稍用力握住镊子的工作末端以免物品掉落；使用完毕后，以拇指和示指握住镊子后柄接回。②口镜、探针的传递（实训图15）：右手持探针的非工作端，左手持口镜柄中部，同时传递到医生左、右手中。③拔牙钳的传递（实训图16）：将消毒后的牙钳包裹在无菌巾或消毒袋内，露出手柄，护士右手在包裹外握住牙钳并将手柄部位递给医生，当感觉到医生右手握紧牙钳后，护士松开手并顺势拿走消毒巾（袋）。

（2）器械的交换：①护士以右手拇指和示指握持新器械工作端，将新器械非工作端传递给医生，直到感觉医生已握紧器械，护士才可松手。②护士左手拇指和示指接过医生已使用过器械的非工作端。交换器械时，被传递的器械应平行于医生手中的器械。③交换注射器时，护士以左手拇指、示指及中指握住注射器中部，右手拇指、示指及中指夹住注射器套管（实训图17），当医生接过注射器时，护士松开左手，并顺势用右手将注射器针的塑料套管拔出；注射器使用完毕后，护士用左手接过注射器中部，右手持注射器套管套住针尖后将注射器收回。

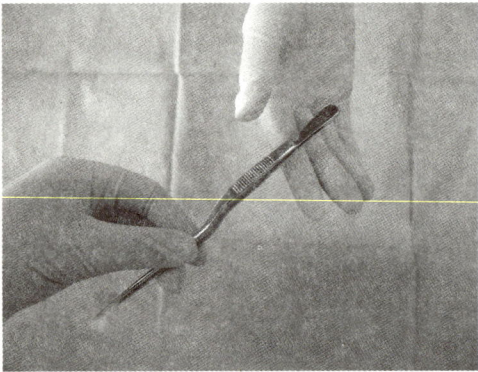

实训图 14　镊子的传递

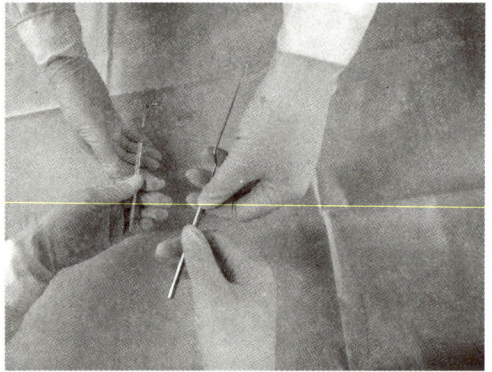

实训图 15　口镜、探针的传递

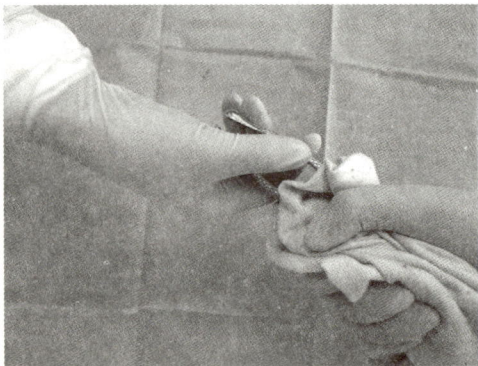

实训图 16　拔牙钳的传递

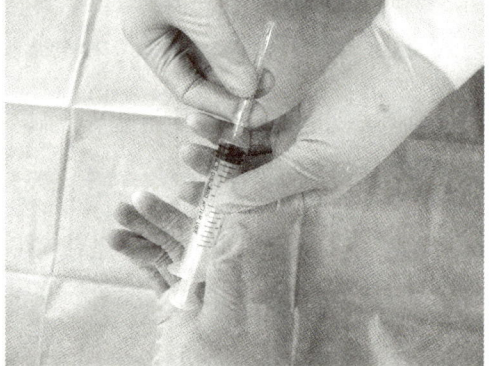

实训图 17　注射器的交换

5. **吸引器的操作要求**　护士左手握持吸引器,吸引器弯曲部位应与口角接触,开口平行于牙的颊或舌面,其边缘与牙颌面平齐。当医生进行治疗时,护士应及时吸去患者口腔内的唾液、水雾及碎屑,保持诊疗部位清晰。

【操作后护理】医护人员对患者进行治疗后健康指导及药物使用指导,预约复诊时间。宣传口腔保健、疾病预防常识。进行患者护理,整理物品,器械清洁消毒归置,牙椅复位,洗手。

【注意事项】

(1) 操作手法正确、安全,符合无菌技术要求。

(2) 禁止在患者头面部上方传递器械。

(3) 传递注射器时应及时套好注射器套管,以免误伤造成交叉感染。

(4) 吸引器勿紧贴黏膜,以避免损伤黏膜和封闭管口,注意勿触及患者口内敏感区域如软腭、咽部等。

实训 19　口腔器械清洗消毒法

【实训目标】熟练掌握口腔器械清洗、消毒、维护和保养的方法。

【实训用物】口腔科常用器械(镊子、口镜、探针),拔牙钳,高速手机(牙钻),超声波清洗器,一次性手套,毛刷,肥皂水,酶清洗剂,消毒液(2%戊二醛溶液等),温度计,弯盘,高压蒸汽消毒锅等。

【实训前准备】

(1) 衣帽整齐,剪指甲、洗手。

(2) 清点实训用物,检查清洗、消毒设备是否完好,检查消毒液的有效期。

【实训操作过程与护理配合】

1. **清洗**　戴一次性手套,使用毛刷蘸肥皂水在自来水下手工清洗口腔科常用器械(如镊子、口镜、探针、拔牙钳等,一次性器械需按规定销毁或焚烧),使其清洁、去污。高速手机置于酶清洗剂内浸泡 5～10 分钟后,置于超声波清洗器内振荡清洗,清洗剂温度设置在 40～60℃,吸引器须当天使用当天清洁。

2. **消毒**　将洗净的器械按照物品性质,分别进行不同形式的灭菌处理。

3. **维护和保养**　在器械关节处上润滑油或防锈油;高、低速手机须每天保养,使用专用手机润滑剂清洗和润滑手机内部。

4. **保管**　消毒后的器械标明物品名称、灭菌日期、失效日期、操作人员代号等,存放于干燥清洁的储物柜内。

【操作后护理】检查储存柜内的已消毒器械是否过期或受潮并及时处理,未开封的器械贮存时间:打包袋不超过 1 个月,布包、纸包不超过 1 周,其余不超过 4 天,如超过贮存时间即要重新消毒,并填上消毒日期。

【注意事项】

(1) 严格执行个人防护和消毒隔离制度。

(2) 超声清洗用水及酶清洗剂应根据污染状况及时更换。

(3) 高压消毒锅内的待灭菌物品不要摆放过挤,以免妨碍气流流通影响消毒效果;灭菌后停止加热,待温度下降至 40℃ 以下方可开门取物,在这之前切勿自行打开箱门,否则其内物品(如玻璃器皿等)会因温度骤然下降而爆裂。

(4) 消毒后的器械包应保持完整、清洁、干燥,不可与未消毒的器械混放。

实训20　口腔常用材料调制法

【实训目标】熟练掌握口腔常用材料调制的方法。

【实训用物】双糊剂复合树脂、玻璃离子黏固粉、调制液(5％共聚酸水溶液＋5％酒石酸溶液)、氧化锌粉、丁香油、正磷酸水溶液、聚丙烯酸水溶液、松香、氢氧化钙、5％甲基纤维素水溶液、玻璃板、塑料调板、塑料调拌刀、75％乙醇溶液、小棉球、纸巾。

【实训前准备】

(1) 衣帽整齐,剪指甲、洗手。

(2) 清点实训用物并按要求摆放。

【实训操作过程与护理配合】

1. 双糊剂型复合树脂的调制　选取与牙齿颜色近似的型号,用洁净的塑料板和调拌刀来调和。调和稠度应在丝状期与面团期间,粉/液比例介于 2.2～2.5 之间。主要用于牙体修复、托槽黏结。

2. 银汞合金的调制　主要用于后牙窝洞永久性充填,因其含有的汞会带来健康风险,目前临床已逐步淘汰。分为手工调拌和机器研磨两种方法。

(1) 手工调拌:银合金粉与汞的重量比按 5：8 放入玻璃臼中,按顺时针方向旋转研磨。研磨的速度150～200r/min,时间约 3 分钟,压力1～1.5kg;研磨揉捻时有握雪感或捻发音,无游离汞即可。研磨好后挤出余汞置于盐水或甘油内保存。

(2) 机器研磨:将银合金粉和汞按合适比例分装在银汞合金胶囊内,使用汞合金调拌机高速震荡后使用,调拌时间不得长于 40 秒。

3. 玻璃离子体黏固粉的调制　取玻璃离子体黏固粉 3 份,调制液 1 份,在洁净的玻璃板上用塑料调拌刀调和成糊状或面团状。主要用于窝洞充填、冠桥黏结。

4. 氧化锌丁香油黏固粉的调制　是氧化锌粉及丁香油按粉/液为 1.5～1.8g /0.5ml 的比例,用旋转推开法调拌至膏状。主要用于窝洞暂封、深龋垫底、根管充填。

5. 磷酸锌黏固粉的调制　氧化锌与正磷酸水溶液按 0.95～1.1g/0.4ml 的比例在厚玻璃板上调配。主要用于窝洞垫底、暂时充填、冠桥黏结。

6. 氢氧化钙的调制　按氢氧化钙 52.5g 与 5％甲基纤维素水溶液 47.5ml 之比,调匀后放于棕色无菌瓶中密闭保存备用。主要用于窝洞垫底。

7. 牙周塞治剂调配　氧化锌与松香(需研成细末过筛)按 1：1 比例混合均匀,放于玻璃板上加适量液体调为面团状,再分为小块制成锥形。主要用于塞治牙周袋。

【操作后护理】调拌完成后,尽快用 75％乙醇棉球擦净调板器具,浸泡消毒,擦干待用。

【注意事项】

(1) 调拌器具使用前后均应保持洁净干燥,以免影响材料性能和质量。

(2) 调拌时,液体随用随取,吸液后应及时盖好瓶盖。粉剂应少量、多次、快速地加入液体,向一个方向调拌,1分钟内完成。

(3) 调配的糊剂应避免与水接触,以免固化过快。

(黄沁园)

五官科护理教学基本要求

一、课 程 任 务

五官科护理学是阐述五官科护理规律的学科,属临床护理学的一个分支。本课程是从护理工作的需要出发,介绍眼、耳、鼻、咽、喉及口腔各部的应用解剖及生理功能;五官科护理评估和卫生保健;五官科各种常见病的护理;五官科诊疗室护理及常用护理技术操作等。探讨用护理学的技术方法,协同医生做好各种治疗护理工作,促使患者从疾病状态向健康状态转化,使学生具备解决临床问题、轻松应对护考题型变化要求的能力。

二、课 程 目 标

(1)初步运用护理程序,制订五官科住院患者的护理计划。

(2)初步运用五官科护理评估技术进行本科室患者的护理评估和检查的护理配合。

(3)能熟练掌握五官科常用护理技术的基本操作流程。

(4)能对五官科常见急、危、重患者实施正确的应急护理,并能准确及时的配合医生进行抢救。

(5)在医院和社区进行五官科一般健康教育并制订合理的预防保健计划。

(6)树立整体观念,注意全身与局部的关系,了解和掌握五官科与全身疾病的关系和规律,了解药物史、家族史和环境因素,将所有知识融会贯通,全面提高护理质量,更好地为患者及亚健康人群服务。

(7)具有认真的学习态度、严谨的工作作风。

(8)具有良好人际沟通能力、团队合作精神和服务意识。

(9)具有良好的职业道德和敬业精神。

三、教学内容和要求

教学内容	教学要求			教学活动	教学内容	教学要求			教学活动
	了解	理解	掌握			了解	理解	掌握	
第1篇　眼科护理					一、眼睑	√			
第1章　眼的应用解剖生理				理论讲授	二、结膜	√			
					三、泪器	√			
第1节　眼球的应用解剖和生理				多媒体演示	四、眼外肌	√			
					五、眼眶	√			
一、眼球壁	√			示教	第2章　眼科患者的护理概述				理论讲授
二、眼内容物	√			自学讨论	第1节　眼科患者的护理内容				多媒体演示
第2节　视路	√								
第3节　眼附属器的应用解剖和生理					一、健康史		√		示教

教学内容	教学要求			教学活动	教学内容	教学要求			教学活动
	了解	理解	掌握			了解	理解	掌握	
二、身心状况		✓		自学讨论	(五)健康指导		✓		
三、辅助检查		✓		技能实践	二、睑板腺囊肿				
四、治疗要点与反应		✓			(一)概述		✓		
第2节 眼科患者常见的护理问题					(二)护理评估			✓	
一、基本特征			✓		(三)护理问题			✓	
二、护理问题			✓		(四)护理措施			✓	
第3节 眼科常用护理检查					(五)健康指导		✓		
一、眼部检查	✓				三、睑内翻与倒睫				
二、视功能检查			✓		(一)概述		✓		
三、其他检查	✓				(二)护理评估			✓	
第3章 眼科护理管理及眼科手术患者常规护理				理论讲授	(三)护理问题			✓	
第1节 眼科门诊护理管理				多媒体演示	(四)护理措施			✓	
一、门诊管理		✓		示教	(五)健康指导		✓		
二、暗室管理		✓		自学讨论	四、睑外翻				
三、治疗室管理		✓		技能实践	(一)概述		✓		
四、激光室管理		✓			(二)护理评估			✓	
第2节 眼科门诊及住院患者手术前后护理					(三)护理问题			✓	
一、外眼术前常规护理			✓		(四)护理措施			✓	
二、外眼术后常规护理			✓		(五)健康指导		✓		
三、内眼术前常规护理			✓		五、慢性泪囊炎				
四、内眼术后常规护理			✓		(一)概述		✓		
第4章 眼科患者的护理					(二)护理评估			✓	
第1节 眼睑及泪器疾病患者的护理				理论讲授	(三)护理问题			✓	
一、睑腺炎				多媒体演示	(四)护理措施			✓	
(一)概述		✓		自学讨论	(五)健康指导		✓		
(二)护理评估			✓	病案分析	第2节 结膜疾病患者的护理				理论讲授
(三)护理问题			✓		一、沙眼				多媒体演示
(四)护理措施			✓		(一)概述		✓		自学讨论
					(二)护理评估			✓	病案分析
					(三)护理问题			✓	
					(四)护理措施			✓	
					(五)健康指导		✓		
					二、急性细菌性结膜炎				
					(一)概述		✓		

教学内容	教学要求			教学活动	教学内容	教学要求			教学活动
	了解	理解	掌握			了解	理解	掌握	
(二)护理评估			✓		(四)护理措施			✓	
(三)护理问题			✓		(五)健康指导		✓		
(四)护理措施			✓		三、真菌性角膜炎				
(五)健康指导		✓			(一)概述		✓		
三、病毒性结膜炎					(二)护理评估			✓	
(一)概述		✓			(三)护理问题			✓	
(二)护理评估			✓		(四)护理措施			✓	
(三)护理问题			✓		(五)健康指导		✓		
(四)护理措施			✓		四、角膜软化症				
(五)健康指导		✓			(一)概述		✓		
四、变态反应性结膜炎					(二)护理评估			✓	
(一)概述		✓			(三)护理问题			✓	
(二)护理评估			✓		(四)护理措施			✓	
(三)护理问题			✓		(五)健康指导		✓		
(四)护理措施			✓		第4节 葡萄膜疾病				理论讲授
(五)健康指导		✓			患者的护理				
五、翼状胬肉					一、概述		✓		多媒体演示
(一)概述		✓			二、护理评估			✓	自学讨论
(二)护理评估			✓		三、护理问题			✓	病案分析
(三)护理问题			✓		四、护理措施			✓	
(四)护理措施			✓		五、健康指导		✓		
(五)健康指导		✓			第5节 青光眼患者				理论讲授
第3节 角膜疾病患				理论讲授	的护理				
者的护理					一、急性闭角型青光眼				多媒体演示
一、细菌性角膜炎				多媒体演示	(一)概述		✓		自学讨论
(一)概述		✓		自学讨论	(二)护理评估			✓	病案分析
(二)护理评估			✓	病案分析	(三)护理问题			✓	
(三)护理问题			✓		(四)护理措施			✓	
(四)护理措施			✓		(五)健康指导		✓		
(五)健康指导		✓			二、开角型青光眼				
二、单纯疱疹病毒性角					(一)概述		✓		
膜炎					(二)护理评估			✓	
(一)概述		✓			(三)护理问题			✓	
(二)护理评估			✓		(四)护理措施			✓	
(三)护理问题			✓		(五)健康指导		✓		

教学内容	了解	理解	掌握	教学活动
第6节 白内障患者的护理				理论讲授
一、概述		✓		多媒体演示
二、护理评估			✓	自学讨论
三、护理问题			✓	病案分析
四、护理措施			✓	
五、健康指导	✓			
第7节 视网膜和玻璃体疾病患者的护理				理论讲授
一、视网膜血管阻塞				多媒体演示
(一)概述		✓		自学讨论
(二)护理评估			✓	病案分析
(三)护理问题			✓	
(四)护理措施			✓	
(五)健康指导	✓			
二、视网膜病变				
(一)概述		✓		
(二)护理评估			✓	
(三)护理问题			✓	
(四)护理措施			✓	
(五)健康指导	✓			
三、视网膜脱离				
(一)概述		✓		
(二)护理评估			✓	
(三)护理问题			✓	
(四)护理措施			✓	
(五)健康指导	✓			
四、玻璃体浑浊				
(一)概述		✓		
(二)护理评估			✓	
(三)护理问题			✓	
(四)护理措施			✓	
(五)健康指导	✓			
第8节 屈光不正及老视的护理				理论讲授

教学内容	了解	理解	掌握	教学活动
一、近视眼				多媒体演示
(一)概述		✓		自学讨论
(二)护理评估			✓	病案分析
(三)护理问题			✓	
(四)护理措施			✓	
(五)健康指导		✓		
二、远视眼				
(一)概述		✓		
(二)护理评估			✓	
(三)护理问题			✓	
(四)护理措施			✓	
(五)健康指导		✓		
三、散光				
(一)概述		✓		
(二)护理评估			✓	
(三)护理问题			✓	
(四)护理措施			✓	
(五)健康指导		✓		
四、老视				
(一)概述		✓		
(二)护理评估			✓	
(三)护理问题			✓	
(四)护理措施			✓	
(五)健康指导		✓		
第9节 斜视及弱视患者的护理				理论讲授
一、斜视				多媒体演示
(一)概述		✓		自学讨论
(二)护理评估			✓	病案分析
(三)护理问题			✓	
(四)护理措施			✓	
(五)健康指导		✓		
二、弱视				
(一)概述		✓		
(二)护理评估			✓	

教学内容	教学要求			教学活动	教学内容	教学要求			教学活动
	了解	理解	掌握			了解	理解	掌握	
(三)护理问题			√		第2篇　耳鼻咽喉科护理				
(四)护理措施			√		第5章　耳鼻咽喉应用解剖生理				理论讲授
(五)健康指导		√			第1节　鼻的应用解剖生理				多媒体演示
第10节　眼外伤患者的护理				理论讲授	一、鼻的应用解剖	√			示教
一、结膜和角膜异物				多媒体演示	二、鼻的生理	√			自学讨论
(一)概述		√		自学讨论	第2节　咽的应用解剖生理				
(二)护理评估			√	病案分析	一、咽的应用解剖	√			
(三)护理问题			√		二、咽的生理	√			
(四)护理措施			√		第3节　喉的应用解剖生理				
(五)健康指导		√			一、喉的应用解剖	√			
二、眼挫伤					二、喉的生理	√			
(一)概述		√			第4节　耳的应用解剖生理				
(二)护理评估			√		一、耳的应用解剖	√			
(三)护理问题			√		二、耳的生理	√			
(四)护理措施			√		第5节　气管、支气管及食管的应用解剖生理				
(五)健康指导		√			一、气管及支气管的应用解剖生理	√			
三、眼球穿通伤					二、食管的应用解剖生理	√			
(一)概述		√			第6章　耳鼻咽喉科患者护理概述				理论讲授
(二)护理评估			√		第1节　耳鼻咽喉科患者的护理评估及常见护理问题				多媒体演示 示教
(三)护理问题			√						
(四)护理措施			√		一、基本特征		√		自学讨论
(五)健康指导		√			二、护理评估			√	技能实践
四、眼部化学性烧伤					三、常见护理问题			√	
(一)概述		√			第2节　耳鼻喉科护理管理				
(二)护理评估			√		一、门诊护理管理		√		
(三)护理问题			√						
(四)护理措施			√						
(五)健康指导		√							
五、电光性眼炎									
(一)概述		√							
(二)护理评估			√						
(三)护理问题			√						
(四)护理措施			√						
(五)健康指导		√							

教学内容	教学要求			教学活动	教学内容	教学要求			教学活动
	了解	理解	掌握			了解	理解	掌握	
二、隔音室护理管理		✓			一、喉部炎症		✓		多媒体演示
三、内镜检查室护理管理		✓			（一）概述			✓	自学讨论
第7章 耳鼻咽喉科患者的护理					（二）护理评估			✓	病案分析
					（三）护理问题			✓	
第1节 鼻科患者的护理				理论讲授	（四）护理措施		✓		
					（五）健康指导				
一、鼻部炎症				多媒体演示	二、喉阻塞				
（一）概述	✓			自学讨论	（一）概述		✓		
（二）护理评估			✓	病案分析	（二）护理评估			✓	
（三）护理问题			✓		（三）护理问题			✓	
（四）护理措施			✓		（四）护理措施			✓	
（五）健康指导	✓				（五）健康指导		✓		
二、鼻出血					第4节 耳科患者的护理				理论讲授
（一）概述	✓								
（二）护理评估			✓		一、耳部炎症				多媒体演示
（三）护理问题			✓		（一）概述		✓		自学讨论
（四）护理措施			✓		（二）护理评估			✓	病案分析
（五）健康指导	✓				（三）护理问题			✓	
第2节 咽科患者的护理				理论讲授	（四）护理措施			✓	
					（五）健康指导		✓		
一、咽部炎症				多媒体演示	二、鼓膜外伤				
（一）概述	✓			自学讨论	（一）概述		✓		
（二）护理评估			✓	病案分析	（二）护理评估			✓	
（三）护理问题			✓		（三）护理问题			✓	
（四）护理措施			✓		（四）护理措施			✓	
（五）健康指导	✓				（五）健康指导		✓		
二、阻塞性睡眠呼吸暂停低通气综合征					三、梅尼埃病				
（一）概述	✓				（一）概述		✓		
（二）护理评估			✓		（二）护理评估			✓	
（三）护理问题			✓		（三）护理问题			✓	
（四）护理措施			✓		（四）护理措施			✓	
（五）健康指导	✓				（五）健康指导		✓		
第3节 喉科患者的护理				理论讲授	第5节 喉、气管及支气管异物患者的护理				理论讲授

教学内容	了解	理解	掌握	教学活动	教学内容	了解	理解	掌握	教学活动
一、喉异物				多媒体演示	三、常用检查			✓	
(一)概述		✓		自学讨论	四、护理问题			✓	
(二)护理评估			✓	病案分析	第2节 口腔科护理管理				
(三)护理问题			✓		一、诊疗室护理管理		✓		
(四)护理措施			✓		二、门诊护理管理		✓		
(五)健康指导		✓			第10章 口腔科患者的护理				
二、气管与支气管异物					第1节 牙体及牙髓病患者的护理				理论讲授
(一)概述		✓			一、龋病				多媒体演示
(二)护理评估			✓		(一)概述		✓		自学讨论
(三)护理问题			✓		(二)护理评估			✓	病案分析
(四)护理措施			✓		(三)护理问题			✓	
(五)健康指导		✓			(四)护理措施			✓	
第3篇 口腔科护理					(五)健康指导		✓		
第8章 颌面部解剖生理				理论讲授	二、牙髓病				
第1节 口腔应用解剖与生理				多媒体演示	(一)概述		✓		
一、口腔前庭	✓			示教	(二)护理评估			✓	
二、固有口腔	✓			自学讨论	(三)护理问题			✓	
第2节 牙体及牙周组织应用解剖生理					(四)护理措施			✓	
一、牙齿	✓				(五)健康指导		✓		
二、牙周组织	✓				第2节 根尖周病患者的护理				理论讲授
第3节 颌面部应用解剖生理					一、概述		✓		多媒体演示
一、颌骨	✓				二、护理评估			✓	自学讨论
二、肌肉	✓				三、护理问题			✓	病案分析
三、神经	✓				四、护理措施			✓	
四、血管	✓				五、健康指导		✓		
第9章 口腔科患者护理概述				理论讲授	第3节 牙周组织病患者的护理				理论讲授
第1节 口腔科患者的护理评估及常见护理问题				多媒体演示 示教	一、牙龈炎				多媒体演示
一、基本特征			✓	自学讨论	(一)概述		✓		自学讨论
二、护理评估			✓	技能实践	(二)护理评估			✓	病案分析
					(三)护理问题			✓	
					(四)护理措施			✓	

179

教学内容	了解	理解	掌握	教学活动	教学内容	了解	理解	掌握	教学活动
(五)健康指导		√			第5节　口腔颌面部感染患者的护理				理论讲授
二、牙周炎					一、智齿冠周炎				多媒体演示
(一)概述		√			(一)概述		√		自学讨论
(二)护理评估			√		(二)护理评估			√	病案分析
(三)护理问题			√		(三)护理问题			√	
(四)护理措施			√		(四)护理措施			√	
(五)健康指导		√			(五)健康指导		√		
第4节　口腔黏膜病患者的护理				理论讲授	二、颌面部间隙感染				
一、复发性口疮				多媒体演示	(一)概述		√		
(一)概述		√		自学讨论	(二)护理评估			√	
(二)护理评估			√	病案分析	(三)护理问题			√	
(三)护理问题			√		(四)护理措施			√	
(四)护理措施			√		(五)健康指导		√		
(五)健康指导		√			三、颌骨骨髓炎				
二、疱疹性口炎					(一)概述		√		
(一)概述		√			(二)护理评估			√	
(二)护理评估			√		(三)护理问题			√	
(三)护理问题			√		(四)护理措施			√	
(四)护理措施			√		(五)健康指导		√		
(五)健康指导		√			第6节　口腔颌面部损伤患者的护理				理论讲授
三、口腔念珠菌病					一、概述		√		多媒体演示
(一)概述		√			二、护理评估			√	自学讨论
(二)护理评估			√		三、护理问题			√	病案分析
(三)护理问题			√		四、护理措施			√	
(四)护理措施			√		五、健康指导		√		
(五)健康指导		√			实训指导				
四、口腔黏膜白斑					一、眼科护理实训指导			√	示教
(一)概述		√			二、耳鼻咽喉科护理实训指导			√	技能实践
(二)护理评估			√		三、口腔科护理实训指导	√			
(三)护理问题			√						
(四)护理措施			√						
(五)健康指导		√							

四、学时分配

课程内容	时间安排		
	理论	实践	合计
第1篇　眼科护理	14	12	26
第1章　眼的应用解剖生理	2		2
第2章　眼科患者的护理概述	2	4	6
第3章　眼科护理管理及眼科手术患者的常规护理	2	4	6
第4章　眼科患者的护理	8	4	12
第2篇　耳鼻咽喉科护理	12	8	20
第5章　耳鼻咽喉应用解剖生理	4		4
第6章　耳鼻咽喉科患者护理概述	2	4	6
第7章　耳鼻咽喉科患者的护理	6	4	10
第3篇　口腔科护理	8	4	12
第8章　颌面部解剖生理	2		2
第9章　口腔科患者护理概述	2	4	6
第10章　口腔科患者的护理	4		4
合　　计	34	24	58

五、大纲说明

（一）适用对象与参考学时

本教学大纲主要供中等卫生职业教育护理、助产等专业教学使用。总学时为58学时,其中眼科护理26学时,耳鼻咽喉科护理20学时,口腔科护理12学时。

（二）教学要求

本大纲突出以能力为本位的教学理念,对教学内容要求分为掌握、理解、了解三个层次。掌握:对所学知识能综合分析,灵活应用解决实践中的实际问题;理解:对所学知识能用清晰的语言进行叙述,会独立应用所学技能。了解:对所学知识有一定的认识和理解。

（三）教学建议

1. 教师在教学过程中,应坚持“以岗位需求为导向”的理念,重视理论和实践相结合,教学中注重临床实践的学习。

2. 采用灵活多样的教学方法,调动学生学习的热情,提高学生自主学习的积极性,重视学生动手能力和人际沟通能力的训练,注重学生护士素质和专业形象的培养。

3. 对学生知识水平和能力水平的测试,可通过课堂提问、平时测验、作业、实践技能考核和考试等多种形式,综合客观评价学生的成绩。

主要参考文献

陈燕燕 . 2000. 眼耳鼻咽喉口腔科护理学 . 北京:人民卫生出版社

范珍明 . 2009. 眼、耳鼻咽喉和口腔科护理学 . 北京:中国医药科技出版社

巩玉秀 . 2003. 21 世纪护士实习手册 . 长沙:湖南科学技术出版社

孔维佳 . 2010. 耳鼻咽喉头颈外科学 . 北京:人民卫生出版社

李美玉 . 2003. 眼科学 . 北京:北京大学医学出版社

李敏 . 2010. 五官科护理 . 北京:人民卫生出版社

李新春,黄家诚 . 2004. 五官科学 . 北京:科学出版社

马惠萍 . 2008. 五官科护理学 . 北京:科学出版社

任基浩 . 2005. 眼耳鼻咽喉口腔科护理学 . 长沙:湖南科学技术出版社

孙慧敏 . 2001. 教您爱护眼睛 . 天津:天津科技翻译出版公司

席淑新 . 2006. 眼耳鼻咽喉口腔科护理学 . 北京:人民卫生出版社

曾常爱 . 2007. 五官科护理学 . 北京:科学出版社

张龙禄 . 2004. 五官科护理学 . 北京:人民卫生出版社

赵佛容 . 2011. 口腔科护理手册 . 北京:科学出版社

自测题选择题参考答案

第1章

1. D 2. C 3. E 4. C 5. B 6. D 7. E 8. D

第2章

1. B 2. B 3. D 4. C 5. D 6. A 7. E

第4章

第1节 1. C 2. E 3. D 4. C

第2节 1. B 2. D 3. B 4. B

第3节 1. D 2. D 3. C 4. B

第4节 1. D 2. C 3. D

第5节 1. C 2. C 3. C 4. D 5. A

第6节 1. C 2. E 3. A 4. B 5. C 6. D 7. A 8. D 9. D 10. A 11. D 12. C

第7节 1. A 2. E 3. E

第8节 1. D 2. B 3. A 4. D 5. E 6. E

第9节 1. D 2. B

第10节 1. B 2. A 3. C

第5章

1. B 2. A 3. E 4. B 5. B 6. D 7. C 8. E

第6章

1. B 2. C 3. D

第7章

1. C 2. B 3. E 4. C 5. A 6. A 7. B 8. B 9. B 10. A 11. E 12. E 13. A 14. D
15. A 16. C 17. E 18. E 19. D 20. C 21. D 22. B 23. A 24. B 25. C 26. A
27. E 28. B 29. B 30. E 31. E

第8章

1. B 2. D 3. A 4. B

第9章

1. D 2. A 3. C 4. A

第10章

1. E 2. D 3. B 4. C 5. E 6. B 7. E 8. B 9. A 10. E 11. E 12. A 13. A